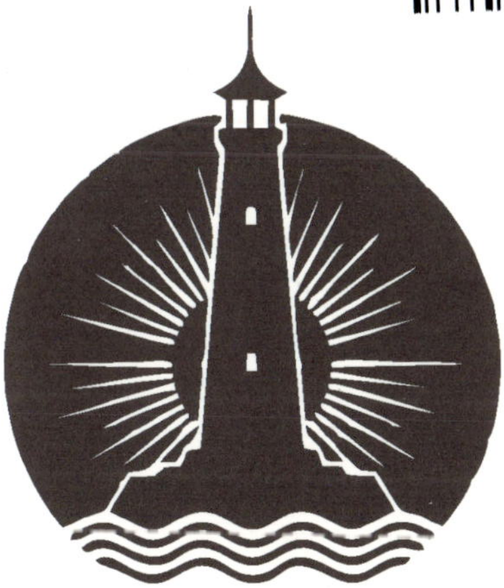

MIL QUILÔMETROS MAR ADENTRO

ARIEL SELEME

Editora InVerso

R. Doutor Goulin, 1523 – Alto da Glória
CEP 80040-280 – Curitiba-PR
(41) 3254-1616 e (41) 3558-8001
editorainverso@editorainverso.com.br
www.editorainverso.com.br
Facebook.com/editorainverso
Instagram @editorainverso

Coordenação Editorial
Cristina Jones
Editora InVerso

Capa
Adriane Baldini

Revisão e diagramação
Carlos L. W. Jorge

Dados internacionais de catalogação na publicação
Mona Youssef Hammoud - CRB/ 9ª -1393

S464m SELEME, Ariel. Mil quilômetros mar adentro
Curitiba: InVerso, 2020.
354p. 15x21cm - PTBR

ISBN: 978-85-5540-217-3

1. Literatura brasileira. 2. Correspondente internacional. 3. Jornalismo.
4. Anos 1950. 5. Guerra fria I. Título

CDD. B869

Este livro é dedicado a
Edith, Seleme, Renata, Selena e Iago.

Agradecimento especial ao meu irmão, jornalista Ascânio Seleme, por suas ideais correções e sugestões durante o longo caminho de escrever este livro.

E ao Professor Isaac Seleme Junior.

1

ZANZIBAR

Rio de Janeiro, muitos anos atrás.

Vou contar uma história.

Mais uma vez, amor e morte mudando a vida, reconstruindo o futuro, refazendo os destinos.

Manhã chuvosa, e Ariosto no bonde, correndo contra o relógio. Hoje, de novo, mais um daqueles dias em que a vida passa sem a gente passar por ela. No jornal, fala-se em crise e dias difíceis. Guerra terminou na Europa e ao Brasil retornavam os expedicionários.

Quando o bonde virou na Rua dos Arcos já dava para avistar pessoas em fila na porta da peixaria. Peixaria do General, herança ou destino?

No dia em que o sargento Prudente morreu, Ariosto completava doze anos. A mãe morrera havia seis meses, e agora o pai, ficando a solidão na vida do menino. Seu pai era filho único, sua mãe era única filha, e ele era filho único. Das memórias que tinha do pai, saltava a frase: "Quero muitos netos, senão duas famílias acabam." Ele era o único ser humano no planeta terra que carregava os nomes Degard e Filarmeno. Ariosto Degard Filarmeno. Os Degards, da parte da mãe, vieram para o Brasil na comitiva fugitiva de Dom João VI. Trabalhavam na corte. Um deles, Sebastião Degard, foi tesoureiro-mor do Império. No parte e reparte, chegou a ficar com partes. Fez fortuna à sombra do imperador. Eram pessoas do mar. Todas as gerações dos Degards viveram para o mar ou do mar. Pescadores, navegadores, aventureiros, marinheiros e construtores de barcos e navios. Com seus barcos viajaram o mundo. Seu tio-avô, Plínio Degard, velejou sozinho, em 1911, do Rio de Janeiro a Bombaim. Desapareceu na viagem de volta. Dizem que naufragou na costa de Madagascar. Vinte anos após o "naufrágio" a esposa de Plínio, já no terceiro casamento e segunda "viuvez", recebeu uma carta, enviada de Zanzibar, com três palavras escritas: "Estou bem. Plínio." Depois dessa carta nunca mais a família teve notícias de Plínio.

Dos Degards, Ariosto herdou o amor pelo mar e pela pesca. Da mãe, também herdou a Peixaria do General. Quem gosta do mar tem que gostar do céu, dizia seu tio Plínio. Gostar do céu era gostar das estrelas e saber guiar-se por elas. Entes celestes. Gostar do céu é entender os sinais das nuvens, as mensagens dos ventos. "No alto-mar o homem está mais perto de Deus. Vive a imensidão da criação", dizia Plínio.

Ao navegar, Plínio gostava de parar o barco em alto-mar e ver ao seu redor o horizonte infinito das águas. Gostava de sentir o silêncio e a solidão do mar, perceber-se como um pequeno ponto no mar sem fim, um pedacinho de vida perdido no universo das águas.

Ariosto não conheceu seu tio-avô Plínio. Quando ele nasceu, seu tio já havia naufragado na costa da África, e a carta de Zanzibar, amarelada pelo tempo. O que sabia de seu tio-avô era o contado pela mãe ou lido em pequeno diário, esboço de livro escrito por Plínio, onde relatava amores, aventuras e ideias.

No diário, lia fascinado as aventuras do tio. Uma aventura em especial marcou a infância de Ariosto: a passagem do cometa Halley pela Terra em 1910, que durou alguns dias. Toda tarde Plínio saía de barco e navegava o mais longe da costa possível, até onde não se notavam mais as luzes do Rio de Janeiro. Lá na escuridão do alto-mar bebia, cantava, cozinhava e via sobre sua cabeça o gigante cometa Halley com sua longa cauda branca iluminando o céu, ofuscando as estrelas. O mar negro refletia o cometa como um espelho, e Plínio navegava com o cometa no céu e embaixo do seu barco. Ao cortar a água com seu barco embaralhava a imagem do cometa. Sentia-se navegando no cometa, para os confins do universo, encontrando a origem e o destino de tudo.

Certa noite, bebeu tanto e tão entusiasmado ficou, que saltou no barco tentando agarrar a cauda do cometa. Num pé em falso caiu na água. Não tinha armado a escada e não conseguia voltar para dentro do barco. Tentou de todas as formas. Por trás, pela frente, pelos lados, e nada. Amanheceu no mar. Imaginou morrer ali, no meio daquele imenso mar, mas, segundo o que estava escrito no diário, com a ajuda de golfinhos conseguiu voltar para dentro do barco.

Sentindo que Plínio estava desesperado, três golfinhos aproximaram-se e ficaram circulando por ali, como que tentando entender a situação. Quando o maior deles chegou bem perto, Plínio pisou nas costas do animal e se lançou para dentro do barco. Voltando ao Rio, contou o caso para vários amigos. Ninguém acreditou. Escreveu no diário e Ariosto acreditou. "Se fosse mentira não poria no diário. É como mentir para si mesmo", concluía.

Do lado paterno, Ariosto carregava o nome Filarmeno. Os Degards eram do mar, os Filarmenos eram da terra. Ninguém sabe como e quando o primeiro Filarmeno chegou ao Brasil. Para o sargento Prudente Filarmeno, a família surgiu em meados do século 18 por um erro de registro. Nasceu Inácio Fialho Romeno, que no descuido do cartório virou Inácio Filarmeno, e os pais pouco letrados não perceberam a diferença.

O patriarca Inácio era geólogo. Segundo a família, vivia mais embaixo da terra que em cima. Trabalhava com mineração e garimpo, sempre procurando a pedra que mudaria a vida dele e da família. Nunca encontrou. Encontrou ouro, prata e até algumas pedras preciosas, mas sempre na quantidade exata para pagar as contas. Teve seis filhos, cinco morreram ainda crianças. O que vingou chamava-se Firmo Filarmeno. Amante da natureza, Firmo era acima de tudo nacionalista: "Deus, Pátria e Família" era seu norte de vida. Militar de carreira, no Exército tornou-se o famoso general Filarmeno, o escudeiro das fronteiras. Homem que demarcou o país, que esteve em todos os quadrantes da pátria para lá colocar os marcos dos contornos da nação. No Exército, os Filarmenos se multiplicaram. Teve o coronel Filarmeno, o capitão Filarmeno, o tenente Filarmeno e o sargento Prudente Filarmeno, pai de Ariosto. Na família, foi o que saiu do Exército no menor posto. "O problema é que minha perna esquerda é maior que a direita. Com o defeito físico, fui preterido em promoções. Não conseguia participar das marchas ou fazer longas caminhadas com peso nas costas, pois as pernas doíam muito. Me colocaram no serviço administrativo e lá não prosperei na carreira", explicava o sargento ao filho.

Do pai, Ariosto herdou três casas no Catete e uma loja no Largo do Machado. Essa loja, Prudente Filarmeno alugava para Pedro Degard, pai de Cândida, futura mãe de Ariosto.

Quando Prudente casou-se com Cândida, resolveu ajudar o sogro Pedro a tocar o negócio. Com a morte do sogro, pediu baixa no Exército e assumiu completamente a peixaria.

Aí algo estranho aconteceu: a Peixaria Geral começou a ser chamada de Peixaria do General, em homenagem ao avô de Prudente, o famoso general Filarmeno. Em apoio, os colegas de farda prestigiavam a peixaria, e como movimento atrai movimento, logo a peixaria era a maior e mais próspera da cidade. Quanto mais vendia, melhores preços conseguia na compra dos peixes.

E a vida foi seguindo seu curso. Nasceu Felipe, irmão de Ariosto, que morreu ao completar três anos.

Quando Ariosto nasceu, foi cercado de todos os cuidados do mundo. Sempre agasalhado, sempre protegido. Vai sair? Leva guarda-chuva. Cuidado com o sol! Cuidado com o vento! O sereno é perigoso para a criança! Esse cuidado todo fez o garoto ficar tímido, fechado, introvertido.

A peixaria seguia prosperando. O dinheiro sobrava. Dona Cândida e seu Prudente só tinham olhos para o filho. A família morava em uma das casas de Prudente. A casa era próxima da peixaria e tornava a vida mais fácil. O sargento acordava cedo, e antes das seis estava no trabalho. Ao meio-dia almoçava em casa e embalava na rotineira soneca. Às duas da tarde acordava já com o cheirinho de café novo e broa de fubá para acompanhar. Ficava na peixaria até mais tarde. Não tinha hora para fechar. Normalmente encerrava o caixa às oito da noite.

"Hoje o movimento foi bom." Esse comentário era sinal de que teria gratificação. O empregado podia escolher em dinheiro ou levar um bom peixe para casa. Terminavam o dia rezando o pai-nosso.

Sargento Prudente, seu Prudente, ou o neto do general Filarmeno, dono da maior e melhor peixaria do Rio de Janeiro, era acima de tudo um homem justo, no sentido mais amplo da palavra. Um homem bom, de bons sentimentos, que angariava simpatia e amizade por onde passava. Seus empregados eram felizes, tinham salários justos e sabiam que podiam contar com seu Prudente nos momentos difíceis. A vida passava tranquila e lentamente. Numa manhã de domingo, Dona Cândida não acordou. Morreu suave e calma como viveu.

Da mãe o que Ariosto mais lembrava era o perfume doce, que meses após sua morte o filho ainda sentia nas roupas e toalhas da casa. Com a morte da mãe, Ariosto viu o pai se apagando, morrendo aos poucos. Quase não falava. Já não acordava cedo, e passava dias sem ir à peixaria.

Certa madrugada, alguém bate na porta trazendo o sargento Prudente carregado.

— Ele bebeu muito. Estava caído na rua. É o neto do general, não é?

— Sim.

— É seu pai?

— Sim — respondeu Ariosto, chorando.

Adamastor, carroceiro da peixaria, foi morar na casa do sargento. Arrumava tudo, despachava Ariosto para a escola e, principalmente, cuidava do patrão, que com o passar dos dias ficava mais triste e mais bêbado.

Certa manhã o alvoroço na casa foi maior. Ariosto acordou com gente falando alto. Adamastor arrumava a carroça. Ia sair procurando o sargento, que não chegou para dormir. A peixaria não abriu, e todos saíram a procurar. A polícia foi informada. Passaram três dias, e nada do sargento. Colocaram anúncio no jornal com retrato e tudo. Por ser neto do general Filarmeno, o assunto virou notícia de destaque.

Ariosto não ia mais para a aula e a casa do menino foi ocupada por amigos e funcionários do seu pai. Dois policiais foram destacados para ficar de prontidão e ajudar na segurança do menino. Seria sequestro? Seu Prudente tinha dinheiro e o sucesso da peixaria causava inveja.

Cinco dias se passaram.

No oitavo dia do desaparecimento, um corpo em decomposição foi encontrado no final da praia de Copacabana. Era um homem branco de aproximadamente 50 anos, um metro e setenta de altura, grisalho, com bigode. Tinha um corte profundo no rosto e dois cortes longos nas costas produzidos por faca. Causa da morte: afogamento.

— Ariosto, você tem que ser forte, menino. Pode ser o seu pai, mas a polícia não tem certeza — falou Adamastor.

— O menino tem que ir ao necrotério para reconhecer o corpo — afirmou o policial de plantão.

— Ele é uma criança — retrucou Adamastor.

— Tem que ser alguém da família, é ordem do delegado. Ele não tem nenhum parente?

— Não, o menino é sozinho. Ele é filho único. O pai era filho único e a mãe também. Ele não tem ninguém.

— Então tem que ser ele mesmo. Ordem do delegado.

Nesse momento Adamastor percebeu a triste realidade. Ariosto não tinha irmãos, primos, tios ou avós. O garoto era só.

"Com a morte do pai, quem vai cuidar do garoto? E a peixaria, com seus empregados? Será que seu Prudente tinha dívidas?", pensava Adamastor.

Ariosto, Adamastor e o policial seguiram para o necrotério no carro da polícia. Silêncio total no veículo. Pela janela Ariosto avistava pessoas indo e vindo, com suas rotinas, suas preocupações. Ruas cheias de gente com suas vidas. Umas sorrindo, outras apressadas. Ele, aos 13 anos, não entendia a morte, não entendia a vida, sentia angústia, sentia solidão.

O carro rolava pela rua em velocidade constante. Ariosto não queria chegar. Não queria encontrar o pai morto. Tinha medo do futuro. Chorava com saudades do pai. Sabia que era o fim. Sabia que estava só. Sabia que agora eram ele e o mundo.

Chegaram ao necrotério e lá já estavam dois repórteres, que se aproximaram ao verem o carro da polícia parando.

— Morreu mesmo o neto do general Filarmeno? — indagou o jornalista.

— O filho da suposta vítima está aqui para reconhecer ou não o cadáver — respondeu o policial.

— Há quanto tempo ocorreu o crime?

— Primeiro, não sabemos se foi crime. O corpo foi encontrado hoje, mas já estava afogado havia vários dias. Agora temos que entrar e fazer o reconhecimento.

O necrotério ficava num prédio branco de dois andares em forma de L. No lado direito do térreo eram guardados os cadáveres, e na outra parte do L, os laboratórios. No andar de cima salas, arquivos e setor administrativo. Era muito limpo e organizado.

Caminharam todos para a área dos cadáveres. Na entrada da câmara fria que conserva os defuntos, um balcão grande de madeira restringia a passagem. Daquele ponto em diante, só com autorização.

O atendente do setor indicou duas folhas que deveriam ser preenchidas e assinadas. No momento da entrada alguém perguntou em voz alta:

— O que este menino está fazendo aqui?

Era o médico legista.

— Doutor, o delegado disse que tem que ser da família do morto para fazer o reconhecimento. É o que fala a lei.

O médico não aceitou o argumento.

— Não, não pode ser uma criança. O morto não tem nenhum parente adulto?

— Não, doutor. Só sobrou o menino.

— E o senhor, quem é?

— Sou empregado, doutor. Trabalho na Peixaria do General, de propriedade de seu Prudente... do morto — disse Adamastor.

— Aqui quem manda sou eu. Entra o senhor, que é empregado e conhecia o morto. A criança não entra. Ponto final.

Entrou Adamastor com o médico, e em menos de dois minutos saíram. Adamastor abraçou Ariosto e ficou por um momento calado, abraçando o menino.

— É o seu pai! É ele! Agora está em paz, acabou a tristeza pra ele.

O enterro ocorreu na tarde do dia seguinte. Muitos compareceram ao cemitério. O pai foi sepultado ao lado da mãe. Ariosto sabia agora onde estava sua família.

Na mesma manhã o jornal O Globo noticiava a causa da morte: suicídio. Prudente pulou das pedras no final da praia de Copacabana. Ao cair, rolou sobre pedras cobertas de mariscos, que causaram os cortes nas costas, parecidos com cortes de faca. Testemunhas viram um homem embriagado caminhar rumo às pedras e logo desaparecer.

2

O PRIMEIRO DIA DEPOIS DO ÚLTIMO

O primeiro dia depois do último dia de ter pai.

Ariosto acordou sem entender, sem acreditar, sem querer acordar.

A casa era grande. Dois andares, com três quartos em cima e um embaixo. Pintada na cor cinza-gelo, tinha piso de madeira escura. Na cozinha, a mesa rústica estava sempre posta. Quando Cândida era rainha da casa, o forno funcionava sem parar. Bolos, tortas, assados e pães. Os aromas marcavam as fases do dia. De manhã, pães, ao meio-dia, assados, à tarde, tortas e bolos. A torta de banana coberta de nata era a preferida da família. Cândida abastecia com seu forno a casa e a peixaria. O que servia na casa, servia na peixaria. A casa tinha dois centros, lugares que família e amigos mais frequentavam: a cozinha, com sua mesa larga sempre repleta de comida, e a varanda. A casa era virada para dentro, em forma de um U que abraçava o jardim. A varanda era interna e ficava na parte dos fundos, confrontando o jardim, com suas duas árvores grandes e antigas que forneciam sombra permanente para a varanda e parte da casa. As árvores eram tão fechadas em copas que tornavam o ambiente um pouco escuro e muito fresco. Diziam que seguia o estilo espanhol. Nessa varanda Ariosto viveu os melhores momentos da vida.

Todas as sextas, no final da tarde, Prudente reunia os amigos para jantar, conversar e cantar. A música ficava por conta do melhor violeiro do Rio de Janeiro, o cabo Anastácio, acompanhado no pandeiro pelo cabo Elias, e no tamborim pelo soldado Hermes. Cachaça da boa, cerveja gelada, caldo de peixe, peixe frito, ova de tainha na brasa, sardinha no espeto e muito samba. Os empregados da peixaria, sempre convidados, completavam e animavam a festa. A tradição dos encontros de sexta era escolher um tema, um assunto, uma celebridade, sobre o qual todos falavam alguma coisa num pequeno discurso. Trabalho, família, guerra, Rui Barbosa, saudades, e por aí se ia. Surgiam lindas palavras, belos discursos e grandes ideias. Ariosto escutava, se educava, amadurecia. No final da brincadeira o cabo Anastácio, de improviso, fazia uma música resumindo tudo o que havia sido dito.

— Esse é gênio, o Mozart do samba, o Beethoven carioca — concluía Prudente.

Ariosto olhava a varanda vazia. Chovia. Nunca mais seu pai, nunca mais sua mãe. Passou.

Adamastor resolveu viver na casa para cuidar do menino. Alguns dias após a morte de Prudente, acabava o mês e era hora de fechar o caixa na peixaria, pagar fornecedores, tocar o negócio adiante.

— Ariosto, rapaz. Sei que ainda é cedo para falar de coisas de negócio, mas temos que fechar o mês. Você precisa, como dono, decidir sobre muita coisa.

— Decida você por mim. Eu não sei de nada. Meus pais gostavam de você, tinham confiança. Decida você.

— Não é assim, rapaz, o comércio é seu. Você tem que se inteirar de tudo.

— Tá bem, vou lá e você me explica o que tenho de fazer.

Na segunda-feira Ariosto voltou para a escola. Na terça à tarde, foi ao advogado acertar as coisas da herança, e na quarta-feira a vida já tinha rotina.

Passaram dias, semanas, meses, e Ariosto rapidamente foi deixando de ser menino, amadurecendo. *Too fast, too soon.* Como ser criança e enfrentar a vida? Gostaria de ser para sempre criança. Como ser criança depois de conhecer a morte, a perda?

De manhã Ariosto ia para a aula no Colégio Metodista Bennett, e à tarde, depois das tarefas da escola, virava o menino comerciante do Largo do Machado. Nessa época a peixaria já tinha 14 empregados. Adamastor e mais dois buscavam o peixe dos fornecedores e faziam as entregas das encomendas da freguesia. Aidê controlava o caixa, todos os pagamentos e recebimentos. O balcão, controlavam Patrício e sua turma. Gaspar fazia de tudo, ajudava as pessoas, carregava e descarregava o caminhão, limpava peixes. Tobias, de dia cuidava da limpeza, e à noite fazia a segurança, pois morava na peixaria. Era trabalho duro. A peixaria abria cedo e fechava tarde. Sempre tinha movimento. Vinham fregueses de toda a cidade.

A vida voltava a encontrar rumo, sentido, para o menino. Os anos passaram, Ariosto concluiu o colégio e resolveu cursar contabilidade: a ciência dos números, das somas e dos negócios.

— É pelos números que se controla e se dirige um negócio — dizia.

O que aprendia na escola ensinava para Aidê, e o negócio, como uma planta bem cuidada, respondia com frutos. Melhorava a renda da peixaria e no mesmo compasso a gratificação dos empregados. O negócio era de todos, e todos tinham interesse no sucesso.

Com o aumento das gratificações percebia-se a melhoria de vida dos empregados. Filhos bem vestidos e estudando. Dentição e saúde bem cuidadas. Famílias felizes, morando melhor e formando patrimônio. Isso dava grande alegria e orgulho a Ariosto. Ao redor dele as pessoas estavam bem, seguras e felizes.

Quando Ariosto completou 19 anos, entrou na maioridade como estudante de contabilidade e dono do maior comércio do Largo do Machado e Catete. Da peixaria antiga só sobrou o nome. A Peixaria do General virou supermercado. O peixe ainda era parte importante do negócio, mas agora encontrava-se de tudo no Supermercado do General. O sucesso resumia-se a coisas simples. Trabalho duro e honesto, alegria e educação com a freguesia, amizade e respeito entre todos os que viviam do negócio. Todos no mesmo barco, e em conjunto, remando para a frente. O ambiente de trabalho era alegre e cheio de companheirismo. Os salários eram justos e todos viviam vidas dignas. Decisão no negócio, Ariosto só tomava ouvindo a todos. Podemos fazer? Como fazer? Tem como melhorar? O que você acha?

A todos escutava com muita atenção. Anotava o que era falado. Nunca se sabe de onde vêm as melhores ideias. Quando alguma decisão era tomada, da mesma forma explicava detalhadamente para cada um o que foi decidido e por que foi decidido.

— Se estamos no mesmo barco e remando, todos temos o direito de saber para onde vamos — dizia. Aos 19 anos sentia-se com mais de 30.

Adamastor era mulato, alto e de mãos grandes. Cultivava pequeno bigode que costumava pentear em frente ao espelho. Econômico nas palavras, estava sempre presente. Humilde, mas altivo. Bondoso e corajoso. Depois da morte do seu Prudente, virou a sombra de Ariosto. Acompanhava o menino em todos os lugares. Para não deixar o menino sozinho, era companhia até na hora dos estudos e nas tarefas da escola.

Ariosto notou que Adamastor lia mal, com dificuldade de completar as palavras. Resolveu ensinar tudo o que sabia, o que aprendia na escola. O menino estudava ensinando. Ao explicar, ele mesmo entendia melhor, tirava melhores conclusões. Adamastor, no começo, aceitou o professor Ariosto, mais para agradar o menino, que se sentia feliz ensinando, porém aos poucos foi tomando gosto pelo conhecimento.

Como o quadro que ao ser pintado vai mostrando sua imagem aos poucos, Adamastor foi enxergando melhor o mundo, compreendendo melhor as coisas. Gostava de história e geografia. Lia todos os livros que o menino trazia da escola. Em história e geografia, passou de aluno a professor. Olhava o Rio de Janeiro e imaginava Dom João VI chegando, expulso da Europa por Napoleão. Via o fim da escravidão sendo anunciada no Paço Imperial, o baile da Ilha Fiscal e a Proclamação da República na Praça da Aclamação. Começou a entender o porquê das coisas. Saía da escuridão da ignorância, e isso ele devia a Ariosto.

Duas coisas marcaram a vida dos dois amigos:

A primeira foi a relação professor–aluno–professor. Um sendo professor e ao mesmo tempo aluno do outro. O conhecimento não era instrumento de dominação ou de superioridade, mas fraternidade. O conhecimento não era completo, fechado e absoluto, era incompleto, com avanços e retrocessos. Era coletivo. Ariosto aprendeu bem essa lição e a aplicava, também, ao negócio.

A segunda coisa foi algo pequeno. Numa manhã de domingo, poucos meses após a morte do pai, Ariosto quis passear na praia e ver pessoas. Gostava de contemplar o horizonte de água e pássaros no infinito do mar.

Andaram os dois por Copacabana e resolveram subir as pedras do Leme para melhor apreciar a paisagem. Ficaram sentados por meia hora. Ariosto lembrava do pai, que na outra ponta da praia pulou para a morte no escuro mar da noite. O menino seguiu subindo as pedras. No ponto mais alto, caminhava olhando o céu quando pisou em falso numa pedra solta e escorregou. Seria queda de terríveis consequências. Como surgida do nada, uma mão o segurou pelo braço e com força o tirou da queda livre. Era sua sombra, Adamastor. Os dois saíram em silêncio das pedras.

3

AURORA

Ariosto tinha 20 anos quando, num final de tarde, Adamastor comunicou que iria se casar, mas ficaria morando com o rapaz até ele completar 21 anos. Por ser reservado, ninguém sabia da existência de namorada ou noiva de Adamastor.

E assim foi. Ariosto completou 21 e Adamastor casou sem festa, só missa na pequena capela do Realengo, e copos de vinho na casa dos noivos. Estela, a noiva, era viúva e mãe de duas filhas.

Aidê pediu e Ariosto aceitou. Por não ter ninguém, ela mudou para a casa do patrão. A casa era muito grande, e com a saída de Adamastor ficou tristemente vazia.

Aidê Nicoze, a caixa do supermercado, era gordinha, de pele muito branca, e vivia maquiada e com lenço no pescoço. Tinha riso curto e vivia sorrindo. Tipo de pessoa que era feliz mesmo sem saber por quê. Quantos anos tem Aidê? Era o mistério que rondava os colegas de trabalho. Os palpites iam de 30 a 50 anos. Ela nunca contou.

Gostava de fazer elogios, reparava nas roupas da pessoa, dizendo que estava linda e elegante. A clientela adorava. A memória era de elefante. Lembrava de nomes e datas com clareza assombrosa. Lembrava dos aniversários e as datas importantes da freguesia.

— Feliz aniversário, Alaor. Amanhã serão cinco anos de casada, hein, Glorinha? Hoje são sete anos sem sua mãe, seu Jurandir...

Era o tratamento pessoal que encantava. As pessoas se sentiam acolhidas, humanizadas.

Aos poucos Aidê foi pondo ordem na casa. Adamastor dormia por lá nos dias em que trabalhava até mais tarde, e outros empregados também. A casa nunca ficava vazia e Ariosto adorava.

Quando concluiu o curso de contabilidade, Ariosto tinha 23 anos. O Supermercado do General crescia e já contava com 43 empregados e duas lojas. Adamastor, com um filho recém-nascido, iniciou o curso de direito e era o gerente-geral dos supermercados.

— Ariosto, o negócio está crescendo. Não temos mais lugar para guardar o estoque. Tem produto parado no depósito por não ter mais lugar nas prateleiras das lojas.

Adamastor tinha razão, o lugar já não comportava tanto movimento. No comércio Ariosto aprendeu que melhor que saber vender é saber comprar, e para comprar precisava de espaço para armazenar. A solução era uma só: comprar uma loja grande. Passou meses numa procura discreta. Pelo jornal Ariosto descobriu na própria rua do supermercado um prédio à venda. Eram dois andares, com grande loja no térreo e dois andares para escritórios. Adamastor achou muito grande.

— E as salas de escritório, vamos fazer o que com elas?

— Fiz oferta só da loja e foi recusada.

— Recusada? Recusada por que, Ariosto?

— O dono não vende em partes. É tudo ou nada.

Passaram-se dois dias e Ariosto fechou o negócio. O dinheiro, ele tinha guardado nos últimos dez anos. Fez oferta para pagamento à vista e recebeu 7 por cento de desconto. Agora seriam duas lojas, dois comércios. O local antigo ficava como filial, e o novo, matriz.

— O que você vai fazer com as salas do primeiro e segundo andar? — perguntou Adamastor.

— Duas salas para a contabilidade, outras duas para tesouraria e cofre. Duas salas vou transformar em quartos. Quando algum funcionário trabalhar até mais tarde pode dormir por aqui. Quero também juntar duas salas e fazer uma sala maior para aulas.

— Aulas?

— É! Aulas para os funcionários se capacitarem. Treinar atendimento. Alguns são fracos em matemática, outros em português. Quero ver todo mundo sempre estudando e aprendendo.

E assim foi. Na inauguração da nova loja, até o prefeito apareceu. Teve banda de música e fogos de artifício. Foi notícia na cidade e região.

Uma escada de quatro lances levava para o primeiro e segundo andares do prédio. No segundo andar reformaram três salas, que se transformaram em dois quartos para os funcionários. As mercadorias de maior valor ficariam no depósito que ocupava o restante do andar. No primeiro piso, contabilidade, cofre e tesouraria dividiam o espaço com a sala de aula, ampla, arejada, com quatro janelões abertos para a rua. O Palácio do Catete, palco de grandes acontecimentos históricos, estava na contraesquina.

Quadro-negro, vinte cadeiras escolares, mesa do professor, mapa do Brasil e relógio de parede. Essa era a sala de aula. Ariosto ficou entusiasmado e correu matriz e filial perguntando aos empregados quais cursos mais interessavam. A resposta da grande maioria surpreendeu: português. Alguns eram praticamente analfabetos, outros liam e escreviam com grande dificuldade.

— Português? Quem diria?

— Tem gente querendo matemática — falou Adamastor.

— Vamos começar com português. No futuro teremos mais cursos — concluiu Ariosto.

Dezoito se inscreveram. Regras duras. Faltou à aula sem justificativa, perdia o dia no trabalho. Quem concluísse o curso, e aprovado no exame final, receberia gratificação.

Ariosto saiu à procura de professor para a turma de português. Dois nomes surgiram, mas tinham dificuldade com o horário, das 7 às 8 da noite, de segunda a quinta. Aidê sugeriu Aurora.

— Aurora?

— Sim, a filha da Dona Ema, das tainhas. Foi normalista e hoje é professora de português no colégio estadual.

— Ela mora perto?

— Cinco quadras no máximo.

— Que horas são?

— Seis e meia.

— Será que está tarde para ir lá conversar com a moça?

— Não creio.

— Você vem comigo, Aidê?

— Não posso, tenho visita em casa. Uma amiga de Paraty. E já está tarde. Mas te ensino o caminho da casa da Dona Ema.

Ariosto saiu num andar rápido. Não queria tardar. "Quem sabe amanhã mesmo já temos aula?", pensou. Cinco quadras exatas e lá estava ele. Casa pequena, cor de gelo, ficava no topo de um terreno elevado. Na varanda, arcos sustentavam o telhado. O muro era baixo, um metro. Uma escada branca de cimento levava à porta de entrada. No portão, Ariosto bateu palmas, apertou um botão que parecia acionar a campainha, e nada.

Tinha gente em casa, pois alguém tocava piano, como que ensaiando. Abriu o portão e resolveu subir. Quando subia, o ensaio de piano transformou-se em música. Música linda que alternava sons de alegria e tristeza.

Com medo e vergonha de interromper, Ariosto se sentou na escada e, olhando o céu estrelado, navegava na música saída do piano. Repentinamente a música parou e Ariosto ouviu vozes.

— Aurora!

— Sim, mãe?

— Tem alguém no jardim, sentado na escada.

Ariosto percebeu que era com ele, e apressado subiu e bateu na porta.

— Boa noite, o que deseja?

Era Aurora. Ariosto ficou sem fala.

Aurora em pé na porta com um sorriso que iluminava a noite. Os cabelos ruivos terminavam em cachos dourados que cobriam os ombros. A boca, pequena, de lábios grossos que emolduravam o sorriso acompanhado de um olhar brilhante.

“Como é linda”, pensou Ariosto, ainda sem fala.

— Quem é você?

— A-... riost-... tuu Fe-... llarm-... meno.

— Como?

— Ariosto Filarmeno.

— Do supermercado?

— Sim.

— Em que posso ajudar?

— Procuro uma professora de português para dar aulas em meu estabelecimento comercial.

— Hum... Você quer as minhas aulas?

— Sim.

— Entre.

Ariosto entrou na casa. Os dois sentaram no sofá, em frente ao piano.

— Quantos alunos são?

— Dezenove, no máximo.

— Qual o horário das aulas?

— O comércio normalmente fecha às 7. Imagino de 7:15 até 8:15, quatro dias por semana.

Aurora levantou-se e foi ao quarto para buscar livros. Ariosto estranhou a demora em retornar. Ouvia vozes. Aurora falava baixo com alguém no quarto. Entendia pequenos trechos — ‘são aulas no supermercado...’, ‘quatro dias...’, ‘ainda não combinamos...’

— Desculpe a demora. Minha mãe é muito curiosa. Bem, Ariosto, seriam 50 cruzeiros por aula de uma hora. Não posso dar aulas nas quartas e sextas, pois estudo piano.

A moça falava e Ariosto descobria aos poucos mais detalhes de sua beleza e elegância. O tom de voz, o movimento das mãos, o jeito de andar. Tudo formava um conjunto harmônico e belo. Aurora pôs o livro no colo e o abriu.

— Vou usar o livro do professor Pastoro. Ele desenvolveu técnica de ensino de português para adultos.

A moça falava e Ariosto navegava no som da voz, no formato da boca, no perfume.

Aurora tinha 24 anos, os doze primeiros vividos no interior de Santa Catarina. A mãe foi professora e por muitos anos estudou em colégio interno. Pretendia seguir a vida religiosa, mas desistiu quando conheceu Otto, pai de Aurora.

Otto nasceu na Áustria e com dez anos chegou ao Brasil. Foi de tudo na vida, pintor em Brusque, pescador em Itajaí, mecânico em Pomerode, mas ganhou dinheiro mesmo foi na colheita e venda de erva-mate para chimarrão. Colhia a erva que crescia como mato na terra de ninguém; moía, secava e vendia em sacos de 60 quilos. Com o sucesso do trabalho, comprou galpão em Canoinhas e começou a vender seu chimarrão em pacotes de um quilo, com a marca Otto.

Quando nasceu Aurora, a mãe queria batizar a criança com os nomes mais sagrados dos católicos: Deus e Maria, mas o pai queria homenagear a irmã, morta aos oito anos na viagem para o Brasil, e assim ficou o nome da menina: Aurora Deusemaria Stulzer, que em casa tinha o apelido de Cuca.

Aurora era linda, educada e inteligente. Teve muitos pretendentes e alguns namorados. Nunca encontrou o amor verdadeiro, e tinha a mãe, que envelhecia rapidamente e perdia a memória dia após dia. Em momentos, esquecia do nome da própria filha. Parecia que estava se desligando do mundo.

Com as aulas acertadas para começar no dia seguinte, Ariosto deixou a casa de Aurora transformado. Conhecer aquela mulher mudou o sentido da vida. Ela era tão linda que doía o coração. Caminhou para casa sem sentir o chão embaixo dos pés. Lembrava o aperto de mão ao se despedir, uma mão pequena, macia e gordinha.

De volta a casa, Ariosto, como de costume, limpou os sapatos no capacho e entrou. Acendeu as luzes da sala e da cozinha. Procurou manteiga e queijo na geladeira. Comeu com pão. Tomou café com leite. Sozinho, escutava o silêncio da casa. Algo tinha mudado. A casa vazia estava cheia de vida. Lembrava do sorriso de Aurora. Sentiu conforto no peito.

— Ela não tem ninguém!

Dormiu pensando no novo dia, em encontrá-la. Decidiu participar das aulas de português, sempre é bom aprender. Sonhou com ela.

No dia seguinte Adamastor notou o rapaz diferente. Ariosto constantemente olhava o relógio. Subiu três vezes para conferir a sala de aula. Reconfirmou duas vezes o início das aulas com os empregados.

— Algum problema? Te sinto angustiado.

— Não é problema, não, Adamastor, só quero tudo certo para o início das aulas hoje.

Ariosto saiu mais cedo do supermercado, passou rapidamente na peixaria para conferir o caixa e seguiu para casa. Tomou banho e com roupas limpas voltou ao supermercado para o primeiro dia de aula. Às 7 horas todos os alunos já estavam sentados, esperando a professora. Pela janela Ariosto avistou Aurora vindo pela rua do Catete. Estava mais que linda: maravilhosa. Vestia saia azul e camisa branca com bolinhas pretas. Os sapatos brancos, sem salto, completavam as pernas torneadas. Nos braços trazia dois livros e folhas. Ela caminhava com leveza e sorria. Parecia estar feliz.

— Que linda! — pensou em voz alta.

Ariosto desceu para esperá-la na entrada do prédio. Estava ansioso. Abraçou-a e disse:

— Obrigado por ter vindo.

Ela não entendeu bem o abraço, mas respondeu:

— Obrigada por ter-me contratado.

Subiram.

Ariosto ficou encantado com a aula.

Aurora iniciou perguntando sobre a vida de cada um. O que faziam no trabalho? Por que queriam aprender português? Percebeu que todos eram semianalfabetos e tinham grandes limites com a escrita. Perguntou sobre coisas do dia a dia e palavras surgiam: rua, preço, carro, horário, salário, dinheiro, família. Ela escrevia no quadro-negro e encenava os sons das letras, das palavras. Explicou com detalhes como seriam as aulas e o método de ensino que usaria. Fez brincadeiras e um jogo de adivinhação de nomes de peixes, e como se escreviam. No final, Ariosto e os alunos estavam apaixonados pela professora Aurora, que veio trazer a luz da sabedoria.

Ariosto foi o último a sair da sala. Apagou as luzes e desceu as escadas com Aurora.

— Foi maravilhosa sua aula.

— Obrigada. O método que é muito bom.

— Moro próximo da sua casa. — Era mentira, morava na direção contrária. — Posso te acompanhar?

— Claro que sim. Acho ótimo. Tenho medo de andar sozinha nestas ruas escuras.

Seguiram pela rua do Catete. Rua ainda movimentada, com alguns bares abertos e até uma rodinha de samba.

Ariosto só perguntava. Queria saber tudo. A moça falava da infância no Sul, do inverno frio do planalto catarinense, os campos brancos de neve, pinhão com chimarrão.

O tempo voava com a doce voz de Aurora. Na porta da casa foi convidado a entrar. Sabia que era pura educação, e com dor na alma recusou.

— Não, obrigado, já é tarde.

— Boa noite então, senhor Ariosto.

— Ariosto somente, acho melhor.

— Boa noite então, Ariosto.

— Boa noite, Aurora.

Com um beijo no rosto despediu-se da moça. Aurora entrou e Ariosto regressou ao supermercado. Andava com o gosto da pele de Aurora. A vida começava a ter sentido. Pensava no futuro, planejava, sonhava e caminhava. Felicidade era estar perto dela. Parou na roda de samba. Pediu cerveja e, sentado, olhava as pessoas cantando e dançando. Pensava nela, estar com ela ali, vivendo aquele momento juntos, conversando, conhecendo.

Em casa o sonho foi alegre. Depois da noite vem o dia, e com o novo dia vem Aurora.

Ao acordar, Ariosto tomou café com leite, pão com manteiga, queijo e presunto. O café estava especialmente bom. Olhava para o jardim nos fundos da casa. Lembranças dos pais sempre vinham à memória. Tantas noites felizes ali naquele mesmo lugar. Imaginava criar família com Aurora. Novamente seria casa cheia, com música e alegria.

Chegou ao supermercado atrasado. Passava das oito da manhã. O lugar estava mais movimentado que nunca. Adamastor falou sorrindo:

— Parece que a cidade toda resolveu fazer compra.

— Escute, não importa o movimento, quero todos na sala de aula hoje à noite.

— A turma adorou a aula ontem. Não vai ter falta alguma, Ariosto.

O dia passou lento. Na peixaria o movimento era igual. Às três da tarde um incidente gerou tumulto no supermercado. Dois jovens foram pegos roubando. Ariosto não quis chamar a polícia.

— Adamastor, dê uns conselhos para estes garotos e solte eles.

Quatro e trinta, acabou a cerveja, e do arroz não tinha mais que 20 quilos no estoque.

"Hoje é o dia", pensou Ariosto. "Parece complô do universo para o dia não acabar." Olhou no relógio: 4:40. "Merda de tempo que não passa."

Adamastor saiu de caminhão para buscar mercadoria.

— A falta de cerveja não foi culpa de ninguém. O fornecedor entregou a quantidade de sempre no dia de sempre. O problema é que vendemos mais cerveja hoje que o mês passado todo — falou Aidê, acalmando Ariosto.

Em trinta minutos chega Adamastor com o caminhão cheio de cerveja e arroz.

— Adamastor, você não existe. Você bateu o recorde de velocidade. Quem carregou o caminhão?

— Eu e mais dois chapas do depósito do Cantagalo. Estamos com prestígio por lá. Carreguei tudo sem ter que assinar nada.

Finalmente, sete da noite. A aula começou na hora marcada. Aurora, mais linda que ontem, ensinava as palavras, os sons, as letras que faziam o dia a dia dos alunos. As palavras da aula foram: caminhão, cerveja, arroz, Adamastor e movimento.

Terminada a aula, Ariosto aproximou-se de Aurora.

— Posso te levar até sua casa?

— Claro, adoro conversar com você.

Aurora vestia camisa bege de manga curta e saia azul-escura. O cabelo estava preso com broche dourado. Na mão esquerda, três anéis e pulseira de couro com conchas das praias de Florianópolis, ela dizia.

Ela estava alegre e irradiava felicidade. No caminho andavam lentos, não tinham pressa. Falaram suas histórias de vida, seus mortos, planos, futuro. Ventava. Sentia-se a presença do mar na brisa, no ar. Andaram. Numa altura Ariosto segurou a mão de Aurora e os dois caminharam em silêncio até a casa. Não queriam falar. Algo estava começando ali. Possibilidades. Amor. Vida conjugal. Tudo se abria para os dois jovens.

Ariosto sentia a mão, a pele macia. Sentia a alegria e o conforto de andar de mãos dadas. Sentia uma segurança doce e morna. Percebia as possibilidades de um futuro, mas acima de tudo sentia-se um rapaz de muita sorte, pois estava de mãos dadas com a mulher mais linda do mundo.

Chegaram à casa de Aurora. Não quis arriscar um beijo, poderia ser apressado demais. Abraçou-a e se despediu.

Aurora subiu a escada que levava à porta da casa. Ariosto esperou Aurora entrar e seguiu seu caminho a passos lentos, anestesiado. Não havia chegado à esquina quando escutou o piano tocando. Voltou, abriu o portão da casa de Aurora, subiu alguns degraus da escada que levava à porta, sentou-se e escutou. A música alegre cortava o silêncio da noite.

Aurora tocou por uma hora. Quando terminou, Ariosto saiu em silêncio, com a impressão de que a música era para ele, uma celebração do encontro dos dois. A música era feliz. Aurora estava feliz.

Ariosto saiu. Caminhou e foi à praia do Flamengo. Tirou os sapatos. Andou na areia. As estrelas brilhavam, num convite a viajar no espaço, no infinito, mostrando a pequenez e fragilidade da vida no planeta. Via no horizonte do mar escuro seu próprio futuro, tão incerto como possível. Sentia a profunda felicidade do amor.

— Acorde, Ariosto, já são horas!

— Adamastor, que horas são?

— Nove e meia.

— Meu Deus, como fui dormir tanto?

— Dormiu tarde?

— Nem tanto. Bem, na verdade não me lembro.

— Desculpa, chefe, mas o gerente do banco está lá na peixaria te esperando. Diz que tinha reunião com você às nove e meia.

— Verdade! Vai na frente e fala pra ele que chego em quinze minutos.

Adamastor desceu a rua a passos largos. Ariosto pretendia ampliar a peixaria. Tinha planos de diversificar, ficar mais com a cara do supermercado. Ampliar o número de congeladores para estocar os peixes mais caros. Ter o peixe certo na hora certa para o cliente. Faltava um milhão para somar aos quatro que já tinha. Com o dinheiro na mão faria a oferta de compra de outra loja na rua do Catete, fechada havia mais de noventa dias.

— Senhor Ariosto, nosso banco emprestará o dinheiro para a compra da loja, não se preocupe.

— Preciso de segredo. Ainda não fiz a oferta. Só quero saber se com o negócio fechado terei o dinheiro para honrar o compromisso.

— Sem dúvida. Bastam duas assinaturas e o senhor terá o dinheiro em 24 horas.

— Ótimo!

— Senhor Ariosto, me permita falar de outro assunto, digo, outro negócio. Nosso banco recebeu um barco de pesca como pagamento de empréstimo. A diretoria me sugeriu oferecer ao senhor, nosso melhor cliente no ramo. Faremos ótimo negócio para o senhor. Depois de acordarmos o valor, o banco dividirá o pagamento em 12 vezes sem juros.

— Hum... Parece bom negócio, mas preciso pensar. Vendo peixe, o que é muito diferente de pescar. Já tenho a peixaria e o supermercado, e agora, comprando essa loja... Não sei, tenho que pensar.

— Pense à vontade. Aguardo sua resposta por uma semana. Quanto ao preço, vai ser bem atrativo, eu garanto. Aqui neste envelope estão todas as informações sobre a embarcação. Ela está atracada no Quadrado da Urca. Chama-se Princesa do Rio.

Naquela noite a aula terminou mais cedo. Faltou energia no Catete e na Glória. Razão especial para Ariosto acompanhar Aurora até sua casa.

No caminho Ariosto falou muito. Contou seus planos de negócios para o comércio, falou sobre a possibilidade de comprar o Princesa do Rio. Queria dividir seus sonhos. Na rua escura, Aurora segurou a mão de Ariosto e os dois continuaram em silêncio. Ela estava ainda mais linda.

Aos poucos a energia voltava e as pessoas comemoravam o fim da escuridão.

Quando chegaram à porta da casa, Aurora falou primeiro:

— Foi bom e sempre será bom ter a sua companhia.

— Passo o dia pensando na hora de te encontrar — respondeu Ariosto.

Aurora ficou corada ao ouvir.

— Vou entrar.

Ainda segurando a mão dela, Ariosto falou:

— Te encontro amanhã, e já estou com saudades.

— Eu também. Ela lhe deu um longo beijo e subiu as escadas.

Ariosto, parado, a olhava. Ela entrou, acendeu a luz e chamou a mãe.

Ele sentou na calçada e encostou no muro. Olhava o céu e viajava nas estrelas. A vida tinha mudado de rumo. Via o futuro a dois.

No piano Aurora começou a tocar algo lento, romântico, talvez um pouco triste. A música propagava-se no silêncio da noite. O vizinho da frente abriu a janela para também escutar. Vendo Ariosto sentado na calçada, falou:

— É Chopin. Essa menina é virtuosa.

Ariosto não respondeu, queria o silêncio e a música. Imaginava aquele som divino saindo das mãos da mulher mais linda do mundo: a sua Aurora.

Com o fim da música, Ariosto se levantou e saiu lentamente. Agora tinha certeza, era ela! Era ela a mulher da sua vida! Tinha que conquistá-la definitivamente.

4

PRINCESA DO RIO

Ariosto e Adamastor seguiram calados por mais de dez minutos. Adamastor dirigia.

— Comprar esse barco... não sei...

— Tá barato, e eles dividem o pagamento. O que o banco quer mesmo é se livrar de um peso morto, que só causa despesa.

— Mas de pesca nós não entendemos nada.

— Sempre tem gente que entende, é só contratar. E ter produção nossa de peixe é bom. Não dá para ficar totalmente na mão de fornecedor.

Adamastor balançava a cabeça, discordando.

— E essa moça, a professora?

— É linda e inteligente. Toca piano maravilhosamente bem e cuida da mãe que é doente.

— Você já conheceu a mãe dela?

— Ainda não.

— Ela é linda mesmo.

— Estou gostando dela. Ontem mesmo, à noite, levei-a pra casa depois da aula.

— É mesmo?

— Andamos de mãos dadas e conversamos muito. Falei do nosso comércio e dos planos para crescer. Contei de meus pais, e ela escutava com a maior atenção.

— Que bom!

— É uma mulher diferente, muito educada.

Chegando ao Quadrado da Urca, Ariosto logo avistou o Princesa do Rio. Era bem maior do que imaginava.

— Que barco!

— É o nosso Princesa do Rio, Adamastor!

Estacionaram o caminhão e atravessaram a rua a passos rápidos.

— Bem maior do que eu esperava!

— Parece até um navio, e está novo!

O Princesa do Rio pousava soberano no Quadrado da Urca. Bem maior que os demais, tinha a metade do casco pintado de azul-claro, e a outra de branco. A ponte ficava na parte dianteira. Ariosto contou três janelas de observação na ponte e seis vigias no casco. Estava muito limpa e parecia recém-pintada. No convés o piso de madeira escura brilhava. A mezena de cinco metros sustentava cabos e cordas para armação de rede.

— Tem gente no barco!

— O gerente do banco me disse que mora um pescador no barco, para vigiar.

— Olá, meu senhor, bom dia!

— Buenas!

— Meu nome é Ariosto, este é o Adamastor. Queremos ver o barco.

— O moço da peixaria?

— Sim.

— Me avisaram que vocês viriam.

— Podem subir, mas cuidado que a escada está molhada.

De dentro a impressão era ainda melhor. Tudo arrumado. Redes novas.

— Prazer, me chamo Pilha.

— Pilha?

— Paulo Pilha, mas todo mundo só me conhece por Pilha, capitão Pilha, 37 anos de mar. Passei por mais de dez tempestades em alto-mar e nunca estraguei embarcação.

Aparentava ter 60 anos. Baixo e gordinho, na pele, nos cabelos e nas mãos carregava as marcas de 37 anos de mar.

Ao cumprimentar, Ariosto sentiu as mãos cortadas e duras do capitão Pilha, que não conseguia fechá-las por dificuldade nas articulações.

Pilha explicou o barco nos detalhes: motor, compartimento, quartos.

— Cabe óleo neste tanque suficiente para levar o barco até Belém do Pará. O motor é praticamente novo e roda macio, suave.

Ligou o motor.

— Realmente não faz muito barulho — notou Ariosto.

Estão com tempo?

— Sim.

— Vamos colocar a princesa para navegar.

O barco era de três níveis: porão para armazenar os peixes, segundo piso com cozinha e dois quartos com dois beliches cada, e o terceiro piso, onde ficavam o timão, a sala de comando e o quarto do capitão. Tudo limpo e organizado.

Pilha desamarrou o barco. O motor soava forte e o Princesa saía lentamente do Quadrado da Urca. Em quinze minutos já estavam nas primeiras ondas. Pilha acelerou e o motor respondeu firme. O Rio de Janeiro se revelava atrás, com sua beleza completa. À frente o mar infinito.

— O melhor de ter barco é saber que com ele você pode dar a volta ao mundo. Ariosto, imagina continuar seguindo até encontrar a África — comentava Adamastor.

— Ô, Pilha, seguindo em frente chegamos aonde?

— Em sete dias batemos nas praias do norte de Angola. Longe demais.

Adamastor percorria o barco, via detalhes, anotava tudo o que Pilha falava.

Ariosto olhava o Rio de Janeiro longe, sumindo no horizonte.

— Regressamos? — perguntou Pilha.

— Ainda não. Mais um pouco mar adentro.

O barco cortava a água com firmeza e elegância. O motor rodando suave produzia pouco barulho.

— Não está na hora de voltar?

— Ainda não, Adamastor. Só mais um pouco.

Duas horas se passaram. No fundo do horizonte ainda se via uma linha de terra distante.

— Como estamos de combustível, capitão?

— Temos óleo para mais oito horas de viagem.

— Adamastor, vem cá, quero falar uma coisa.

Adamastor chegou perto de Ariosto e de Pilha.

— O negócio é o seguinte: pensei bem e resolvi comprar o barco.

Pilha não conteve a alegria. Novo dono é emprego garantido. Temia ficar desempregado. Na sua idade desemprego pode ser fim de carreira. Ele amava o mar, e o Princesa do Rio foi o melhor barco que cruzou o seu comando. E agora este novo patrão, empresário jovem de sucesso. Tudo perfeito.

— O barco já é seu, almirante Ariosto — falou Pilha, batendo continência.

— Então, capitão, as ordens do almirante são: toda a velocidade mar adentro.

— Toda a velocidade, é pra já.

O motor respondeu pronto. O Princesa cortava a água produzindo rastro de espuma branca na popa.

— Grande barco, Adamastor! Grande barco!

— E agora é nosso, Ariosto.

— Capitão Pilha.

— Sim, almirante.

— Pare o barco e desligue o motor.

— Pra já, almirante.

Com o motor desligado, aos poucos o barco foi parando. Em silêncio, os três homens olhavam o horizonte. O mar estava totalmente calmo. Já não se via o Rio de Janeiro, ou qualquer sinal de terra no horizonte.

Ariosto se lembrou do tio-avo Plínio Degard. Sentia-se como ele. O mundo real, do trabalho, das normas, dos compromissos, ficara para trás no horizonte, na terra, na cidade. Ali era o mundo do vazio, do silêncio, do infinito, do sem-destino. Resolveu entrar na água. Assim, sem avisar, só de cuecas, pulou no azul e profundo mar. Mergulhou o mais fundo que pôde, e de lá via o barco boiando lá em cima.

Ao regressar à superfície, avistou o preocupado amigo Adamastor.

— Virou peixe agora?

— Entre na água.

Adamastor desceu cuidadosamente pela escada.

Ariosto nadou mar adentro. De longe avistava o barco, e na frente o mar imenso, essa estrada que liga o mundo inteiro.

Continuou nadando. Longe escutava as vozes de Adamastor e Pilha e se sentia pequeno, frágil e insignificante, rodeado por essa imensidão de água.

— Volte, Ariosto!

— Almirante, não se afaste demais!

Ariosto seguiu nadando. O mar calmo mudou para mar com ondas crescentes. Ariosto perdeu o contato visual com o barco. O vento soprava forte. Escutou longe o som do motor do barco. Escutou gritos distantes.

— Almirante!

— Ariostoooo!

O mar tornou-se mais violento, com ondas que cresciam uma após a outra. Nuvens escuras avançavam rapidamente. Já não escutava os gritos nem o motor do barco.

Lembrou de Aurora. Não podia morrer ali, não agora que tinha tanto amor no coração, tantos planos. Nadou por 30 minutos para o que pensava ser o oeste. Começou a chover. Nada no horizonte. Gritou:

— Capitão! Adamastor!

Uma buzina grave rompeu o silêncio do mar. Era o Princesa do Rio vindo em sua direção.

— Aqui, capitão! Aqui!

Pilha jogou a corda. Ariosto, cansado, foi puxado até o barco.

— Ia nadar até a África, almirante?

— Desculpa, perdi o sentido de direção.

— Acontece. Vamos voltar, pois o mar virou.

Em minutos o tempo fechou totalmente numa tempestade. Grandes ondas se formavam no caminho do Princesa. A tarde ficou escura.

Adamastor fez café e subiu para a sala de comando. O tempo fechado dava a impressão de que navegavam sem rumo.

— Com chuva e vento na proa, a volta vai demorar mais.

— Quanto tempo?

— Daqui até atracar, umas três horas.

— Gostei mesmo do barco, Pilha. Tenho que fazê-lo render.

— Isso é o mais fácil, almirante. Já tenho turma preparada para sair. Vamos trazer muito pescado para o seu comércio.

Ariosto e Adamastor deram a última recorrida pelo barco.

Quando avistaram o Rio, já escurecia. A cidade se fazia mais linda à noite. A chuva tornou-se garoa fina e o vento cessou totalmente.

De volta ao Catete, Ariosto chegou no fim da aula. Ao entrar na sala percebeu alegria no rosto de Aurora.

— Como foi a aula hoje?

— Ótima, como sempre. Seus funcionários são muito dedicados.

— Posso te acompanhar até sua casa?

— Claro.

Seguiram de braços dados.

Ariosto contou do barco e de nadar em alto-mar.

— Comprei. Amanhã assino os papéis e sábado vamos passear pelos mares do Rio.

Pararam numa esquina, aguardando o sinal. Ele repentinamente a beijou.

— Te amo, Aurora.

Ela sorriu, com luz e alegria nos olhos.

Estavam felizes. Eram jovens e se amavam. A vida sorria para os dois. Seguiram de mãos dadas até a casa. Aurora o beijou novamente.

— Eu também te amo, Ariosto.

Virou as costas e subiu rapidamente as escadas. Ele, parado, não conseguia mover as pernas. Antes de entrar na casa ela falou:

— Amanhã não tem aula, e gostaria que você jantasse conosco. Quero te apresentar minha mãe.

Ariosto disse um longo sim. Olhava para o lado da escada e avistava a linda Aurora.

— Boa noite, e até amanhã.

Saiu lentamente. Aguardava a música, que não aconteceu. Escutava vozes e risos de alegria. Era melhor que música para seus ouvidos. Era a alegria de Aurora.

5
O PIANO

Ariosto chegou cedo à peixaria, que abria antes do supermercado. Ao se aproximar, percebeu tumulto na pracinha em frente. Dois guardas conversavam com um rapaz negro.

— Sem documento? Sem domicílio?

— Moro na rua mesmo e nunca tive documento, seu polícia.

— Trabalha?

— Limpo quintal e arranco mato do terreno em troca de comida.

— Não pode ficar aqui! Tem que sair da praça!

O rapaz colocou suas poucas coisas numa lata, enrolou seus panos e saiu andando.

Aidê, da porta da peixaria, viu Ariosto.

— Já é a terceira vez nesta semana que este rapaz dorme aí na praça.

— Eu também já o vi por aqui.

— Será que é ladrão?

— Não, é só gente pobre, sem família.

— A polícia leva de manhã e ele volta à noite.

O dia passou lento. Ariosto pensando no jantar, em conhecer a mãe da Aurora. No começo da noite, fechando a peixaria, Ariosto avistou o rapaz no mesmo banco da praça. Ele arrumou suas coisas no chão e deitou no banco. Era negro, baixo e forte. Tinha, talvez, 19 anos. Sujo e vestindo trapos, como todo morador de rua.

— Olha, Ariosto! Não te disse que ele voltava? — Aidê apontava para o rapaz que lavava as mãos e o rosto na torneira do jardim. Depois do seu pequeno banho, ajoelhou-se, e parecia rezar.

— Parece que vai dormir cedo hoje o nosso vizinho — comentou Aidê.

Ariosto reparava no jovem negro e sentia quão solitário era aquele pobre rapaz, sem ninguém, sem nada, sem lugar. Seu único patrimônio é seu próprio corpo e suas poucas coisas.

Com a imagem do rapaz na mente, foi para casa arrumar-se para o tão esperado jantar com Aurora. Banhado e barbeado, Ariosto teve a impressão de ter exagerado no perfume. Com seu melhor terno, saiu para a casa de Aurora. No caminho comprou flores, e do supermercado levava chocolates. Chegou 15 minutos antes do horário. Ao se aproximar da casa escutou o piano tocando. A música lhe dava a sensação de viagem, trem partindo, montanhas, planaltos, mudança, passado, saudades.

Sete horas, Ariosto tocou a campainha. Aurora abriu a porta, olhou o relógio.

— Que pontualidade! Sete horas em ponto.

— Na verdade cheguei mais cedo e fiquei ouvindo você no piano.

— Villa-Lobos.

— Quem?

— O autor da música. É um compositor chamado Heitor Villa-Lobos.

— Quem chegou, minha filha?

— É o Ariosto, mãe, nosso convidado.

Dona Ema andava com dificuldade, fruto de queda mal recuperada.

— Mãe, esse é o Ariosto.

— Prazer, sou Ema. Você é o rapaz da peixaria?

— Sim, senhora.

Dona Ema tinha cabelos brancos finos, que caíam delicadamente sobre os ombros. O rosto era igual ao da filha, mesmos traços, mesmos jeitos. Os olhos eram verdes. Falava com clareza e pronunciava inteiramente as palavras. Percebia-se que era pessoa de muita leitura.

No jantar, tainha assada com arroz e legumes. Dona Ema falou de sua vida e do prazer de ter sido professora.

— Talvez no futuro todas as pessoas sejam esclarecidas, saibam e gostem de ler. Talvez no futuro as pessoas tomem decisões mais corretas para suas vidas e para o país. Ser professor é ajudar a construir esse futuro.

— Belas palavras, Dona Ema. Sua filha Aurora está construindo o futuro todos os dias. Os alunos adoram as aulas dela.

Aurora escutava com olhar fixo em Ariosto e sorriso nos olhos. Brincava com as pontas do cabelo. Ariosto momentaneamente a olha com olhos de paixão.

— Ela sempre faz isso quando está tensa.

— Isso o que, Dona Ema?

— Mexer nas pontas dos cabelos.

— Mãe, não conte meus segredos.

Aurora estava especialmente linda, com vestido preto e colar de conchas brancas. O vestido escuro ressaltava o sorriso e o brilho do olhar. A luz do abajur a seu lado fazia ainda mais dourados os cabelos, que desciam em pequenas ondas pelos ombros sobre a pele fina e ligeiramente bronzeada. As mãos... Ah, as mãos! Mãos de pianista. Leves, ligeiras, expressivas, apoiavam as palavras cristalinas que saíam dos lábios de Aurora.

Vinho e mais vinho. A noite passava, para tristeza do casal. Que noite! Poderia ser eterna, pensava Ariosto.

Aurora foi ao piano e Ariosto entrou no paraíso. De mãos dadas com Dona Ema, escutava a melodia. Eram gotas de chuva em manhã de inverno que caíam sobre as teclas. Eram ondas do mar que corriam sobre a areia da praia. Futuro de paz, alegria e esperança. Vida com amigos e amores. O piano tocava na alma. Ariosto se transformava com o som, como que saindo de uma longa noite para a luz de Aurora. Não conhecia bem música clássica. Em resumo, sua vida tinha sido trabalho, peixes, negócios, mais trabalho, casa e poucas alegrias. A vida, curta, não pode ser passada assim. Via grandes mudanças no horizonte. Aurora era seu despertar.

Ariosto estava feliz. Sentia-se completo, em casa. Dona Ema se levantou.

— Muito prazer, Ariosto, você é um jovem formidável.

— O prazer foi todo meu, Dona Ema.

Ariosto percebeu o adiantado da hora e iniciou a despedida.

— Espere um pouco. Vou ver se a mãe precisa de alguma coisa e já volto.

Aurora voltou e deu um longo abraço em Ariosto.

— Obrigada por ter vindo.

Ariosto a beijou longamente.

— Obrigado por existir.

Os dois ficaram abraçados por alguns minutos. Ariosto a beijou novamente e partiu.

Da porta Aurora acenou para Ariosto, que saía pelo portão. Ele lhe enviou um beijo com a mão e seguiu. No caminho de casa percebeu que sua vida mudara totalmente. Agora eram dois para sempre, ou até que a morte os separasse.

6

A ILHA

Dois dias se passaram e o sábado amanheceu ensolarado, céu claro e limpo, sol de setembro, manso. Pouco calor.

Sete horas da manhã, Ariosto batia à porta de Aurora. Era dia de passear mar adentro com o Princesa do Rio. Dona Ema aceitou o convite e ia também. O plano era percorrer parte do litoral sul, parar em alguma ilha para nadar e pescar. Para Dona Ema, Ariosto colocou poltrona no deque com vista completa para o mar. No quarto de cima a cama estava arrumada com lençóis limpos e travesseiros novos para o cochilo da tarde da futura sogra.

Com o dia limpo e fresco, Ariosto pressentia horas de muita alegria. Chegaram ao Quadrado às sete e meia. O Princesa se destacava, lindo e imponente.

— Qual é o barco, Ariosto?

— Aquele azul no fundo.

— É grande, hein?

— Gostou?

— Lindo. Lindíssimo.

Pilha e Ariosto ajudaram Dona Ema a embarcar.

— Comandante Pilha, tudo pronto?

— Tudo mais que pronto, almirante.

— Então: mar adentro.

— É pra já, almirante.

O motor do Princesa roncou forte e o barco começava a cortar as ondas com velocidade.

Do supermercado vieram queijos, presunto, frutas, sucos e pão, além de cerveja, vinho e champanhe.

Ariosto estourou o champanhe para celebrar o amor a Aurora e a compra do barco. A cidade do Rio corria no horizonte: Copacabana, Ipanema, Recreio dos Bandeirantes.

— Vejam, à direita: golfinhos! — avisou Pilha.

Dona Ema sorria, maravilhada com a paisagem.

— A cidade mais linda do mundo!

— É o que dizem as revistas.

— Paris é bela pelas construções, o Rio é belo por natureza.

— Tem banheiro no barco?

— Tem sim, senhora.

Ariosto a acompanhou.

De volta, Ema sentou-se na poltrona e tomou mais champanhe.

— Tá sendo belo o dia para a minha mãe. Obrigada.

Ariosto e Aurora desceram à proa e se sentaram de mãos dadas, olhando o infinito horizonte do mar.

Após duas horas no mar, Pilha aproximou-se de uma pequena ilha.

— Bem-vindos à Ilha Tay Ho. Dizem que há três navios afundados aqui — informou.

Em forma de ferradura, a ilha tinha as costas viradas para o alto-mar e um paredão de rocha repleto de ninhos de pássaros. A parte interna da ferradura abrigava pequena praia de mar verde-claro e areia branca. As árvores, envergadas pelo vento, faziam sombra em boa parte da praia. Pilha reduziu a velocidade.

— Almirante, vamos ancorar?

— Perfeito lugar, comandante.

O barco parou e a âncora desceu. Com o motor desligado surgiram os sons da ilha. Os pássaros, o mar quebrando na areia, o vento nas árvores.

— Você sabe nadar?

— E muito bem — respondeu Aurora.

Ela tirou a roupa que estava por cima do maiô e mergulhou. Ariosto foi logo atrás. A moça nadava com perfeição e velocidade, e logo chegaram à prainha. Os duzentos metros de praia terminavam, no lado esquerdo, num paredão de rochas escuras, e, no lado direito, rochas claras e redondas se amontoavam, como que contornado a ilha. As ondas quebravam por vários metros antes de encontrarem a areia. No barco, Dona Ema cochilava na poltrona e Pilha pescava. Pássaros cruzavam o ar.

Percorreram a pequena praia de mãos dadas. No final deitaram próximo ao paredão e à sombra das árvores. Ariosto notou um caminho, uma trilha estreita ao interior da ilha. Foram explorar o desconhecido. Era de areia a trilha, quase totalmente coberta por arbustos. Andaram cem metros e o caminho partiu-se em dois. Seguiram à direita por mais cem metros até encontrarem um riacho que corria sobre pequenas pedras lisas. A água cristalina e fresca matou a sede dos dois.

— Que lugar mais lindo, Ariosto!

— Maravilhoso!

Aos pés de árvores maiores, deitaram-se. Beijaram-se longamente. Ariosto acariciava os seios e as pernas de Aurora, que estava nua da cintura para cima. Com as mãos percorria os contornos perfeitos do corpo de sua amada. Sentia beijos apaixonados. Ariosto parou por alguns segundos. Queria guardar bem na lembrança aquele momento, o melhor de sua vida.

Aurora o abraçou. Ariosto tentou tirar o maiô dela completamente. Aurora reagiu.

— Não, Ariosto, meu amor. Aqui não, desta forma não.

Ariosto concordou. Talvez fosse precipitado, talvez o local. Levantaram-se. Aurora banhou-se no riacho. Voltaram à praia de mãos dadas. Deitaram-se na areia, ele na sombra, ela no sol. Ariosto reparava no corpo perfeito de Aurora. Era linda. Pés pequenos que milimetricamente combinavam com as pernas, cabelos em cachos dourados que cobriam os ombros. Mãos pequenas e gordinhas, lábios grossos e macios. Além de amor, sentia atração. O tempo voava, como sempre voa em momentos felizes. Ariosto, sentado, olhava a praia, respirava profundamente, sentia o vento. No barco, percebia movimento na cozinha. Era Pilha preparando algo. Dona Ema andava pelo deque. Aurora, deitada, parecia dormir. Deitou-se, fechou os olhos, nunca esteve tão feliz.

Voltaram nadando. No barco, Dona Ema estava alegríssima com a beleza do lugar.

— Temos almoço. O capitão Pilha cozinhou peixes. Peixe ensopado com arroz, salada e pirão. Tudo simples e delicioso como deve ser.

Ariosto e Aurora tomaram cerveja. Combinava melhor com o mar e o calor do dia. Terminado o almoço, Pilha olhou o relógio.

— Já são quase cinco, almirante, hora de levantar âncora.

— Vamos embora, Pilha.

Afastavam-se da ilha, que diminuía no horizonte. Ema, sentada em sua poltrona, sorria para o vazio. Aos poucos a ilha sumiu. Ariosto não queria partir. Sentia deixar para trás o local onde passou os melhores momentos da vida. As ondas cresciam ao entrarem em mar aberto. Chuva pequena, fina, em nuvens claras que caíam no horizonte. Mais uma vez a chuva fechando o dia lindo.

Com três horas no mar, as luzes do Rio de Janeiro surgiam distantes na proa. Às nove da noite atracaram no Quadrado da Urca. Terminava o domingo. Continuava forte o amor.

7
O MENDIGO

Segunda-feira. Ariosto acordou cedo, antes das seis horas da manhã. Tinha entrega de mercadorias na peixaria e ele gostava de acompanhar. Ao chegar, percebeu a confusão na pracinha, entre o mendigo e a polícia.

— Tem que sair. Não pode ficar aqui. Vamos saindo.

— Calllma, seu polícia, que tô juntando minhas coisas.

— Amanhã, se eu te encontrar aqui, você vai preso, e lá na delegacia vai ter borracha — falava, levantado o cassetete. — Vai ter borracha!

— Calllma, já tô saindo e aqui não volto.

O rapaz saía da pracinha vagarosamente, com aquele jeito de não ter para onde ir.

— Ei, rapaz! Ei, rapaz!

— Sou eu?

— Sim, você! Venha aqui, por favor.

Ariosto estava em pé na porta da peixaria. A atitude surpreendeu os funcionários. Aidê foi até a porta.

— O que você quer com o mendigo?

— Só conversar.

O rapaz aproximou-se. Debaixo do braço esquerdo carregava algumas roupas e pequenos objetos enrolados no cobertor. Cheirava mal. Cumprimentou Ariosto com mão calejada e grudenta.

— Como você se chama, rapaz?

— Eu não tenho nome, senhor.

— Não tem nome?

— Nome mesmo em documento eu não tenho, mas as pessoas me chamam de Negrogato.

— Negrogato? Que diabo de nome é esse? — falou Aidê.

Ariosto viu que o rapaz era negro e tinha os olhos puxados, como os felinos.

— O que você faz, Negrogato?

— Faz como?

— Para comer e ganhar dinheiro.

— Ah, eu limpo terreno, corto mato, limpo calçada e conserto as coisas.

— Conserta as coisas?

— É, eu limpava o quintal de um velho que consertava as coisas, fiquei reparando no trabalho dele e aprendi: conserto tudo.

— Se você conserta coisas, eu tenho trabalho para você.

O rapaz ficou alegre e sorriu.

— E tem mais, eu conserto as coisas e sei fazer truque...

— Fazer truque?

— É, repara aí. E dá espaço.

Já dentro da peixaria, o rapaz afastou-se, correu, pulou, girou sobre o próprio corpo e caiu de pé. Ariosto, Aidê e todos na peixaria ficaram impressionados. Negrogato sentiu que agradava e continuou. Agora com os braços abertos, pulou duas vezes, na segunda girou o corpo no ar e caiu com as mãos no chão e as pernas retas no ar. Andava com as mãos no chão, parou em um único braço e acenou para as pessoas com o outro. Todos aplaudiram.

— Está contratado! — Ariosto falou, sorrindo. — Você quer trabalhar aqui na peixaria?

— Sim, sim, sim, senhor!

— Você tem algum outro nome além de Negrogato?

— Não, senhor.

— Nasceu onde?

— Na rua mesmo. Só me lembro de ter morado sempre na rua.

— Tem algum parente?

— Não, senhor.

— Eu vou providenciar um quarto para você, algumas roupas, e amanhã você começa no trabalho. Escuta, para trabalhar com peixes, tem que estar mais limpo do que eles. Antes de tudo vai tomar um bom banho.

— Aidê, leve o Negrogato. Por enquanto ele fica em um dos quartos do supermercado.

— Você tem certeza disso? Contratar um mendigo assim?

— Ontem mesmo você me disse que precisamos de mais gente, que o movimento está só aumentando.

— Mas, um mendigo?

— Vou dar uma oportunidade a ele, vamos ver como corresponde. Acho que não vai dar certo, mas vamos tentar.

— Negrogato, você vai com a senhora Aidê. Ela vai te levar para o quarto para você ficar por hoje.

— Patrão?

— Pode me chamar de Ariosto.

— Ariosso?

— Não, Ariosto.

— Tô com fome. Tem dois dias que não como.

— Aidê, tem alguma comida na cozinha?

— Tem, sim.

— Esquente algo para o nosso novo funcionário.

Ariosto ficou no caixa e Aidê serviu peixe ensopado com arroz. O movimento na peixaria era grande. Do caixa Ariosto reparava no rapaz comendo. Comia de forma apressada, angustiada, como que sem saber o dia de amanhã. Fome de três dias. Somente no terceiro prato o rapaz começou a comer mais lentamente, normalmente.

"FAZER O BEM, NÃO IMPORTA A QUEM", era frase emoldurada no quadro pendurado ao lado do caixa. Ariosto não lembrava quem o colocou, parecia estar ali desde sempre. Esse era o sentimento que norteava sua vida.

— E aí, Negrogato? Satisfeito?

— Barriga cheiiiinhaaaa, sim, senhor. Ao falar, fez uma volta completa sobre os pés. Com as mãos estendidas e o corpo curvado, falou:

— O de lá de cima nunca deixa faltar.

Aidê saiu com o rapaz rumo ao quarto no supermercado.

— Capricha no banho.

— Tranquilo, patrão.

Negrogato seguia Aidê. Iam em passos rápidos. Pelo andar, Ariosto percebia que Aidê não estava gostando nada da nova contratação.

Ariosto mandou buscar roupas suas para vestir o rapaz. Passada uma hora, pelo telefone, Adamastor chama Ariosto.

— Ariosto, venha, venha ao supermercado com urgência. O novo funcionário está chorando e passando mal, com dor de barriga.

Ariosto saiu às pressas. Falava sozinho.

— O que está acontecendo? Será grave?

Adamastor já o esperava na rua.

— O que houve?

— Não sei. O rapaz tomou banho, trocou de roupa e deitou-se. Logo começou a gemer e chamar a Aidê.

— Vamos lá ver.

Subiram pisando de dois em dois degraus. O rapaz, deitado na cama, vomitava. Estava muito pálido e gemia.

— Seu patrão, comi demais. A barriga dói muito. Aiii, aiiiii, aiiiii!!!

Suava frio.

— Vamos levá-lo ao hospital. Adamastor, pegue o caminhão. Chame o Júlio e o Borges para me ajudarem a descer com o rapaz.

— Será que vou morrer, patrão?

— Calma, Negrogato, já vamos ao hospital. Você vai ficar bem.

Ariosto reparou que após o banho e com roupas limpas, o rapaz tinha nova feição, parecia outra pessoa. Limpo, aparentava ser ainda mais jovem.

Seguiram para o Hospital Santa Terezinha da Glória. No caminhão, tensão.

— Corre, Adamastor, corre, o rapaz desmaiou!

Mais vômito, agora marrom-escuro. Chegaram à entrada de emergência do hospital com o rapaz desacordado e muito pálido. A boca estava rígida, com os dentes pressionados.

— Socorro, socorro! Tem alguém morrendo aqui!

Adamastor entrou no hospital em disparada e regressou com maca, um médico e dois enfermeiros.

— Aqui, aqui! Corre, que ele está morrendo!

Ariosto tremia de nervoso. Tinha a impressão de que o rapaz estava morto.

Colocado na maca, Negrogato já não se movia. Correram para dentro do hospital.

— O que aconteceu? — perguntou o médico.

— Ele comeu muito no almoço. Parece que não comia há três dias.

— Não comia há três dias?

— O rapaz é mendigo.

— Nós vamos para a emergência e vocês vão para a administração dar entrada no paciente — orientou o médico.

Trêmulos, Ariosto e Adamastor corriam pelo hospital.

— Ariosto, como você me contrata uma pessoa desse jeito?

— Só queria ajudar.

— Acho que ele já chegou ao hospital morto.

— Será, Adamastor? Coitado!

Apresentaram-se na administração do hospital.

— Boa tarde.

— Boa tarde.

— Meu nome é Ariosto Degard Filarmeno, e quero registrar o paciente que acabou de entrar na emergência.

— O senhor é o dono do Supermercado do General?

— Sim, senhora.

— Sou sua freguesa.

— Muito bem, e muito obrigado pela freguesia.

— Eu me lembro da senhora — completou Adamastor.

— Qual o nome do paciente?

— Negrogato.

— Negrogato? Isso é nome ou sobrenome?

— Os dois.

— Os dois?

— Sim, os dois. Ponha Negro como nome e Gato como sobrenome.

— O senhor é o quê do paciente?

— Ele trabalha comigo, é meu funcionário.

— Desde quando?

— Desde hoje. Ele começou hoje, mas não se preocupe, me responsabilizo por todas as despesas.

— Muito bem, senhor Ariosto, então assine aqui.

— Muito obrigado, senhora...?

— Diomar.

— Muito obrigado, Diomar. Como posso ter notícia do paciente?

— Aguardem aqui, vou buscar informação.

O hospital estava vazio. Na recepção, cinco atendentes e não mais de dez pessoas, aguardando ou sendo atendidas. Passados vinte minutos, volta Diomar.

— O rapaz está na UTI, o estado é grave. Em uma hora o médico responsável dará mais informações.

Adamastor olhou o relógio. Ariosto perguntou:

— Você tem que retornar ao supermercado?

— Não. Eu posso esperar.

— Melhor.

Passaram-se cinquenta minutos.

— Senhor Ariosto?

— Sou eu.

— Doutor Gaspar, muito prazer.

— Prazer. E o rapaz?

— O quadro é grave, mas já não corre risco de morte.

— O que aconteceu com ele?

— Qual é sua relação com o paciente?

— Ele trabalha comigo no supermercado. Na verdade, começou hoje.

— Tem algum parente dele aqui no hospital?

— Nem aqui no hospital, nem em lugar nenhum. O rapaz é mendigo, morador de rua. Resolvi dar uma chance para ele com esse emprego no supermercado.

— Entendi. Pois bem, o rapaz está repleto de vermes, e isso causou a crise de vômito. Ele tem vários tipos de doenças de pele, mas nem os vermes, que chegou a vomitar, nem as micoses são ameaças para a vida dele. Não sei se você sabe do ferimento que o rapaz tem nas costas?

— Não, doutor. Eu o conheci hoje.

— Certo. Bem, ele tem ferimento profundo nas costas, algo que ocorreu já há alguns dias, creio. Esse ferimento nunca foi tratado. A infecção no local caiu na corrente sanguínea e afetou outros órgãos. Ele ficará internado para acompanharmos a resposta aos medicamentos, e também, terminada a infecção no local, faremos cirurgia para limpar e fechar o ferimento.

— Quando poderei falar com o rapaz?

— Se tudo correr bem, ele sai da UTI amanhã às 15 horas, mas ficará internado por mais alguns dias. Você poderá vê-lo amanhã no final do dia.

Ariosto e Adamastor saíram do hospital em silêncio, cansados e relaxados após o susto.

— Ariosto, e se o rapaz morrer? — perguntou Adamastor.

— Vai ter um enterro digno. Mas o médico falou que o pior já passou.

Ariosto foi ao quarto em cima do supermercado onde estava alojado o rapaz. Já haviam limpado o vômito e arrumado a cama. Sobre a cama estavam todos os pertences do Negrogato: um par de roupas sujas, chinelos, uma lata com moedas, uma concha do mar, dois botões, um pente, uma pequena imagem de Nossa Senhora e um retrato muito apagado em 3x4, de uma mulher.

Vendo aquelas poucas coisas, Ariosto via também a pobre e solitária existência do rapaz. Sem nome, sem passado, sem família. Tudo que o rapaz tinha estava ali na sua frente.

A noite chegou. Ariosto e os alunos na sala de aula aguardavam a professora Aurora. Chovia. Ela chegou com os cabelos molhados, mais linda que nunca.

Ariosto se sentou no fundo da sala, seus olhos estavam na linda Aurora; sua mente, no pobre rapaz. No caminho da casa de Aurora, ele contou sobre o rapaz e a corrida para o hospital.

— De onde será que ele é?

— Não sei, parece que foi abandonado quando era muito novo. Amanhã, no final da tarde, vou vê-lo no hospital, e rezo para que esteja melhor.

Caminharam abraçados.

Ariosto sentia enorme conforto e paz ao lado de Aurora. Seu perfume, sua mão, sua voz eram familiares, já pertenciam à sua existência. Chegaram à porta da casa dela. Beijaram-se longamente. Ariosto, num impulso, reagindo à grande emoção que sentia, percebendo que Aurora entrara na sua vida para sempre, falou:

— Eu te amo muito.

— Eu também te amo, Ariosto.

— Escute, quero estar com você para o resto da minha vida. Anoiteço e amanheço pensando em você. Aurora, eu quero me casar com você.

Ela ficou calada. Olhava firme nos olhos de Ariosto. Uma decisão para a vida toda estava para ser tomada.

— Você me conhece por tão pouco tempo!

— Te conheço o suficiente para saber que te amo e te adoro.

— E minha mãe?

— Sua mãe, não, nossa mãe. Ela vai morar com a gente. Minha casa é muito grande, tem vários quartos, e eu contrato alguém para nos ajudar a cuidar da Dona Ema.

— Eu te amo, Ariosto. Já sou sua noiva, mas preciso de tempo para pensar. É uma decisão que muda o rumo da vida. Preciso pensar. Você me conhece tão pouco!

— Amanhã mesmo compro os anéis de noivado.

— Preciso pensar.

Aurora o abraçou forte e respirou fundo.

— O que foi, meu amor?

— Nada.

Ela subiu correndo as escadas, da porta da casa mandou beijo, e gritou:

— Boa noite, meu noivo!

— Isso é um sim?

— Ainda não.

Ariosto sorriu e partiu.

8

REGISTRO DE NASCIMENTO

Na manhã seguinte Ariosto acordou mais cedo que o normal. Abriu o supermercado e chegou à peixaria junto com os clientes.

— Ariosto, veja as tainhas lindas que chegaram — comentou Aidê.

— Estão lindas. Quantas temos?

— Cento e cinquenta. Já estão limpando. Só o seu Jorge encomendou cinquenta para o restaurante. Com o movimento do dia, sou capaz de fechar a loja sem nenhuma tainha.

O dia passou minuto a minuto, hora a hora. Ponteiros cravados no relógio. Às quatro e meia Aurora aparece de surpresa na peixaria. Ariosto, no fundo da loja, foi chamado por Aidê.

— Tem uma linda visita para você lá na frente.

— Visita?

— Aurora? Que boa surpresa, meu amor. Tudo bem em casa com sua mãe?

— Tudo bem. Quero ir com você visitar o rapaz no hospital. Posso?

— Não só pode como deve! Não te chamei pois achei que estava trabalhando.

— Hoje quis te ver. Ficar com você. Estou pensando muito sobre ontem à noite e quero conviver mais com você, participar dos seus problemas, da sua vida.

Foram a pé. Do Catete à Gloria é perto. No hospital, Dr. Gaspar os acompanhou ao quarto 114.

— Ele já está bem melhor. Reagiu muito bem à medicação. O rapaz é forte. Nunca vi uma pessoa expelir tantos vermes como ele. Pessoas morrem por muito menos. Depois de amanhã operamos e em cinco dias tem alta.

— Boas notícias, doutor.

A porta do quarto estava semiaberta. Negrogato, sentado na cama, tomava café com leite e comia biscoitos.

— Rasparam os cabelos dele, doutor?

— Sim, havia vários pequenos cortes infeccionados no couro cabeludo, e raspamos os cabelos para melhorar o tratamento.

— Patrão!

— Negrogato!

— Tô careca!

— Tô vendo!

— E a moça?

— Minha noiva, Aurora.

— Linda!

— Eu sei.

Aurora sorria.

— Patrão, preciso falar em particular.

Ariosto se aproximou pelo lado esquerdo da cama.

— O que foi, Negrogato?

— Será que o hospital é de grátis?

— Como assim?

— Eu não tenho dinheiro, patrão.

— Não se preocupe, você é meu funcionário e é minha a responsabilidade pelo pagamento.

— Então vou comer até mais.

Negrogato sorria, Ariosto sorria, Aurora sorria.

Dr. Gaspar acompanhou Ariosto e Aurora até a porta do hospital. O jovem casal saiu lentamente, andando pelas ruas da Glória. Anoitecia.

— Ariosto?

— Oi, meu amor.

— Pensei sobre ontem, seu pedido de casamento.

— Sim?

— Aceito.

Ariosto a abraçou forte. Sonho virando realidade. Presente e futuro para sempre.

— Aceito, mas preciso de tempo.

— Sim, meu amor, o que quiser.

— Preciso de dois meses para me organizar, e queria, antes do casamento, poder viajar com você, viver alguns dias só nós dois. Nos conhecermos.

— Claro, meu amor, o importante foi você ter aceitado meu pedido. Vamos fazer tudo do jeito que você achar melhor.

Caminhavam. Nas ruas notou algo que nunca havia notado: Aurora atraía os olhares dos homens. Notou, mais do que nunca, como ela era bonita e atraente.

Passados sete dias, Negrogato, totalmente curado e recuperado, iniciou suas funções no supermercado.

— Você vai limpar e arrumar as coisas. Vai ajudar na organização das prateleiras e seguir sempre minhas orientações.

— Sempre! Sim, senhor Adamastor.

— Vou te ensinar a repor estoque, controlar entrada e saída de mercadoria.

— Sei consertar as coisas também, seu Adamastor.

— Isso veremos com calma. Vou precisar dos seus documentos.

— Documentos?

Adamastor subiu ao escritório.

— Ariosto, temos um problema. O tal do Negrogato não tem nenhum documento, muito menos carteira de trabalho.

— Eu sei, ou melhor, imaginei. Ele não tem nem nome. Negrogato é apelido das ruas.

— Você vai manter ele aqui sem carteira assinada?

— Ele continua trabalhando normalmente e nós vamos ajudá-lo a conseguir documentos. Quero ajudar esse rapaz.

— Eu sei, e isso é muito bom. Mas trabalhar sem documento e sem carteira de trabalho traz problema para a gente.

— Hoje à tarde mesmo vou ao cartório da Dona Iná conversar com ela, ver como se faz para registrar uma pessoa que não existe.

— Dona Iná, a amiga de sua mãe?

— Ela mesmo. Dona do Cartório de Registros da Rua da Ajuda.

Às quatro da tarde Ariosto entrou no cartório da Rua da Ajuda, n.° 9. Dona Iná, gordinha, bochechas rosadas e sorridente, logo reconheceu o visitante.

— Ariosto, que prazer em revê-lo!

Iná trazia para Ariosto lembranças tristes e saudosas. Primeiro, por ter sido grande amiga de sua mãe, segundo, por serem parecidas fisicamente. Muitos as confundiam como irmãs.

— Rapaz, você cresceu! Soube do seu sucesso no comércio. Li notícias suas no Globo.

— Dei sorte na vida, Dona Iná.

— Sorte nada, trabalho e muita competência! Como sua mãe gostaria de te ver assim! Crescido, bonito, rico e até famoso.

— Exagero!

— O que te traz aqui?

— Preciso de ajuda para um amigo.

— Você está no lugar certo: Rua da Ajuda. Ahaha... — Ela ria em solucinhos. — Venha até minha sala.

O Cartório de 1.° Oficio e Registro Civil ocupava um casarão do período do Império. Suas salas enormes, com móveis escuros e piso de madeira corrida, limpo e brilhante, exalavam ares de autoridade, de poder de Estado. Era ao mesmo tempo movimentado e silencioso. Na sala de Iná, a mesa de granito verde-escuro capturava o olhar de quem entrava. Era linda e combinava com os móveis clássicos de madeira escura e couro.

Ariosto se sentou. Iná atendeu o telefone, era algo urgente. Ele imagina seus pais ali, registrando seu recém-nascido.

Sim, sorte era seu sobrenome. Teve tudo na vida e agora tem o futuro com a mulher mais linda e inteligente do mundo. Que vida maravilhosa, pensava.

— Ariosto?

— Pensando longe? Pensando na sua mãe?

— Sim.

— Sinto saudades da sua mãe.

— Eu também.

— Quantos anos faz que Cândida morreu?

— Hoje faz dez anos.

— Sim, hoje, exatamente hoje, dez anos!

— Dez anos! Meu Deus, como o tempo voa! Minha querida Cândida, que saudades!

Os dois ficaram sentados em silêncio por alguns instantes, num pequeno luto.

— Em que posso te ajudar? — Iná quebrou o silêncio.

— Semana passada contratei um rapaz para trabalhar no supermercado. Estamos crescendo e mão de obra sempre faz falta. O problema é que o novo funcionário era morador de rua e não tem nenhum documento.

— Nossa, que coisa! Você não vai acreditar, mas tem muita gente assim. Sem nome, sem registro, sem existência formal. Pessoas que existem sem existir. Já atendi alguns aqui no cartório. O começo de tudo é fazer a certidão de nascimento.

— Mas nem ele sabe onde nasceu, nem os nomes dos pais.

— Não importa. Ele vai ter certidão de nascimento sem nome dos pais. O local, ele declara onde acredita ter nascido. Com a certidão, os demais documentos vêm na sequência. Traga o rapaz e duas testemunhas aqui, amanhã de manhã, que eu faço o registro.

— Obrigado. Amanhã às nove estaremos aqui.

Ariosto deu um longo abraço em Iná. Tudo nela lembrava sua mãe, até o perfume. No caminho de casa, ele passou pelo supermercado, e lá estava Negrogato varrendo a rua.

— Olá, patrão, veja como está tudo limpinho.

— Bom trabalho!

— Limpei também as portas e janelas.

— Parabéns!

Chegando em casa, trocou de roupa e foi visitar Aurora. Contou tudo para ela, a ida ao cartório, a questão do registro.

— Amanhã vou com você, quero ser testemunha.

— Ótimo, mas tenho que conversar com Negrogato primeiro. Ele tem que concordar com tudo isso.

No dia seguinte Ariosto e Adamastor chamaram Negrogato logo cedo. Explicaram a necessidade de ter carteira de trabalho, e de estar assinada. Falaram do cartório e do registro de nascimento.

— Pois é, Negrogato, sem carteira de trabalho não tem como você continuar trabalhando aqui.

— Entendo, patrão.

— Tem que ter o registro no cartório.

— Entendo, seu Adamastor.

— Então você concorda em fazer o registro?

— Claro, patrão! Quero continuar trabalhando aqui. Mas, patrão, fazer esse registro dói?

Ariosto olhou para Adamastor sem entender a pergunta.

— Dói? Como assim? De onde você tirou essa ideia?

— É que no hospital eu fiz o registro e recebi um monte de agulhada.

— Hahaha!!! — Adamastor riu alto.

— Não, não dói nada. Lá no hospital foi o registro de paciente, no cartório será o registro civil. Eles vão escrever num livro o seu nome e dizer que você está vivo.

— Só isso, patrão?

— Só isso, Negrogato.

Às oito e meia Aurora chegou, e seguiram os quatro para o cartório. Pegaram o bonde na Rua do Catete e três paradas depois já estavam na Avenida Rio Branco. Desceram e seguiram a pé até a Rua da Ajuda. Negrogato e Adamastor iam na frente. No caminhar, Ariosto notou que Negrogato andava de forma engraçada, jogando as pernas para o lado, mas seguia altivo e orgulhoso; ia nascer, ser alguém, ter registro.

Na porta do cartório, Iná aguardava o grupo. Ariosto apresentou a todos. Iná ficou impressionada com a beleza de Aurora.

— Seu sorriso me lembra minha grande amiga Cândida. Éramos melhores amigas, uma mulher maravilhosa.

— Pena não ter conhecido minha sogra.

— Cândida sonhava em ver o filho casando, queria netos, adorava crianças.

Entraram. Na sala de registros, Iná e o assistente de registros abriram o Livro Geral de Registros Civis, Anexo B2 (registro de maior não documentado). Chamou as testemunhas e em voz alta leu o parágrafo 57 da Lei 12.789, de 5 de outubro de 1929, e proclamou:

— Temos base legal para o ato de registro do cidadão brasileiro maior não documentado. Agora vamos às perguntas de praxe: senhor Negrogato, o senhor tem certidão de nascimento?

— Não, senhora.

— Quantos anos o senhor tem?

— Não sei certinho. Mais de vinte, mais ou menos.

— Uns vinte e dois?

— É por aí.

— Vamos constar no registro que o cidadão tem vinte e dois anos.

— O senhor sabe o dia em que nasceu?

— Não sei, não, mas minha mãe dizia que chovia muito.

— Talvez março, o mês da chuva?

— É, é isso, na chuva.

— Pois bem, para registro o senhor nasceu dia 12 de março.

— Pode ser outro dia?

— Pode, por quê?

— Eu prefiro 8, meu número da sorte.

— Sem problema, fica registrado dia 8 de março.

— O senhor nasceu onde?

— Aqui na cidade mesmo.

— Na rua?

— Sim, senhora.

Feitas as anotações no livro de registros, as testemunhas assinaram o termo.

— Terminada essa fase, vamos ao registro do nome civil. O senhor já nasceu, agora falta o nome. O senhor tem alguma preferência de nome?

— Meu nome é Negrogato.

— Negrogato não pode. Tem que ser um nome comum.

— Eu conheci o tal delegado Negromonte. Se Negromonte pode, Negrogato pode também!

— Não. Negrogato não pode! — Iná foi taxativa.

Ariosto resolveu intervir.

— Dona Iná, talvez possamos deixar Negrogato como nome do meio, e arranjamos um nome e um sobrenome?

— Como nome do meio até pode.

— Negrogato, temos que arrumar um nome e um sobrenome para fazer seu registro. Você tem alguma preferência de nome?

— Tô meio sem ideia, patrão. Me ajuda aí.

— Eu tinha um tio chamado Plínio. Poderia ser Plínio Negrogato?

— Gostei, patrão.

— E o sobrenome? — indagou Iná.

— Pode ser o meu: Filarmeno falou Ariosto.

Iná chamou Ariosto para o canto da sala.

— Você vai dar seu sobrenome, de uma família que tem até heróis nacionais, para um morador de rua?

— Sempre quis ter um irmão, Dona Iná, e como sou o único sobrevivente da família Filarmeno, ninguém vai se importar.

— Não sei, não. Pense bem, Ariosto.

— Já pensei bem, Dona Iná. Vai ser Plínio Negrogato Filarmeno.

Aurora achou lindo o nome.

— Senhor Negrogato, agora o senhor está oficialmente registrado como Plínio Negrogato Filarmeno, com o registro número A-178.0089-37. Vamos emitir a certidão de nascimento — declarou Iná.

Negrogato sorria, sorria e começou a dançar.

— O que é isso, Negrogato?

— É a dancinha da alegria, Dona Aurora. Aprendi na Lapa.

Adamastor ficou emocionado. Iná fechou o livro de registros e emitiu a certidão de nascimento de Plínio Negrogato Filarmeno, nascido em 8 de março de 1930 na cidade do Rio de Janeiro, de pai e mãe desconhecidos.

Passadas três semanas, Plínio revelou ser muito inteligente e prestativo. Aprendia tudo com facilidade. Dedicado, organizado, e ainda sabia consertar todas as coisas. Consertou a mesa das frutas, o relógio de parede, o refrigerador pequeno da peixaria, o ventilador de teto do escritório. Adamastor estava impressionado.

— Ariosto, ontem ele consertou o motor de arranque do caminhão. Esse garoto é um gênio!

Plínio Negrogato estava aprendendo a ler e a escrever com Aurora, que também relatava para Ariosto:

— O melhor aluno que já tive. Com mais algumas semanas já vai estar lendo e escrevendo bem.

Na peixaria e no supermercado, todo mundo sabia: estragou, chama Negrogato.

Segue a vida, seguem os dias. No piano, Aurora encantava Ariosto. As aulas de piano sempre terminavam em caminhadas até a casa e beijos no portão. A data do casamento foi marcada para 26 de maio.

— Temos apenas um mês, Ariosto.

— Eu sei.

9

A VIAGEM

Ariosto organizou sete dias de viagem para Petrópolis. O aconchego da serra no outono faria bem para os noivos. A ideia era se conhecerem melhor. Seguiram no caminhãozinho do supermercado. Motor forte para subir a serra. Saíram cedo do Rio e não tinham pressa de chegar. Pararam nas bancas de frutas da estrada, nas bicas de água da montanha. O frio e a neblina envolviam o casal. Ele se sentia temeroso: seria a primeira noite com sua amada.

Ela, com calça azul-escura, camisa branca, e arco dourado segurando os cabelos. Como sempre, maravilhosa. Já passava das seis da tarde quando chegaram ao Hotel Imperador. Prédio de três andares, antigo, de paredes grossas e teto alto. No ar, aroma de café fresco. A entrada com piso de madeira corrida escura, com móveis clássicos e poltronas de couro, tapete cor de vinho com detalhes dourados, terminava no balcão da recepção. Duas jovens atendiam os hóspedes e quatro garotos ajudavam com as bagagens. No salão esquerdo a lareira queimava gordos pedaços de madeira, no lado direito o imponente Imperador Pedro II era retratado em tela de tinta a óleo.

— Veja, Ariosto, que quadro lindo do Imperador dos Trópicos!

O casal estava impressionado com a elegância do local.

— Boa noite, posso ajudá-los? — perguntou a recepcionista.

— Sim. Temos reserva em nome de Ariosto Filarmeno.

— Filarmeno... Humm, Ariosto?

— Sim.

— Por favor, preencha esta ficha de hóspede e espere um momento, que nosso gerente já vai falar com o senhor.

— Ariosto?

O rapaz calvo de barba e bigode claros vem na direção do casal.

Ariosto finalmente o reconheceu.

— Gastão, você por aqui? Que surpresa!

— Eu estava te esperando.

— Me esperando?

— Sim, esperando o jovem e belo casal. Eu sou o gerente do hotel, pertence à minha tia.

— Parabéns! Lindo hotel, não esperava tanto. Desculpa, esta é minha noiva, Aurora.

— Prazer.

— Gastão é amigo de escola, da faculdade.

— Vi sua reserva e estava te aguardando para te dar o meu abraço de boas-vindas.

Falando com a recepcionista, Gastão pergunta:

— Em qual suíte você está hospedando o casal?

— Na 32, seu Gastão.

— Não, hospede-os na 38, é maior e tem bela vista do parque.

— Sim, senhor.

— Na 38 vocês ficarão bem instalados.

— Muito obrigado, Gastão.

— Qual o motivo da viagem, turismo? Trabalho?

— Lua de mel — respondeu Aurora.

— Então o empresário de sucesso Ariosto se casou e não convidou os amigos? — indagou Gastão.

Ariosto, meio sem jeito, não encontrava palavras para responder.

— Nossa lua de mel é diferente, ela vem antes do casamento — respondeu Aurora, sorrindo.

— Modernidades da capital — completou Ariosto.

— Mas não se preocupe, Gastão, nos casamos em três semanas e seu convite virá — remendou Aurora.

— Amigo Ariosto, fico feliz por seu casamento e por ter escolhido nosso hotel. Qualquer coisa, me avise, me chame, estou à disposição. — Gastão virou para as recepcionistas e falou: — Atenção, este hospede é especial. Avisem os demais funcionários do hotel.

Suíte no terceiro andar, ampla, com antessala e sala, duas varandas com vista para o parque, lareira e bar. Na geladeira, frutas da estação, vinho, cerveja, sucos e frios. Na mesa da sala, buquê de rosas vermelhas.

Ariosto logo abriu o vinho da Serra Gaúcha. Os dois estavam finalmente sós.

As luzes da cidade ao fundo, o parque iluminado e repleto de pessoas caminhando, crianças correndo. Da roda-gigante vinham risos e gritos de alegria. Três burrinhos caminhavam lentos, levando crianças ao redor do parque.

O vento descia das montanhas e encobria a cidade com um manto frio.

Ela estava linda. Os cabelos louros desciam em tranças sobre o vestido azul. Era linda sua noiva, sua esposa, seu futuro, sua felicidade. Aurora bebeu rapidamente sua primeira taça de vinho.

— Estou nervosa — sussurrou.

— Eu também. Pela primeira vez vamos dormir juntos, acordar juntos, viver juntos por sete dias.

— Ariosto, escute, Ariosto, preciso te falar — Aurora bebeu outra taça de vinho. — Escute, eu já tive outra pessoa. Um amor, você precisa saber.

— Ei, shhh...! Se você quiser me falar, pode falar, se isso te faz bem, mas estamos aqui pelo futuro, não pelo passado. Você não me deve nenhuma explicação. Nosso compromisso é com a felicidade.

E assim se passaram sete dias, com muito amor, muita confissão, caminhadas no parque e dois corpos nus na cama. Ali eles se casaram. Não é uma folha de papel assinada, é a comunhão de corações, de desejos e sonhos que faz a união chamada casamento.

No sexto dia em Petrópolis, uma surpresa para Ariosto. No jantar, encontraram um restaurante com música ao vivo. Piano, violão e violino lindamente tocados. Beberam champanhe e jantaram lagosta. No final do jantar, Aurora perguntou ao garçom se poderia cantar com o conjunto.

— Você sabe cantar? — perguntou Ariosto, surpreso.

— Espere e verá. Esta viagem é para nos conhecermos, não é?

Voltou o garçom.

— Os músicos concordaram. A senhora pode ir até o palco.

Aurora acertou os acordes e deu o tom.

— Boa noite a todos. Desculpem a minha ousadia, mas estou vivendo o melhor momento da minha vida e gostaria de expressar com uma música que ofereço a todos, e em especial ao meu noivo Ariosto, que está sentado ali. A música é minha e se chama "Our First Kiss".

A voz de Aurora encheu o ambiente com suavidade e força, com amor e emoção. Quanta paixão na voz que vinha do fundo da alma, de marcas do passado, de dores e de alegrias. Ariosto não acreditava em seus olhos e em seus ouvidos. Que coisa mais linda, que voz, que música. Na letra marcou a frase "nunca me deixe partir". A música entrava pelos ouvidos, percorria o corpo e alojava-se como angústia na mente e conforto no coração. Estava emocionado. Terminado o canto, uma explosão de aplausos, gritos e assovios ecoaram pelo restaurante e pela rua. Pessoas paravam para perguntar o que acontecia. O dono do restaurante chegou à mesa.

— Moça, que voz mais linda! Que beleza de música! Você não quer trabalhar conosco?

— Agradeço por suas palavras gentis, mas eu vivo no Rio de Janeiro e em duas semanas vou casar com este jovem aqui, que é minha vida. Meu futuro será com ele.

— Estamos aqui para quando você quiser cantar. Ah, e o seu jantar é por conta da casa.

Ariosto, ainda sem palavras, olha para Aurora. Ela lhe deu um longo beijo. Saíram abraçados.

— De onde veio tudo isso? Essa música, essa voz?

— Do meu amor por você, Ariosto.

Pensativo, Ariosto voltou abraçado com Aurora para o hotel. Uma mulher tão linda, tão talentosa no piano e com a voz mais pura, como o coral de um milhão de anjos, poderia estar com qualquer homem que quisesse, *e ele foi o escolhido*. Por quê? Pela primeira vez percebia que tinha muito mais do que merecia e poderia. "Nunca me deixe partir."

Na volta para o Rio, uma parada para desfrutar a vista e um segredo.

— Já tive alguém — falou Aurora — uma pessoa que me fez sofrer, um relacionamento que só deixou mágoas. Passou. Sou feliz ao seu lado. Se quiser te conto tudo.

— Não. Relembrar mágoas não. Agora não, hoje não, talvez um dia. Fico feliz de que já passou. Eu já tive mulheres, mas nunca tive ninguém. Não tenho mágoas, mas também não tenho lembranças. Meus poucos anos de vida foram todos para o trabalho e os estudos. Não tenho lembranças, mas tenho esperanças em nós dois.

10

A PERDA

De volta ao Rio de Janeiro, a vida dos dois mudou. Estavam sempre juntos. Ainda não moravam juntos, mas só se afastavam na hora de dormir.

Ariosto preparou o quarto da sogra com todo o carinho. Trocou a mobília da casa conforme a escolha da noiva. Comprou roupas novas e iniciou a distribuição dos convites do casamento. No supermercado o movimento era intenso, na peixaria, idem. A produção de peixes do Princesa do Rio abastecia a peixaria e sobrava muito. Muito dinheiro entrava no cofre da empresa, a vida lhe dava tudo com sobras.

Faltavam sete dias para o casamento. Ariosto, como sempre, foi à noite à casa de Aurora. Saíram para jantar, e de regresso tomaram vinho ao som do piano.

Em casa, não dormiu bem. Teve pesadelos. Acordou cansado. O dia nasceu esquisito.

No supermercado perguntou por Adamastor.

— Aidê, onde está Adamastor?

— Saiu, foi buscar peixe e outras mercadorias. Foi de caminhão com Negrogato.

— Quando chegar, avise que fui ao banco.

Sentado conversando com o gerente, falavam de aplicações e mercado de câmbio. Ariosto sentiu tontura, seguido de angústia e princípio de pânico. O gerente pediu água com açúcar e compressa de água gelada para aplicar na nuca.

— O senhor está bem?

— Só tontura. Não sei, algo estranho.

— Tragam mais água, logo!

— Já estou melhorando. Um minuto e estarei bem.

Ariosto levantou e sentiu as pernas trêmulas. Chegou um mensageiro do supermercado.

— Senhor Ariosto, o senhor está sendo chamado, é urgente!

— O que foi? O que houve?

— Não sei, seu Adamastor pediu para chamar urgente.

Saindo, Ariosto encontra Adamastor já na porta do banco.

— O que houve?

— Um acidente. Aurora sofreu um acidente. O bonde bateu e ela foi jogada na calçada.

— Quando foi isso?

— Tem hora e meia. Uma freguesa disse que viu Aurora entre as vítimas.

— Meu Deus... e ela está bem?

— Não sei. Ela foi levada para o Hospital Santa Terezinha. Estou com o carro parado logo ali.

Saíram correndo pelas ruas do Catete. Em cinco minutos estavam no hospital. Pessoas se aglomeravam na porta.

— Tem vários feridos — comentavam.

Alguém começou a gritar.

— Informaram que duas pessoas do acidente morreram.

Ariosto chegou à recepção, e antes de perguntar alguma coisa, foi logo cortado.

— Se é sobre o acidente, não tem nenhuma informação ainda. Estão falando que morreu gente, mas não tem nada oficial do hospital. O povo está sendo atendido. Tem que esperar.

Adamastor apontou para o lado.

— Olha lá, Ariosto, o doutor Gaspar!

— Doutor Gaspar, doutor Gaspar! — Ariosto chamava.

Ele, vendo Ariosto, balançou o dedo, indicando um não, e fez o sinal negativo com o polegar para baixo. Ariosto gelou. Caiu. Não sentia as pernas. Adamastor o amparou.

— Não foi nada! O sinal não foi nada, rapaz!

Mais pessoas chegavam.

— O bonde tombou, bateu num caminhão e tombou. Eu estava no bonde, por graça de Deus não tive nada, mas muita gente machucou sério. O bonde estava lotado e corria. Com a batida, várias pessoas voaram do bonde e caíram na calçada.

— Você estava no bonde? — perguntou Ariosto.

— Sim.

— Viu uma moça loura de cabelo cacheado?

— Ela estava na frente, e com a batida voou e caiu na calçada. Machucou-se sério.

— Como é isso? Como é isso? — Ariosto, desesperado, agarrou o rapaz pelo pescoço. Confusão formada.

— Me larga, seu doido!

— Machucou sério, como é isso?! Como é isso?!!

— Larga o rapaz, larga o rapaz! – gritava Adamastor. — Calma, Ariosto, calma, não tem nada oficial!

Mais pessoas chegavam, familiares, amigos, amores. O acidente do bonde já era notícia na cidade. Passados alguns minutos, o primeiro anúncio oficial do hospital. A jovem enfermeira com papel na mão leu rouca e em voz baixa a seguinte declaração:

— Primeiro reporte do acidente do bonde do Catete, linha 59. São 44 feridos e três falecidos até o momento. Os falecidos são: Ernesto Guidigon, Emilio Aguiar Fermont e Aurora Deusemaria Stulzer.

— Você escutou os nomes, Adamastor?

— Sim, Ariosto. Ela morreu. Ela morreu! — Adamastor chorava.

Ariosto começou a tremer e soluçar. — Como assim, ela morreu?

Foram até o portão do hospital, que já estava fechado devido ao tumulto. Ariosto chamou a enfermeira que leu a declaração.

— Moça? Moça? Eu sou o noivo de Aurora Deusemaria Stulzer, preciso ver o corpo.

— Impossível. Visita, só amanhã no necrotério.

— Preciso muito ver o corpo! — Ariosto tremia.

— Não pode. Visita só amanhã.

— Você gosta de dinheiro? Ariosto abriu a carteira e tirou dois mil cruzeiros. — Tome, é seu. Me deixe entrar, que é seu.

A enfermeira olhou aquele dinheirão, eram mais que quatro dos seus salários.

— Você quer? Me deixe entrar.

— Não pode ser por aqui. Você tem que dar a volta pela entrada de emergência.

Ariosto e Adamastor seguiram para a entrada de emergência. A enfermeira os esperava ao lado do segurança.

— Eles estão autorizados. Pode deixar entrar. O corpo dela está na sala 17, eu levo vocês até lá. Cadê o dinheiro?

— Está aqui — disse Ariosto.

Seguiram rápido. O corredor comprido tinha diversas portas. Ariosto não sentia os pés.

— É aqui. Vocês não podem demorar. São três cadáveres, o dela é o terceiro, perto da entrada do banheiro.

Eram três macas e três corpos cobertos com lençóis. Ariosto foi ao indicado, levantou o lençol, mas era de um homem de barba, com a cabeça toda amassada.

— Não é este, Adamastor.

— Meu Deus, que tortura!

A segunda maca tinha uma mulher muito gorda e idosa. Sobrava a terceira maca. Adamastor levantou lentamente o lençol da terceira maca.

— Ariosto, não é ela, é um garoto de uns 15 anos!

— Meu Deus, será que ela não morreu? Ela não morreu! Ela não morreu, Adamastor, ela não morreu!!!! Jesus, que provação, por que tudo isso, o que tenho a pagar?

Saíram, e ao lado direito da porta tinha outra maca, com um corpo coberto com lençol branco.

— Será? — perguntou Adamastor.

— Não. Deve ser outro caso.

Ariosto levantou o lençol lentamente, olhou por debaixo do pano e logo reconheceu os cabelos.

— Meu Deus, é ela, Adamastor! É o meu amor, é o meu amor! Meu Deus, meu Deus, por quê? Por quê?!!!

Levantaram o lençol e viram Aurora. Ela estava intacta, sem lesão, sem machucados e sem marcas. Ariosto estava descontrolado.

— Ela está viva! Só está dormindo, só está dormindo, Adamastor!!! — gritou Ariosto.

— Ariosto, ela está morta, morta!

— Não, não, só está dormindo. Só está dormindo! Só dormindo!!!

Ariosto pegou o cadáver nos braços e saiu correndo pelo corredor do hospital.

— Vamos para casa, meu amor, eu vou tomar conta de você, vamos para casa, meu amor!

— Ariosto, pare, pelo amor de Deus, ela está morta! Pare, Ariosto! Pare, pelo amor de Deus!!!

Ele saiu pela mesma porta que entrou. Em minutos estava correndo pelas ruas da Glória, Adamastor logo atrás. Correu diversos quarteirões e acabou entrando numa igreja em plena missa. Espanto total, gritos de loucura, gritos de horror. Depositou o cadáver no altar e gritou:

— Senhor milagre, devolva a vida, devolva a vida!

Deus escreve certo por linhas tortas. Essas eram as linhas tortas.

Em minutos chegou a polícia. Adamastor chorava. Ariosto, com o cadáver depositado no altar, rezava junto com o padre que celebrava a missa.

Ariosto fechou os olhos e tudo virou escuridão.

11

REVOLTA E LOUCURA

— Olá, Ariosto, acorde. Você me escuta? Como você está?

Ariosto abriu os olhos lentamente.

— Ela morreu?

— Sim.

— Não era sonho?

— Não.

— Que dia é hoje?

— Quinta. Você está dormindo há três dias. Ela foi enterrada ontem.

— Oh, meu Deus!

— Você teve um colapso cardíaco, por pouco não são dois enterros.

Adamastor falava com voz grave e triste. Seus olhos demonstravam que chorou, sua feição era de muita preocupação.

— Onde eu estou?

— Você acabou de sair da UTI e está num quarto do Hospital Santa Terezinha. Os médicos me falaram que você acordaria a qualquer momento. Você se lembra do que aconteceu?

— Sim, não... É... mais ou menos. Eu a carreguei nos braços, não foi?

— Foi.

— Onde ela foi enterrada?

— No jazigo de sua família, junto com seu pai e sua mãe.

— Com meu pai e mãe, nossa, estão juntos para sempre! Que bom, juntos, em paz, os três...

Ariosto virou o rosto e voltou a dormir. Ficou no hospital por mais trinta dias. Melhorava e piorava, dia sim, dia não. Saiu do hospital em 18 de junho. Era outra pessoa. Sentia-se diferente, cansado, destruído.

Em casa não sentia vontade de falar, de comer, de trabalhar; era só sobreviver até o próximo dia. Adamastor assumiu os negócios e relatava tudo todos os dias. Falava e Ariosto não escutava, pois não estava ali. O olhar era oblíquo, dirigido ao vazio. No supermercado a conversa era só o estado de saúde do patrão, do qual todos gostavam. E se ele morrer, e se o negócio falir, onde vamos achar emprego bom como este?

Passaram-se dois meses, e nesse período Ariosto trocou algumas palavras com Adamastor:

— Como está Dona Ema?

— Ela continua na casa em que vivia com Aurora. Eu renovei o contrato de aluguel e contratei enfermeira para ficar com ela.

— Bom.

— E os negócios continuam indo muito bem. Nosso faturamento cresceu 12% no último mês. Fiz mais duas contratações.

Antes mesmo de terminar a frase, Ariosto subiu para o quarto. Os médicos falavam todos a mesma coisa: não tem remédio, somente o tempo pode trazer a cura. E o tempo passou. No início do quarto mês de reclusão, Adamastor fechava o supermercado, já tarde da noite. Já passava das dez quando resolveu ver Ariosto para dizer boa noite. Ao aproximar-se da casa, viu todas as luzes acessas e ficou assustado: será que ele passa mal? Entrou correndo na casa para ver Ariosto fazendo malas.

— Ariosto, o que é isso? Para que essas malas?

— Ótimo que você chegou! Me ajude a arrumar as malas. Desça com as coisas que estão em cima da minha cama.

Eram as roupas novas que haviam comprado, inclusive o vestido de noiva que comprara para Aurora.

— Ponha tudo nestas malas. Vou levar tudo que era meu e dela. Ponha tudo nas malas, rápido.

— Você vai viajar para onde?

— Não sei, não sei, só me ajude. Se ficar aqui, acabo enlouquecendo ou me matando. Preciso de sua ajuda. Eu preciso ir e tem que ser hoje, tem que ser agora. Me ajude, você é o único amigo que tenho, me ajude!

Ariosto chorava.

— Eu te ajudo. Eu te ajudo, meu filho.

Não sobrou uma única peça de roupa fora das malas.

— Eu vou precisar do caminhão. Vamos ao supermercado.

Desceram os dois, a passos rápidos, carregando as malas.

— Venha, Adamastor, me ajude. Traga feijão, arroz, farinha, carne-seca, macarrão, açúcar e café, vamos encher o caminhão. Às duas da manhã já não cabia mais nada na carroceria.

— Preciso de dinheiro.

— Tem uns 20 mil no cofre.

— Traga, por favor.

— Você vai para onde, Ariosto? Me diga, por favor!

— Não sei, meu amigo. Estou bem, só preciso sair daqui, amigo. Me ajude. Tome conta dos negócios. Tome conta da Dona Ema.

— Espero que você encontre o que busca com essa viagem, meu filho.

— Eu preciso encontrar paz, luz, e me encontrar. Só isso, Adamastor.

Eram quase três horas da manhã quando Ariosto partiu. Adamastor olhou para o céu e falou: — Deus, proteja este coitado!

Amanhecia quando Ariosto chegou ao pé da Serra de Teresópolis. Não tinha sono nem fome. Queria dirigir, dirigir e se afastar rápido do Rio de Janeiro. Ao anoitecer estava em Leopoldina, Minas Gerais, e quando amanheceu já estava em Manhuaçu e não conseguia mais prosseguir. No posto de gasolina tomou café, comeu frango assado com pão e tomou banho. No caminhão encostou e dormiu dezoito horas num sono só. Começava o terceiro dia da sua viagem a lugar algum. Nos campos a neblina era dissolvida pelo calor do sol e o caminhão cortava estrada, atravessava a neblina como se estivesse nas nuvens, voando. Sentia-se bem, não queria olhar para trás, acelerava. Aos poucos começava a respirar. Agora começava a pensar com alguma razão, algum sentido. Aquela tristeza profunda ia passando devagarzinho. Ao meio-dia parou, abasteceu e tomou café.

— Vai para onde, moço? — perguntou o rapaz.

— Vou para a frente.

— Passa em Alpercata?

— Se você me mostrar o caminho, eu passo.

— Dá carona para este peão de fazenda?

— Sobe aí. Como você se chama?

— Simão.

— Prazer. Ariosto. Simão, me diga uma coisa, por aqui, onde o povo está precisando mais de ajuda?

— Não é bem por aqui pertinho. Lugar que o povo sofre em Minas Gerais é o Jequitinhonha. O Vale do Jequitinhonha. Quando não tem nhonha (peixe) no jequi (balaio), o povo passa fome.

— Está longe?

— Neste caminhão novinho e nesta estrada, três dias, dirigindo só de dia. Toque direto até chegar em Capelinha, lá você está na boca do Vale.

Era para lá que ia. Ia ajudar alguém. Deixar lá as coisas que representavam o passado e buscar sentido no futuro.

Deixou Simão em Alpercata e dirigiu até meia-noite rumo ao Jequitinhonha. Cansado demais para continuar, parou o caminhão num descampado ao lado da estrada. À noite, vozes:

— Ariosto, eu estou bem. Siga sua vida. Não morra por mim. Siga, siga sua vida, sua estrada.

Vozes de despedida ou só loucura.

Já era dia claro quando acordou com gado pastando próximo ao caminhão. Seguiu viagem, e no dia seguinte de manhã passava por Capelinha e entrava no Vale.

Parou no lugarejo chamado Mundágua, com casas de barro, uma única rua cortando o local e pessoas descalças. Crianças corriam atrás da pequena bola com o sol quente e seco sobre as cabeças. O pó da rua cobria tudo e todos de vermelho, de desolação. Na parede da casa a pichação: "Diga adeus a Deus, bem-vindo ao vale das lágrimas." Dois homens jogando dama, um garoto tocando gado, três cães cadavéricos deitados na rua, casebres, calor parado no ar, sem movimento, sem vida, só calor. O bêbado com sua garrafa vazia na mão mascava folhas da pequena árvore da praça. O garoto amarrado na cerca recebia varadas nas costas da mulher vestida de preto. O movimento da mulher açoitando a criança levantava poeira. Gritos, gemidos de dor ocupavam o lugar do silêncio. O anúncio de cigarro na porta do armazém vaticinava: "A vida começa aqui."

Ariosto entrou no bar e comprou uma garrafa de cachaça, bebeu parte e o restante derramou no rosto e no corpo. Comprou outra garrafa, sentou-se na praça e dividiu com o bêbado, mascou da folha da árvore, deitou na grama e viu o dia virar noite. Bêbado, teve alucinações. Cães brigavam por pedaço de osso. Seu coração perguntava: isso é o fim ou o começo? Voltou para o caminhão e dormiu abraçado no vestido de noiva. Alguma coisa lembrava lucidez.

De manhã foi acordado por ladainhas. Mulheres caminhavam rumo à igreja numa cantiga repetitiva de culpa e perdão. Seguiu o grupo. Parou o caminhão na porta da igreja, que estava lotada. Era missa sem padre, sem hóstia, sem vela, sem sacristão, só gente em ladainha, miseráveis abandonados por todos. Na saída da missa Ariosto iniciou a distribuição do que trazia no caminhão. As pessoas recebiam farinha, óleo, arroz, feijão e roupas, sem perguntar, sem erguer a cabeça, sem olhar nos olhos. Viver, morrer, comer ou passar fome já não importava nada. Em pouco mais de uma hora distribuiu tudo, sem receber um obrigado ou mesmo um olhar. O caminhão vazio e a rua vazia. As pessoas sumiram nas vielas, nos casebres. O silêncio imperava. Era hora de partir.

Na estrada subiu serra, atravessou riachos, seguiu em estrada de terra vermelha com paredões de rochedos escuros. Sentia que era hora de voltar, recomeçar. Tinha obrigações com seus empregados, seus negócios, e tinha que cuidar de Dona Ema. Algo dentro tinha morrido para sempre e outro Ariosto surgia. Dirigiu por várias horas. A serra acabou numa planície com estrada reta que sumia no horizonte. Parou, desceu do caminhão, sentiu o vento morno, com o sol sumindo no horizonte. Na estrada, longe, um vulto caminhava em sua direção. Não tinha avistado ninguém por horas e precisava de orientação. Não estava certo sobre o caminho. A pessoa caminhava em sua direção com passos rápidos, num ritmo constante. Já bem perto, percebeu que era uma garota, de seus 15 anos, cabelos compridos e lindo rosto moreno. Ela sorria e vinha firme em sua direção. Olhava para ele como se o conhecesse. Escurecia. Via no rosto da garota a alegria que tinha perdido.

— Ô, moça! Por favor, uma informação?

— Sim, sinhô.

— Nesta estrada eu chego a Capelinha?

— Só seguir direto até a Derribadinha, onde acaba esse caminho, e de lá a rodovia te leva a Capelinha, mas o sinhô não chega lá hoje.

— Por quê?

— A balsa para atravessar o rio Araçuaí não carrega à noite. Do lado de cá do rio tem a casa da Dona Lica, ela te dá pouso.

— Obrigado. Sua informação foi de muita ajuda.

— De nada, sinhô. Se for pousar lá na Dona Lica, diga que foi Aurora que te mandou.

— C-como...? Como assim? Aurora...?

— Aurora sou eu, sinhô. Sou amiga da Dinha, filha da Dona Lica.

— Aurora? Aurora? Que coincidência! Meu Deus, o que significa isso?

Ariosto tremia.

— O sinhô tá bem?

— Quantos anos você tem, menina?

— Quinze, sim sinhô.

Ariosto contou para a menina a história de sua Aurora.

— Que tristeza, sinhô!

— Escute, Aurora, vou lhe dar um presente. Pegou o vestido de noiva no caminhão e entregou para a garota. — Quero que você cresça, encontre um amor e seja feliz. Olhe, aqui neste cartão tem meu nome e meu endereço no Rio de Janeiro. Tome, aqui tem dinheiro suficiente para comprar passagem. Se você quiser sair daqui, estudar e trabalhar na capital, eu arranjo emprego e escola. Você mora com seus pais?

— Não, moço. Meu pai e minha mãe morreram matado, briga por terreno de plantação. Eu sou sozinha no mundo. Vivo na fazenda dos Noca, lá me dão pouso e comida em troca do meu trabalho. Não tenho estudo, eu leio muito tiquinho e quase não escrevo nada.

— Não importa. Você vai trabalhar para mim. Vai estudar, aprender a ler e a escrever. Foi Deus que me colocou no seu caminho. Tome, vou te dar mais dinheiro.

— Obrigada, sinhô. Sua tristeza vai passar, vai passar.

A menina lhe deu um forte abraço e repetia:

— Vai passar, vai passar.

Ariosto abraçou a garota e sentiu o abraço de adeus que não pôde dar na sua Aurora.

— Aurora, seja feliz, seja feliz!

— Adeus, Ariosto, adeus, Ariosto.

Sentiu calafrios, escutava a voz de sua Aurora.

— Adeus, Ariosto, adeus.

A menina sumiu correndo na escuridão e ele, parado, anestesiado, com o olhar para o alto, via as estrelas. Aquele encontro o acordou. Sabia que tinha de seguir, ter esperança e buscar novo sentido na vida. Dormiu no caminhão, vendo as estrelas. Dormiu profundo e teve bons sonhos. Há quanto tempo não dormia assim?

12

O REGRESSO

No dia seguinte acordou cedo, e em dois dias descia a Serra de Petrópolis e avistava seu Rio de Janeiro no horizonte. Amanhecia. Olhou no relógio, cinco e meia. Resolveu ir direto ao cemitério.

Chegou ao Caju às oito e vinte. Escurecia, com o tempo formando chuva. Entrou num cemitério vazio. Bem ao fundo da alameda principal, alguém varria a calçada.

— Por favor. Procuro o jazigo da família Filarmeno. Você sabe onde fica?

— Pergunte lá na frente ao Tião. Ele trabalha aqui há trinta anos e sabe tudo.

Tião foi preciso na resposta. Tinha o mapa do cemitério na cabeça.

— Na próxima quadra vire à esquerda e suba até o final. No alto, próximo a uma árvore grande, é o primeiro jazigo à direita.

Lembranças voltavam à medida que se aproximava da sepultura. Sim, é aqui mesmo. Me lembro desta árvore, do muro branco que corria na lateral, e, ao fundo, parte da cidade do Rio, pensava.

O jazigo tinha três fotos: pai, mãe, e Aurora, que sorria. Numa placa de bronze as frases, como que escritas a mão, diziam:

— Prisioneira da vida. As paisagens que conheci continuarão para você. As flores que plantamos continuarão após a primavera. Voltarei no vento. O amanhã já não existe para mim. Eu só tenho o eterno, o para sempre, com meu amor verdadeiro por você. Aurora.

Ariosto chorou. Soluçava. Por mais de uma hora ficou sentado ao lado do jazigo. Vendo o tempo, pássaros, vento. Não queria sair. Sentado ficava. Prostrado, anestesiado. Sofria por não ter estado ali no enterro, na última despedida. Choveu rapidamente, e ele imóvel. Logo o sol aquecia seu rosto. Sentado, com a cabeça entre as pernas, estendia as mãos, e com os olhos fechados sonhava tocar as mãos de Aurora pela última vez.

Um sussurro entrou por seu ouvido e percorreu seu corpo. Era a voz de Aurora:

— Siga sua vida, Ariosto. Siga. A vida é curta e a morte é eterna. Te dou esse presente de despedida, de até breve.

Ariosto abriu os olhos, olhou para os lados, como procurando alguém. Olhou para cima e viu uma flor caindo da copa da árvore. Era o presente de Aurora. Era o até breve. Era o presente para seguir a vida, para seguir vivendo.

Guardou a flor com carinho no bolso da camisa e lentamente saiu do cemitério. Passou pela capela na entrada e do interior vinha a cantiga de aleluia, aleluia. Ele alegrou-se, em aleluia. Estavam todos bem. Sentia no fundo da alma que reencontraria todos, aleluia. Seu pai, sua mãe, sua amada Aurora. Aleluia, aleluia, continuava o cântico. Olhou o horizonte, terminava o dia com o sol se pondo no verde mar, com céu azul e nuvens brancas. Passado, passou. Passado, passou. Era agora seguir com a vida, ser e fazer feliz todos que o rodeiam. Não mais fantasmas. Quem crê em Deus não crê em fantasmas. A vida sempre segue, aqui ou em outra dimensão. Era no que acreditava.

Chegou ao supermercado no início da noite. Quando parou o caminhão alguém gritou de dentro do supermercado:

—Ariosto voltou! Ariosto voltou!

Todos saíram correndo em sua direção.

Adamastor lhe deu forte abraço.

— Bem-vindo! Estava muito preocupado com você.

— Adamastor, falei com ela. Tenho que seguir a vida. Ela está bem, junto com meus pais.

— Que bom, Ariosto.

13

UM DIA APÓS O OUTRO

No dia seguinte bem cedo estava na porta da peixaria. Sorriso nos olhos. Trabalhou doze horas sem parar. Todos o viam animado, alegre, sorridente.

A casa onde viveu toda a sua infância foi alugada. Comprou um apartamento de três quartos em frente ao supermercado. Trouxe a mãe de Aurora para viver com ele e contratou uma enfermeira para acompanhar Dona Ema.

Sua vida era seu trabalho. Os negócios nunca estiveram tão bem. Em casa só ia para dormir. Dona Ema não o reconhecia mais, não reconhecia ninguém. Falava coisas desencontradas e raramente saía da cama. Certo dia amanheceu cantando. Dormiu depois do almoço e não acordou mais.

Dia após dia seguia a vida. Meses se passaram. A flor que recebeu de Aurora foi emoldurada, e o quadro, pendurado no escritório. Todo dia a via. Era o talismã de bom dia, de siga em frente.

Certa manhã, com a peixaria lotada, Ariosto é chamado por Aidê. Telefonema urgente.

— Quem é, Aidê?

— Não sei, mas já ligou duas vezes e diz ser urgente.

— Alô!

— Senhor Ariosto?

— Sim!

— O senhor não me conhece, mas tenho algo que o senhor gostaria de ver. É de sua falecida noiva Aurora. Algo que vai diminuir seu sofrimento, sua dor pela perda de alguém tão querido.

A voz era rouca e grave. Português polido, bem falado, e trazia algo de Aurora.

— Quem é você?

— Não importa quem sou. Importa que tenho algo de sua amada Aurora e sei que o senhor vai gostar de ver.

— Venha ao supermercado, que conversamos.

— Não. Se quiser ver o que tenho, você deverá me encontrar na confeitaria Colombo em duas horas. Venha só. Te espero por trinta minutos, e se não aparecer nunca mais telefonarei. A escolha é sua. Até breve.

— Alô! Alô! Alô...

— Quem era, Ariosto? — perguntou Aidê.

— Não sei. Diz ter algo de Aurora, e desligou.

— Vou sair.

— Vai aonde?

— Confeitaria Colombo, mas volto antes do final do dia.

Chegou bem antes do horário marcado. Na porta da Colombo era grande o movimento. Pessoas aguardavam por mesa. Entrou na fila, mas logo foi reconhecido.

— Senhor Ariosto. Que prazer recebê-lo na Colombo! Mesa para quantos?

— Somos dois.

— Sou Nicolau, gerente da confeitaria. Meu cunhado Dimas trabalha para o senhor.

— Dimas? Ah, sim, o Dimas...! — Fingiu que lembrava. — Grande profissional!

— Ele é mais que um funcionário, é um admirador seu.

— Preciso de mesa perto da entrada.

— Sem problema. Prazer tê-lo aqui.

Sentou e aguardou. Passaram as duas horas e nada. Não virá ninguém. Deve ser uma sórdida brincadeira.

Pediu a conta. Um café com leite e um pedaço de torta de nozes.

— Senhor Ariosto? Posso sentar?

Era um homem miúdo. Cabelos e barba ruiva. Dentes escuros de nicotina. Terno puído, marrom escuro, camisa branca mal lavada e gravata vermelha escura. Tinha odor de fumo e álcool. Carregava uma pasta de couro.

— Sente-se, por favor.

— Senhor Ariosto, vou ser breve. Sei que o senhor é homem rico e muito ocupado. Um gênio dos negócios e das finanças. O que tenho para lhe mostrar aplacará sua dor. O senhor se apaixonou por uma linda moça, Aurora. Linda e enigmática, um poço de segredos. O que tenho aqui provará que o senhor não conhecia a pessoa que amava.

— Calma aí, canalha. Você está entrando em terreno perigoso. Como não conhecia?

— Peço calma ao senhor. Meu desejo é ajudar. Veja com seus próprios olhos.

Abriu a pasta com cerimônia e vagarosamente retirou do seu interior uma carta de Aurora para Aurélio Alfredo Deucachi. Logo reconheceu a letra dela. Sim, era dela a carta.

— Leia com calma, senhor Ariosto.

A carta começava com: "Ao meu amado Aurélio..." e seguia falando de amor, de descoberta, de futuro.

Ariosto não sentiu ódio. Não conseguia. O que sentia por Aurora era maior. Era unilateral. Queria vê-la feliz. Seja como for, com quem for. Sentia alegria por poder conhecê-la melhor, mesmo após a morte.

— É sua, senhor Ariosto.

— Minha? Obrigado. Grande presente. Já não sofro mais por Aurora. Fiz as pazes com minha dor, mas tudo que me lembra dela é muito importante para mim. Sim, não a conhecia completamente. Todos temos nossos segredos. Esta carta não diminui meu amor. Muitíssimo obrigado.

— Senhor Ariosto, fico feliz em poder ajudar. Como lhe ajudei, tenho de confessar que também preciso de ajuda. Sou pai de duas filhas e passo por privações financeiras. Não tenho dinheiro para pagar meu aluguel. Gostaria de voltar à minha terra natal e não tenho dinheiro, não tenho nada. Preciso de ajuda.

— De quanto precisa?

— Dez mil.

— Vou fazer o cheque agora. Nominal a quem?

— Me chamo Carvalho, mas faça ao portador, por favor.

— Tome aqui.

— Muito obrigado, senhor Ariosto. Por sua gentileza, vou confessar que tenho mais cartas da senhora Aurora. E de Aurélio para ela.

— Mais cartas? Como conseguiu essas cartas?

— Fui colega de pensão de Aurélio, antes de minha família chegar ao Rio de Janeiro. Aurélio deixou objetos pessoais, malas e livros em minha casa e sumiu. Vi as cartas e associei o senhor à moça quando li nos jornais o acidente do bonde. Faço o que faço pensando em ajudar e, também, porque minhas filhas estão na miséria.

— Quantas cartas mais você tem?

— No total são dez.

— Dez cartas?

— Sim. E se o senhor quiser realmente me ajudar, faço todas por cem mil. Com esse dinheiro saio da miséria e volto ao meu rincão, à minha terrinha com minhas filhinhas.

— Traga as cartas amanhã. Fico com elas. Amanhã lhe dou seus cem mil. Traga as cartas. Te encontro aqui amanhã.

— Somente nós dois aqui, não é, senhor Ariosto?

— Sim, Carvalho. Venho sozinho. Traga as cartas. Amanhã, aqui, às quatro horas.

— Estarei aqui com as suas cartas. Traga os cem mil em dinheiro, por favor. Cheque para mim é complicado.

— Sim. Trago cem mil em dinheiro.

Ariosto foi direto para casa. Esqueceu do supermercado. Abriu garrafa de vinho, colocou disco na eletrola e leu e releu a carta. Quem era você, Aurora? Por que não me falou nada?

No dia seguinte Ariosto estava lá na Colombo novamente.

— Senhor Ariosto. Que prazer tê-lo de volta na Colombo! Falei com Dimas que o senhor esteve aqui e ele fez todas as recomendações de lhe dar o melhor tratamento.

— Dimas?

— Dimas, seu funcionário, meu cunhado.

— Ah, sim. Grande profissional. A mesma mesa de ontem, por favor.

— Sim, senhor.

O relógio marcava quatro horas. Logo chega Carvalho. Parecia assustado. Trazia as cartas nas mãos. Sentou-se.

— Senhor Ariosto, hoje não posso demorar, minhas filhas estão febris. Trouxe o dinheiro?

— Está aqui. E as cartas?

— Estão aqui, veja.

Ariosto revisou as cartas. Eram dez, seis de Aurora para Aurélio e quatro dele para ela.

— Tome seu dinheiro.

Carvalho contou rapidamente e saiu às pressas.

Da porta acenou e gritou:

— Deus lhe pague!

Deus já lhe havia pagado, e com sobras, pensou Ariosto. O dinheiro que deu pelas cartas era uma ínfima fração do que tinha em conta. Para esse tal Carvalho era muito; para Ariosto, era infinitamente menor que o valor dessas cartas. O que é o valor?, pensava. Pagaria muito mais por essas cartas, sem titubear.

Foi para casa e guardou-as no cofre. Ia ler uma a uma vagarosamente e tentar conhecer melhor Aurora nas linhas e entrelinhas.

A vida voltou à rotina. Trabalho e mais trabalho. Inaugurou mais dois supermercados e já tinha quatro barcos trabalhando e produzindo pescados. Capitão Pilha comandava a frota.

Sua vida era trabalho e trabalho. Como diversão, a única coisa de que gostava era sair de barco com o Pilha aos domingos. Ia com Negrogato e Adamastor mar adentro. Nas ilhas colhia mariscos e comia com gotas de limão. Tomava cerveja gelada e refrescava-se no azul do alto-mar. Gostava de nadar até perder o barco de vista e ficar só, cercado pela imensidão das águas, das ondas. Algumas vezes pensava em continuar nadando e nunca mais voltar ao barco, mas se lembrava de Aurora e da promessa de seguir a vida.

Um dos orgulhos na vida era o que tinha feito por Negrogato, agora Plínio Negrogato Filarmeno, estudante de engenharia mecânica à noite e gerente de supermercado de dia. Negrogato aprendeu inglês e francês com facilidade, e o seu português era irretocável. Uma única chance na vida foi suficiente. Uma única oportunidade que Negrogato não desperdiçou.

Quando chegava, à noite, no silêncio do quarto, Ariosto viajava pela infância, viajava nas músicas de Aurora, viajava com seu pai pelo Rio de Janeiro do passado. E as cartas? Estava sempre com elas, levava-as no bolso do paletó.

Certo dia resolveu ir ao endereço do remetente, ver o que tinha lá. Sabia que o tal Aurélio sumira havia muito tempo, mas curiosidade é sempre curiosidade. Rua Jornalista Symphronio, 57, Andaraí, Rio de Janeiro. Foi. A rua larga, com muitos lotes vagos e casas velhas, terminava numa pracinha redonda com grama alta e várias árvores. O número 57 era um sobrado que parecia abandonado. Ariosto olhou ao redor e não viu ninguém. Arriscou bater na porta. Se alguém atendesse perguntaria por Aurélio. Ninguém respondeu.

— Ei, moço, procura alguém?

Da janela do segundo andar da casa ao lado a senhora gordinha de lenço na cabeça indagava.

— Sim. Aurélio.

— Ah, os rapazes que moravam aí voltaram tem mais de ano para a terra deles, em Pernambuco. O dono da casa morreu tem uns seis meses e não alugaram mais a casa. Está aí meio abandonada. O senhor é da polícia?

— Nao, tenho uma amiga que conhecia o Aurélio.

— É, não sei o que essa turma aprontou, mas já teve polícia procurando por eles. Foram embora pra Pernambuco.

— Como a senhora sabe?

— Meu marido é taxista, levou eles na rodoviária e viu embarcarem no ônibus pro Recife. Recife é Pernambuco, não é?

— Sim, Recife é Pernambuco. A polícia esteve aqui procurando por eles? Você sabe por quê?

— Esse tal de Aurélio e o amigo dele, o Arnaldo, roubaram um comerciante na Rua do Rosário. Foi prejuízo grande.

— Roubaram?

— É, enrolaram o velho e tomaram muito dinheiro dele. Muito dinheiro mesmo. Tinha uma moça envolvida no golpe, mas parece que ela morreu num acidente.

— Como, uma moça que morreu em acidente?

— Não sei muita coisa. Sei o que foi falado pela polícia. Desculpa, moço, mas estou com panela no fogo, até logo.

— Espere, espere!

A mulher sumiu da janela.

Ariosto voltou para o supermercado com as cartas no bolso e milhões de dúvidas na cabeça. Tinha medo de seguir nessa busca. Tinha medo do que iria encontrar.

Dias e dias se passaram; só a lembrança de Aurora não passava. Sonhava com ela todas as noites. Lia e relia as cartas. Certo dia, inspecionando seu recém-inaugurado supermercado na Vila Isabel, conheceu o delegado Praxedes.

— Ariosto, este seu supermercado é uma conquista para Vila Izabel. Que variedade e ótimos preços!

— Obrigado, delegado.

Circulava pelo supermercado com o delegado, apresentando as seções, explicando como funcionava, e o trabalho que era abrir as portas de um supermercado todos os dias.

Num dado momento chamou o delegado num canto falou:

— Delegado Praxedes, preciso lhe fazer uma pergunta particular que muito me incomoda.

— Diga lá, Ariosto. Em que posso ajudar? Pergunte.

— Sua delegacia responde pelo bairro do Andaraí?

— Sim, da Tijuca ao Méier. Por quê?

— O senhor investigou, questão de um ano e meio atrás, o roubo contra um comerciante da Rua do Rosário? Os golpistas moravam na Rua Jornalista Symphronio, no Andaraí.

— Sim, fugiram para Pernambuco. A polícia de lá já foi avisada. Vamos prender esses golpistas logo.

— Eram três?

— Sim, dois rapazes e uma moça. Os rapazes fugiram, a moça morreu num acidente de bonde no Catete.

— Acidente de bonde no Catete?

— É o que sabemos. Esse acidente ocorreu há mais de ano. Morreram várias pessoas, lembra?

— Lembro. E a moça, como se chamava?

— Era conhecida como Diná, mas vai saber, esses bandidos mudam de nome a cada golpe. Dizem que era muito bonita. Mas morreu sem responder pelo crime.

— Morreu, sim — afirmou Ariosto.

— Você a conhecia?

— Não, não a conhecia. Achava que conhecia, mas não conhecia.

— Havendo progresso no caso eu lhe informo, Ariosto.

— Muito obrigado, delegado, mas prefiro que não. Não quero saber mais nada sobre esse assunto.

Ariosto chamou um funcionário e ordenou:

— Dê ao delegado uma caixa do nosso melhor champanhe. Presente da casa.

— Sim, senhor Ariosto.

— Por que isso, Ariosto? — perguntou Praxedes.

— Retribuindo o presente.

Praxedes não entendeu nada.

À tarde Ariosto foi ao cemitério e, em frente ao jazigo, olhando para o retrato de Aurora, perguntou:

— Quem é você? Amei o que conheci. Vou carregar apenas a lembrança da Aurora que conheci. Adeus!

14

NADA SERÁ COMO ANTES

A vida continuou, na rotina de trabalho e das pescarias.

Num final de semana, retornando da pescaria, o Princesa do Rio navegava em mar tranquilo, margeando a praia da Restinga da Marambaia, quando Ariosto notou uma construção enorme na Barra de Guaratiba.

— Veja, Adamastor. O que será que estão construindo ali?

— Não tenho a menor ideia, mas é grande.

— Isso iniciou tem uns seis meses, e estão trabalhando sem parar. A construção está indo rápido — comentou o capitão Pilha.

— É um farol. A Marinha está construindo aí o maior farol do mundo, capaz de lançar luz mil quilômetros mar adentro.

— Que coisa grandiosa! Você tem certeza, Negrogato?

— Total. Li no Globo de quinta-feira. A Marinha pretende inaugurar o farol antes do final do ano.

— Vejam o tamanho da base, em forma de estrela. Como é grande!

— E esses paredões na base devem ter uns vinte metros de altura. O maior farol do mundo é brasileiro e construído com nossa engenharia — admirava-se Adamastor.

— Pilha, vamos nos aproximar mais.

— Agora, patrão.

Pilha virou o Princesa do Rio totalmente à direita e no rumo direto para as encostas da Guaratiba. Quanto mais se aproximavam, mais os quatro se espantavam com a imensidão da construção.

— Veja, Ariosto, tem mais de quinhentas pessoas trabalhando.

— Com certeza, Pilha.

Ali ficaram parados por uma hora, vendo a imensidão da obra. Ariosto ficou impressionado. Sentia-se pequeno frente ao Farol de Guaratiba.

— E agora, patrão?

— De volta ao Rio de Janeiro, Pilha.

— Pra já, patrão.

— Que construção, Adamastor?

— O maior farol do mundo. Engenharia nacional.

— A lâmpada do farol também é nacional, produzida pela Marinha. A mais luminosa do mundo — completou Negrogato.

— Que maravilha! Iluminar o mar à noite e conduzir os navios para o porto seguro. Quantas vidas um farol desses vai salvar?

— Verdade. Muitas vidas.

Regressaram calados, vendo o sempre maravilhoso pôr do sol da baía de Guanabara. Ariosto ficou encantado com o farol, “a ponte de luz entre a terra e o mar”, dizia.

Dias e meses se passaram. Sempre que saía para pescar, Ariosto pedia a Pilha que passasse perto da Barra da Guaratiba. O farol já quase completo era alto como um prédio de trinta andares. Na base um complexo de janelas e portas. Nas pontas, canhões e guaritas.

Já disse alguém que o destino se apresenta nos detalhes.

Na sua labuta diária, Ariosto não tinha tempo para mais nada. Um hábito que adquiriu foi o de nos tempos vagos ler artigos nos jornais velhos que usava para embrulhar peixes. Como gostava mais de trabalhar na peixaria do que nos supermercados, estava sempre por lá ajudando no atendimento. Certo dia, embrulhando tainhas, viu um artigo extenso em O Globo sobre o Farol de Guaratiba. Era o que Negrogato tinha lido. No final do artigo, um anúncio da Marinha informava a abertura de concurso para a função de faroleiro:

> A MARINHA DO BRASIL ANUNCIA CONCURSO PARA OCUPAÇÃO DE 30 VAGAS DE FAROLEIRO (CONTRATO INICIAL DE 2 ANOS). O CONCURSO SERÁ REALIZADO NOS DIAS 18 E 19 DE OUTUBRO NAS DEPENDÊNCIAS DA MARINHA NA ILHA DAS COBRAS.
>
> • PRIMEIRO DIA: PROVAS DE DIREITO, CONTABILIDADE, ADMINISTRAÇÃO E NORMAS DA MARINHA DO BRASIL.
>
> • SEGUNDO DIA: PROVAS DE PORTUGUÊS, INGLÊS E ESPANHOL. OS INTERESSADOS DEVERÃO ESTAR CIENTES DE QUE IRÃO RESIDIR NO EXTERIOR. INSCRIÇÕES ABERTAS ATÉ AS 17 HORAS DO DIA 17 DE OUTUBRO.
>
> ASSINADO: ALMIRANTE SETEMBRINO.

Ariosto leu o anúncio com toda a atenção. Trabalhar em farol e residir no exterior, que coisa maravilhosa, pensava.

Mas, espera aí, 18 de outubro é amanhã, e as inscrições terminam hoje às cinco!

— Aidê, vou sair e não volto mais hoje. Avise Adamastor que não venho amanhã e nem depois.

— Algum problema?

— Sem problema, só resolvendo assuntos pessoais.

Pela forma entusiasmada como Ariosto saiu, Aidê percebeu que era algo importante e bom.

Na Ilha das Cobras, chegou às quatro e cinquenta. O local era patrulhado por fuzileiros navais.

— Alto! Aonde vai?

— Vim fazer inscrição para o concurso de faroleiro.

— As inscrições terminam às cinco horas. Corra, é no guichê 2 do prédio B.

Cinco, cravado, estava na janela do guichê 2.

— Inscrição para o concurso de faroleiro, por favor.

O atendente era sargento da Marinha, alto, meio curvo, magro, e cabelos inteiramente brancos.

— O senhor deixa tudo para a última hora, hein?

— Desculpa, só li hoje o anúncio.

— Não leu os livros, não se preparou para as provas?

— Não, senhor.

— Meu amigo, te aconselho a não jogar seu dinheiro fora. Tem gente há meses estudando para esse concurso.

— Vou arriscar de qualquer forma.

— Bom, o dinheiro é seu. Quanto mais inscritos, mais recursos para nossa querida Marinha. São mil pela inscrição e quatrocentos pelo material de estudo.

— Faço o cheque nominal à Marinha?

O sargento apontou para a placa ao lado do caixa: Não Aceitamos Cheques.

— Não aceitam cheques?

— É o que diz a placa, não é?

Olhou e olhou novamente na carteira. Revirou os bolsos e constatou que não tinha dinheiro suficiente. Logo ele, que andava sempre com muito dinheiro no bolso, quando mais precisava, não tinha.

— Sargento, vou lhe pedir o grande favor de aceitar meu cheque. Veja, eu sou Ariosto Filarmeno, bisneto do general Filarmeno, nosso herói nacional, e sou dono da cadeia de supermercados do General.

— Você é bisneto do general Filarmeno e dono da cadeia de supermercados do General, o maior supermercado de todo o Rio de Janeiro, e vai fazer concurso para faroleiro?

— Sou, sim, senhor. E vou, sim, senhor.

— Você sabe quanto estão pagando de salário para os faroleiros?

— Não, senhor, mas não me importo com dinheiro, isso já tenho de sobra. Quero servir à Marinha do Brasil.

— Nobre sentimento, para quem já tem dinheiro. Bem, vá lá, vou aceitar seu cheque. A Marinha compra no seu supermercado e vão usar seu cheque lá mesmo.

— Muito obrigado.

— Tenho um sobrinho que trabalha para você no supermercado de Madureira. Adora o trabalho, e acho até que ganha melhor que um faroleiro. Bom, amanhã as provas começam às sete da manhã. Se chegar um minuto atrasado, não entra. Traga um lanche, pois a previsão é de que termine às seis da tarde.

Começava a noite quando Ariosto saiu da Ilha das Cobras. De táxi, seguiu até o centro do Rio, e de lá seguiria a pé até o Catete. Queria caminhar e pensar. As ruas estavam cheias, era gente saindo do trabalho, lotando os bondes. No caminhar rápido do fim do dia, dá vontade de chegar em casa e encontrar as pessoas queridas. Ariosto caminhava lento. Não tinha pressa de chegar. No coração acendeu a chama de mudar de vida, a princípio por dois anos. Ser faroleiro, viver no exterior, ajudar a Marinha e o Brasil, ajudar na navegação do mundo. Era jovem, via a vida passando no dia a dia do supermercado. O negócio estava bem estabilizado e tinha Adamastor para administrar. Ser faroleiro, sim. Viver no exterior. Ajudar a Marinha e o Brasil, eram coisas maiores, mais relevantes, mais importantes do que abrir um supermercado todo dia e ganhar dinheiro. Seriam só dois anos, era jovem, a hora era essa.

"Opa, mas pera aí! Tenho que passar na prova primeiro. Se não passar é porque Deus não quis, e ninguém ficará sabendo que tentei. Não estudei, e o próprio sargento falou que tem gente se preparando há meses...", pensava e pensava. "Morar no exterior, como será? Novas culturas, novos idiomas. Como será que as pessoas veem o Brasil e o mundo em outros países?"

Os dias de prova foram intensos. Eram mais de mil candidatos para as trinta vagas. Passar nessas provas, impossível, pensava. Mas, por outro lado, as provas não estavam difíceis, era tudo muito lógico e objetivo.

Terminadas as provas, tudo voltou à rotina na vida de Ariosto e nos supermercados. Havia dias que nem se lembrava de ter feito o concurso.

Trinta dias se passaram. Ariosto caminhava da casa para o trabalho. Às sete horas da manhã o jornaleiro pendurava a primeira página do Globo na parede lateral da banca de revistas. Ariosto parou para ver as manchetes. No final da primeira página, em letras pequenas, uma frase congelou seu estômago: saiu a lista dos aprovados no concurso para faroleiro.

— Um jornal, por favor.

— Aqui está.

"Página 18, a lista está na página 18. Não, não vou abrir o jornal aqui", pensou.

Seguiu direto para o escritório do supermercado, entrou e trancou a porta. Abriu vagarosamente o jornal na página 18 e correu a lista com o dedo, nome por nome, até o final, e lá estava o trigésimo nome, o último colocado: Ariosto Degard Filarmeno.

— Passei! Fui aprovado!

No final da lista, outra informação importante: os aprovados estão convocados para reunião no comando da Marinha, na Ilha das Cobras, dia 26 de novembro, às 14 horas.

"Fui aprovado. Quem diria? Tenho até dia 26 de novembro para tomar a decisão final. Vou ou não vou? Mudar tudo, mudar de vida completamente. Viver em outro país, será?", pensava em voz alta.

Ficar significava continuar na rotina da peixaria, dos barcos de pesca, dos supermercados. Sentia-se vazio com o que fazia. Não pensava no futuro, era só um dia após o outro. Depois de Aurora não teve mais ninguém. E agora, com Aurora enterrada e apagada de seu coração, pouca coisa fazia sentido. É, é hora de seguir novo caminho, mudar, recomeçar. Em dois anos posso voltar, e com Adamastor, Aidê, Negrogato e Pilha, os negócios estão em boas mãos.

Marcou reunião com os quatro, dia 25, às seis da tarde. Terminada a reunião, convidaria o grupo para jantar, tomar cerveja e comemorar a vida nova que começava. No dia, estavam todos lá na sobreloja do supermercado do Catete, no mesmo local onde Aurora dava suas aulas.

— Amigos, obrigado por virem. Tenho algo muito importante para falar. Hoje resolvi mudar de vida, mudar para algo novo enquanto tenho tempo, juventude. Fiz o concurso para faroleiro da Marinha, passei e vou assumir amanhã.

Silêncio total. Adamastor coçou a cabeça.

— Então era verdade? Outro dia uma cliente me perguntou se o Ariosto que passou no concurso era você.

— Eu mesmo, meu amigo.

Negrogato se levantou.

— Patrão, também escutei sobre esse concurso. Me falaram que você tinha passado, comprei o jornal e confirmei. Não falei nada por respeito. Ontem eu estava aqui na porta de sua peixaria, um pobre-diabo sem vida, sem futuro, prestes a morrer doente na rua. Sua mão me puxou, abriu essa porta única da minha vida e eu entrei por ela e descobri o mundo do outro lado. Não sei se nesta reunião você está comunicando ou pedindo nossa opinião?

— Os dois.

— Bom, minha opinião é sim, vá, você é jovem e sinto sua tristeza, principalmente depois da morte da menina Aurora. Todos aqui gostam muito e devem muito a você. Nossa forma de agradecimento será tocar muito bem o seu negócio na sua ausência.

— Quanto tempo você vai ficar longe?

— São dois anos no exterior, Aidê.

— Dois anos, chefe?

— É, dois anos, Pilha.

— Vai em paz, meu filho. Aqui estará tudo igual quando você voltar. Vamos tocar o seu negócio com dedicação e muito trabalho — completou Adamastor.

— Mas por que, Ariosto? Você já tem tudo aqui.

— Aqui tenho tudo, Aidê. Tenho vocês, minha verdadeira família. Quero somente conhecer o mundo, servir à Marinha do Brasil e em dois anos estou de volta.

— Vai, rapaz. Sempre notei que você era do mar e não da terra. Vai e atravessa esse marzão, vai ver o que tem do lado de lá. Sempre que vejo o mar no horizonte quero seguir até o outro lado, cruzar o mundo até acabar o mar e descobrir como é a vida, como são as pessoas do outro lado deste marzão. Vai, rapaz! — Pilha estava emocionado.

— Vai, Ariosto. Vai buscar do outro lado do mar o que você não encontrou aqui — completou Adamastor.

Ariosto dormiu tranquilo naquela noite. Sentiu conforto nas palavras de Adamastor, Pilha, Aidê e Negrogato. Sentia medo e entusiasmo pelo futuro. Saía do certo para o incerto. No dia seguinte, duas da tarde, estava na Ilha das Cobras, na fila de inscrição dos aprovados do concurso de faroleiro. A fila andava rápido. Eram três guichês de atendimento.

— Nome?

— Ariosto Filarmeno.

— Altura?

— Um metro e setenta e três.

— Peso?

— Setenta e seis quilos.

— Documentação?

— Aqui está.

Assine este formulário e siga para a sala ao lado.

Na sala estavam os aprovados. Todos sentados, esperando em silêncio. Trinta minutos se passaram até a entrada de um oficial da Marinha e dois ajudantes.

— Sou o capitão Danino, comandante da base da Ilha das Cobras e coordenador do concurso para faroleiro. Meus ajudantes estão distribuindo para vocês três livros que devem ser lidos com calma e muita atenção:

1. *O Manual do Farol e do Faroleiro.* Este é o livro da vida de vocês, para ser consultado sempre, em todas as dúvidas. A vida de faroleiro é simples, basta seguir o manual.

2. *História da Marinha do Brasil,* do saudoso almirante Macieira, a mente mais brilhante da Marinha. É a obra fundamental que norteia, direciona e ilumina o caminho da Marinha do Brasil.

3. *A Marinha e o Mar (A Presença do Brasil no Mundo),* de autoria do almirante Setembrino. Vocês têm até o início do curso preparatório de faroleiro, no dia 1º de dezembro, para ler e decorar estes três livros. Ler e decorar, entendido?

— Sim, senhor! — respondeu a galera.

— No dia 1, às sete da manhã, vocês se apresentarão no recém-inaugurado Farol da Barra de Guaratiba, onde ficarão alojados nos três dias de duração do curso preparatório. E atenção: a Marinha não aceita homem barbudo e de cabelos compridos. Homens e mulheres devem usar calças compridas e camisas de manga longa, entendido?

— Sim, senhor!

— Positivo, e até lá. Na saída o sargento Gerôncio estará à disposição para perguntas.

Pessoas se aglomeravam ao redor do sargento. Ariosto, sem dúvidas, contornou o grupo e seguiu para a saída.

— Ariosto? Ariosto?

— Sim.

— Quando vi seu nome na lista de aprovados, não acreditei. O que você está fazendo aqui?

— O mesmo que você. Buscando nova vida. Desculpa, você é?

— Virgínia, da faculdade.

Ariosto não se lembrava do nome, mas o rosto era conhecido. Virgínia... Sim, Virgínia, começava a se lembrar.

— Quanto tempo, Virgínia! E você, faroleira?

— Sim, graças a Deus. Meu pai foi faroleiro. Morreu querendo ver alguém da família na Marinha, como faroleiro. Pena ele não estar aqui agora comigo. E você faroleiro? E os negócios?

— Tem gente que vai ficar cuidando dos negócios. É, estou aqui, como faroleiro e pronto para seguir mundo afora. Preciso mudar de vida.

— Se você quiser, podemos estudar juntos. Ler estes três livros juntos. O que você acha?

— Acho ótimo. É sempre melhor estudar acompanhado do que sozinho. Que tal começarmos amanhã de manhã lá em casa?

— Sei onde você mora.

— Sabe?

— Sim, somos quase vizinhos no Catete.

— Ótimo, então, amanhã venha até minha casa.

— Combinado. Oito horas?

— Combinado.

Virgínia saiu à esquerda e Ariosto seguiu em frente. Ele parou e reparou na garota caminhando. Bonita, com cabelos negros e curtos. Olhos escuros e pele morena. Bonita. Virgínia? Da faculdade? Como não tinha reparado?

Os quatro dias passaram voando. Os livros deram para Ariosto nova dimensão da vida, da história do Brasil e do mundo. Começava a entender a dinâmica das coisas, das sociedades, dos interesses das classes sociais e das nações. O livro do almirante Macieira foi excepcionalmente marcante na explicação da formação do Brasil e da Marinha. As lutas e revoltas que moldaram a criação do país. Entendia agora que as sociedades são divididas por interesses econômicos e ideologia é a arte de convencer os demais grupos sociais de que seus interesses são os interesses de todos.

15

A NOVA VIDA

O dia 1 de dezembro amanheceu chuvoso. Eram 5:30 da manhã quando Ariosto saiu de carro com Virgínia rumo ao Farol da Barra de Guaratiba. O automóvel Packard servia para pequenas entregas e serviços, mas Ariosto resolveu usá-lo por ser bom em estradas com barro e chuva. Adamastor dirigia. Com tração nas quatro rodas, subiu e desceu morros sem dificuldade, até chegarem ao farol.

Às 7 horas em ponto, abriram as portas do farol para a entrada dos trinta novos faroleiros. O farol propriamente dito ficava no centro de uma fortificação hexagonal. Impressionava a altura e a dimensão da base.

— É o maior farol do mundo! — comentavam.

O jardim que circundava o farol era também hexagonal. Em cada um dos seis lados internos, edificações de três andares fechavam as bordas do complexo e davam a impressão de fortificação.

Os novos faroleiros seguiam calados, em fila, conduzidos por dois sargentos. A primeira parada foi no segundo edifício do lado direito. Alojamento. Um quarto pequeno para cada um e banheiro coletivo no final do corredor. As mulheres, que eram sete, ocupavam o primeiro andar, os homens o segundo.

— Trinta minutos para arrumarem seus pertences no quarto e apresentação no auditório do prédio 3, entendido?

— Sim, senhor! — responderam todos ao sargento.

Ariosto recebeu a chave do quarto 8. Armário, mesa, espelho e uma cama dura. Arrumou suas roupas e foi ao banheiro, lavar o rosto e escovar os dentes. De volta ao quarto, resolveu trocar de paletó. Vestir o melhor que tinha. A primeira impressão é a que fica, pensou. Esvaziou os bolsos para recolocar seus objetos no novo paletó. Carteira, óculos, caneta, pente e as cartas de Aurora e do tal Aurélio Alfredo Deucachi. "E eu carregando estas cartas até hoje, que idiota", pensava. Era hábito, era automático. Saía de casa e, quando se dava conta, já estava com as cartas no bolso.

Colocou tudo nos bolsos e seguiu para o prédio 3. As cadeiras eram azul-escuras, forradas de veludo e couro. Todos se sentaram em silêncio absoluto. Olhou o relógio, que marcava 8 horas. Um grito quebrou o silêncio.

— Todos de pé para recebermos o almirante Setembrino!

Quatro oficiais entraram no palco do auditório, e em pé todos aguardavam o almirante. Setembrino era de pequena estatura, magro, bigode curto, testa larga e com ralos cabelos brancos. A voz era ao mesmo tempo suave e forte. Um brilhante orador. Sempre falava de improviso.

Entrou o almirante. Cantaram o hino nacional e sentaram-se para ouvir.

— Abram as cortinas! — ordenou Setembrino.

Olharam todos para a direita enquanto abriam as cortinas.

— Vejam, vejam, é o mar!

Da janela avistava-se o mar azul-escuro batendo nas rochas da barra.

— Nosso horizonte é o mar. O infinito mar que liga os povos do mundo. Faroleiro, você é o braço mais longo da nação brasileira. Você levará o Brasil na forma de luz, de mensagem em fachos de luz para todos os cantos deste mundo. Nosso país é separado do mundo por duas barreiras naturais, a floresta amazônica no nosso oriente e o mar no nosso ocidente. Muitos afirmam que o melhor para o nosso povo, para o nosso país, é crescermos para dentro. O Brasil é um país grande, tem de tudo, é autossuficiente. Dizem que podemos ser uma ilha de desenvolvimento e tranquilidade. Podemos? Podemos? Eu digo não, a Marinha diz não, os faroleiros dizem não. Não podemos e não queremos. Nosso futuro é o mar, é o Brasil internacional se projetando, com sua cultura, com seus negócios, com sua gente, para o mundo. E o mar é o caminho.

— Olhem para suas mãos!

Todos entenderam as mãos para olhar.

— Olhem para os lados, vejam seus companheiros de turma, vejam os futuros faroleiros do Brasil... Olhem e vejam a diversidade de nossa gente, a beleza da nossa juventude. Somos negros, índios, pardos e cafuzos, somos o que o Brasil tem de melhor, somos o povo brasileiro. É esse Brasil que quer se apresentar ao mundo e dizer: queremos ajudar a promover a paz, encontrar prosperidade e construir pontes de integração planetária.

Todos, de pé, aplaudiam em profusão. Do fundo do auditório vem um grito:

— Ioui, ioui ioooo... Viva a Marinha!

De pé, todos respondem:

— Viva!

— Viva o povo brasileiro!

— Viva!

— E viva o faroleiro!

— VIVA! VIVA!

O auditório explodiu em vivas e em palmas. Almirante Setembrino, de pé, balançava sua bengala e a apontava para o mar.

— Todos sentados — pedia Setembrino. — Vamos continuar nosso encontro desta manhã.

— TODOS SENTADOS! — gritou um sargento.

Com o auditório em silêncio, Setembrino continuou.

— O Brasil precisa do mundo, e o mundo precisa do Brasil. Se queremos ser uma nação que participe dos destinos do planeta e da humanidade, precisamos internacionalizar, buscar a amizade de outros povos e intercambiar conhecimentos e negócios. O farol e os faroleiros são as portas do Brasil no mundo. Uma porta sempre aberta para a amizade das nações.

Nos quarenta minutos seguintes Setembrino explicou sua visão de futuro para o Brasil e o movimento internacionalista, contrapondo a visão de futuro expressa pelo general Castro e o movimento interiorano. Esse movimento pregava um Brasil voltado para o seu interior, seus valores e sua cultura. Barreiras alfandegárias e comerciais protegeriam a indústria local. O incentivo seria tudo o que fosse nacional, produtos, músicas e turismo. Em política externa, os interioranos pregavam o Brasil Grande, com prioridade absoluta para as relações com os países fronteiriços. Esse bloco regional centralizado no Brasil, a partir de nossa força regional, seria a forma de o país barganhar com o mundo, tirando vantagem das relações comerciais para impulsionar a economia interna. Nessa visão interiorana, a política externa seria apenas um pequeno braço da economia interna, com a única missão de garantir trocas comerciais vantajosas que cobririam as deficiências da produção nacional. A relação com os vizinhos da América do Sul seria imperialista e de dominação, por ser o Brasil o maior e mais forte país da região. As relações internacionais seriam de força, para garantir apenas mesquinhos ganhos comerciais. Terminando a palestra, Setembrino faz sua argumentação final:

— O general Castro me chama de rato branco de bengala, que quer dissolver o Brasil em aventuras marítimas. Eu respondo ao general Castro, chefe do movimento interiorano e mentor da teoria do Brasil Grande, dizendo que este rato branco de bengala tem asas e quer levar o Brasil para além do horizonte. Meu Brasil, general Castro, não é pequeno como o seu, e não tem medo do mundo. A história é como um trem, e nele você pode ser passageiro ou condutor. O movimento interiorano quer perder o trem da história e deixar o Brasil sozinho na estação do tempo. Nós queremos embarcar nesse trem e conduzi-lo para um futuro mais justo, mais igual e mais equilibrado para os países do Sul.

Todos de pé explodiram em aplausos. Setembrino acenava com a bengala. Na hora do almoço, no refeitório, o assunto era um só, a palestra do Setembrino. Em mesas de madeira sólida, com oito cadeiras cada, grupos de novos faroleiros falavam em voz alta, sinal de euforia e entusiasmo com a palestra e com o futuro que se descortinava: ser parte deste Brasil que vai conquistar o mundo.

Virgínia e Ariosto almoçavam juntos.

— Que palestra, hein, Ariosto?! Que oratória!

— O Brasil no mundo. Puxa, nunca tinha pensado nessas coisas. Política, relações internacionais, tudo é grande novidade para mim. Estudei administração e contabilidade, mas minha vida foi só tocar negócios. Agora começo a entender as coisas.

— Você tem que ler o livro Dependência e Desenvolvimento, do professor Dos Anjos. É uma linda explicação sobre as dificuldades de desenvolvimento de países como o Brasil.

— Vou anotar. Quero ler tudo e estudar a fundo essa forma de entender o mundo e as relações internacionais.

Ariosto olhou o relógio: meio-dia e meia. A próxima palestra era às duas. Tinha uma hora e meia para fazer algo de que gostava, mas quase nunca conseguia: soneca. Seguiu para o quarto, contornado o jardim e vislumbrando o farol que sumia alto no céu azul. No quarto, tirou o paletó, a gravata, os sapatos, esvaziou os bolsos e se deitou, não completamente — apenas se recostou, mas foi o suficiente. Logo entrou em sono profundo. Os sonhos eram os mesmos de noites anteriores, cheios de angústias e aflições. Sonhava com a morte e o mundo num futuro muito distante. Como seria o mundo após sua morte e de todos que conhecia. Em cinco ou seis gerações, como seriam lembrados? Via seus pais, tios e Aurora. Sempre ela, linda, cantando, andando, sorrindo. Escutou um sussurro, era a voz de Aurora.

— Acorde, Ariosto. Já está na hora. Acorde para resolver o enigma.

Acordou assustado. Olhou o relógio.

— Caramba, dez pras duas!

Foi o tempo de colocar o paletó e sair. Às duas, cravado, entrou no auditório. Sentou na última fila. Virgínia o viu e veio sentar-se ao seu lado.

— Dormiu bem?

— Até demais, e quase perco a hora. O que vai ser agora?

— Palestra com a Dra. Carmen Yuda sobre viver no exterior e a solidão do farol.

Doutora Yuda entrou e todos aplaudiram de pé. Era jovem, baixa, loura e um pouco acima do peso. Enérgica, caminhava de um lado a outro do palco e retribuía em palmas com as mãos ao alto a ovação que recebia do auditório. Terminadas as palmas, sentaram-se.

— Permitam-me tirar os sapatos, pois penso melhor quando estou com os pés no chão. Yuda tirou os sapatos e, surpreendentemente, jogou-os pela janela. Descalça, começou a pular em pequenos pulos e a gemer cada vez mais alto e mais alto. Os gemidos se transformaram em gritos de dor ou de guerra e logo viraram um cântico forte e suave, gentil e voraz, como *hunn, huur, tunnn, tuuurnn, hunn, huur, uauuoaua, uauuoaua.*

— De pé! Todos cantando!

— *UAUUOAUA, UAUUOAUA, HUNN, HUUR, TUNN, TUBAUBA UAUAUA HUUR TUNNTUBA...*

Em segundos o salão era uma gritaria só. Todos pulavam e cantavam. Yuda cantava e pulava cada vez mais alto.

— O que é isso, Virgínia?

— Loucura! Cante, Ariosto, faz bem à alma!

Ariosto cantava e pulava.

Tambores, som de tambores, de pratos de metal e cornetas. Entraram seis pessoas tocando instrumentos. Aos poucos o ritmo caiu em lentidão. A melodia alegre e vibrante agora era lamento e serenidade, até o silêncio absoluto tomar conta.

— Esse é o som, a música e a cultura do povo da Mongólia, país onde vivi por três anos. Viver no exterior é um desafio de integração. Somos todos seres humanos, mas somos muito diferentes. A origem dos povos, sua história, seu idioma, fazem do mundo um tapete multicor. A conquista de um país sobre o outro, de um povo sobre o outro se completa com a dominação cultural, com a imposição do modo de vida, da música, da literatura. O Brasil sai para o mundo com outra visão, a visão do almirante Setembrino: não queremos conquistar, queremos integrar, absorver e influenciar outras culturas, outros povos, com humildade e respeito.

E nesse rumo seguiu a palestra por 45 minutos. Doutora Yuda foi aplaudida de pé. Às três da tarde, no intervalo, Ariosto e Virgínia tomavam café quando um marinheiro se aproximou.

— Faroleiro Ariosto?

— Sim?

— O almirante Setembrino o chama na sala de comando do farol.

— O almirante Setembrino?

— Sim, faroleiro, agora! Me acompanhe.

— Ela pode vir comigo?

— Pode, mas o almirante decide se atende os dois, ou só você. Qual o seu nome, faroleira?

— Vai você sozinho, Ariosto.

— Vamos juntos conhecer o almirante pessoalmente.

— Qual seu nome, faroleira? — repetia o marinheiro.

— Virgínia Castanheira.

Seguiram os três ao terceiro andar do edifício 1.

Na antessala o silêncio era interrompido apenas pelo tique-taque do grande relógio de parede. O piso de madeira escura, os móveis revestidos de couro e os quadros de navios da Marinha completavam a sobriedade do ambiente. Em sinal de respeito, todos falavam baixo, quase sussurrando.

A sala em tom escuro contrastava com as fardas brancas dos marinheiros.

— Ariosto Degard Filarmeno e Virgínia Castanheira, podem entrar.

Na sala, o almirante estava em sua mesa, com uma grande vidraça ao fundo, deixando ver a paisagem do imenso mar da Barra de Guaratiba.

— Sentem-se — o almirante apontou para as cadeiras no entorno da mesa de reunião. Lá já estava sentado um oficial da Marinha.

— Este é o capitão Aidner. Começou na Marinha como faroleiro. E estes, capitão, são Ariosto Degard Filarmeno e Virgínia Castanheira. Virgínia é filha do falecido faroleiro Expedito, e Ariosto é neto do general Filarmeno, o herói da batalha de Biratuva, e dono de supermercados.

— Dos Supermercados do General?

— Sim, capitão.

— Rapaz, seu negócio está crescendo.

— Tenho uma equipe boa.

— Pois é isso que me preocupa, capitão — afirmava Setembrino. — O rapaz é empresário de sucesso, dono de patrimônio fabuloso; o que será que está fazendo na Marinha? A Virgínia Castanheira, eu entendo, filha de brilhante e destacado faroleiro, faz sentido estar aqui.

— Tentei o concurso três vezes até passar.

— Está vendo? É faroleira de sangue. Mas você, Ariosto Filarmeno, por que faroleiro? Será por causa daquele acidente no bonde da Glória? Na Marinha ninguém tem segredos, rapaz. Sabemos do acidente, daquela loucura de sair carregando cadáver pelas ruas da Glória e interromper uma missa com o defunto nos braços. O trabalho em farol é solitário e muito importante. Você estará de certa forma representando o Brasil no mundo. Além de guiar navios, hoje a proposta dos faróis é de comunicação em rede, com Código Morse, via fachos de luz. A luz do farol será a forma de falarmos e escutarmos o mundo. Entende, Filarmeno?

— Sim, senhor — Ariosto sentia-se constrangido.

— Nos faróis precisamos de pessoas equilibradas e emocionalmente estáveis. Outra coisa que me preocupa em você, Filarmeno, é o fato de abandonar uma rede de supermercados, um negócio próspero, para ser faroleiro, funcionário público, marinheiro de soldo modesto. Isso me parece um capricho, uma excentricidade, uma extravagância. Vou ser sincero, Filarmeno, não sei se devo aceitar sua inscrição, sua incorporação na Marinha.

— Mas, almirante, eu passei no concurso.

— E eu tenho o poder de desclassificação. Então me diga, Filarmeno, por que a Marinha? Por que faroleiro?

— Desejo mudar de vida e ajudar o meu país.

— Não tem como ajudar o nosso país com seus negócios?

— Dá sim, senhor, e eu ajudo muita gente. Meu negócio dá muito lucro e eu contribuo honestamente com quem trabalha comigo, pagando salários bem maiores que a concorrência. Apoio os estudos dos funcionários e de seus familiares. Ajudo na compra da casa própria. No meu negócio ninguém pede demissão porque no Rio de Janeiro não tem lugar melhor para trabalhar. Se para a Marinha ninguém tem segredo, o senhor já deve saber disso.

— Eu sei, Filarmeno. Mas você não me respondeu. E eu vou lhe fazer uma pergunta direta. Toda essa história de faroleiro tem relação com o acidente do bonde da Glória e a morte daquela moça?

— No início, sim, mas agora não mais. Aprendi tanto nestes últimos dias! Descobri uma nova forma de enxergar o mundo, de entender as coisas. Hoje sei quão importantes são os faróis brasileiros pelo mundo e quão importante é a missão do faroleiro. Com meus conhecimentos de administração, posso contribuir muito com a Marinha. Não é excentricidade, almirante, é apenas vontade de mudar de vida e ajudar a Marinha e o Brasil.

— Entendi, Filarmeno. Vou deixar você continuar. Não gostei da resposta, mas pelo menos foi honesta. Você continua, porém, te adianto que vamos te observar de perto.

— Obrigado, almirante. Não vou decepcionar o senhor nem a Marinha.

— Espero que não. Te dou um conselho. Siga o exemplo e a orientação da sua colega Virgínia Castanheira. Uma das melhores provas do concurso. A dissertação dela sobre a missão do faroleiro, eu considero a melhor que já li. Siga os passos da Castanheira que você não vai decepcionar nem a Marinha nem a você mesmo.

Virgínia ficou vermelha de timidez e com os olhos cheios d'água de emoção.

— E lembrem-se: na Marinha ninguém tem segredos. Dispensados. E, capitão Aidner, de olho no rapaz. Quero reporte diário sobre a evolução do Filarmeno no estágio probatório.

— Sim, senhor — respondeu o capitão, batendo continência.

Ariosto saiu cabisbaixo e envergonhado. Sabia que era verdade, perdeu o controle de suas ações quando da morte de Aurora. No período em que ficou recluso, sentiu que beirou a loucura, teve comportamento anormal e agora queria ter certeza de que estava bem.

— Você saiu carregando um cadáver pela rua? Isso é verdade, Ariosto?

— Sim, mas não me lembro muito bem. Sei que entrei numa igreja na hora da missa porque me contaram. Não me lembro direito. Depois te falo tudo o que sei e do que me lembro.

— Quando você quiser, eu estou aqui para te escutar.

Caminharam abraçados. Ariosto ainda cabisbaixo.

— Levanta a cabeça, Ariosto. Você não cometeu nenhum crime.

— É só vergonha, Virgínia. Só vergonha. Talvez seja melhor desistir dessa ideia de faroleiro e voltar aos negócios, voltar a fazer o que sei melhor: ganhar dinheiro.

— Você pode desistir se quiser, mas deve ser por vontade sua, não por vergonha. Não tem nada do que se envergonhar. A perda de alguém querido é muito dura, eu perdi meu pai e te entendo. O sofrimento toma conta do nosso corpo, das nossas ideias. Revolta e ódio dominam nossas atitudes. Quando você contar os seus segredos, eu conto os meus. Cabeça em pé, Ariosto. Você não deve nada a ninguém.

— Obrigado, Virgínia. Você tem sido muito amiga. Vou seguir o conselho do almirante e ter você como exemplo.

— Eu, exemplo? *"Jesus leur parla de nouveau. Il dit: 'Je suis la lumière du monde; celui qui me suit ne marchera pas dans les ténèbres, mais il aura au contraire la lumière de la vie.' "*

— O quê?

— Não é o meu exemplo que você tem de seguir. Quero você como amigo, para descobrirmos e enfrentarmos juntos essa vida de faroleiro.

Ariosto sorriu e ergueu a cabeça.

Já passava das quatro quando os dois chegaram ao auditório. Chegaram no meio da aula sobre o Guia de Administração do Farol–GAF. Percebiam-se os alunos sonolentos. No palco o professor Beijatí seguia numa palestra monótona, onde as frases eram faladas sem pausas e sem alteração no tom da voz. Suas palavras eram cuspidas, como se falasse dos lábios para fora.

— No artigo 5.689, parágrafo 327, inciso 29 da Lei 3.631, de 13/12/1827, temos a normatização do deslocamento centaminal nas pastas 55 das fichas contábeis 33. Veja o deslocamento do valor em sua forma extra numérica que deverá ser aposto, na coluna 37A de forma reversa na mesma ficha primal, associada à conjunção contábil dos opostos. Na contabilidade, como na vida, os opostos se atraem. Ihihihi. Porém sem a injunção magno-contábil-benevolente não teremos este input/output. *Cet objectif será réalisé grâce au nouveau plan officiel de comptabilité publique en cours de mise en œuvre et parfaitement adapte aux objectifs. Est-ce que vous m'avez compris?*

— Você está entendendo alguma coisa, Virgínia?

— Xongas.

Os dois começaram a rir efusivamente. Para Ariosto o riso aliviava a tensão da reunião com o almirante. Para Virgínia, era a alegria de estar com Ariosto.

— *S'il vous plaît silence. Nous ne sommes pas dans un cirque, nous sommes dans la Marine.* Vocês não querem dividir com o grupo o motivo da palhaçada?

Ariosto levantou.

— Professor Beijatí, sua aula está excepcional, porém cito o professor Patec Diodon e seu livro "Contabilidade para não contador", onde afirma: "O contador é um tradutor, um poeta dos números e das somas. O objetivo final da contabilidade é organizar e demonstrar de forma simples e transparente o rumo de uma empresa ou instituição. O contador é a bússola e ela tem que ser de fácil leitura para o navegador. O contador é um contador de história, da história da empresa em seus vários aspectos. Como a bússola, o contador não é capaz de operar o timão. O que o contador faz é dizer se o caminho apontado pelo capitão pode ou não jogar o navio contra as pedras." E o farol, professor Beijatí? O que é o farol para o navio? Na minha opinião, tanto os navios como as empresas precisam de controle externo. A luz que vem da costa, da terra firme, é a voz que vem de fora da empresa, dos seus clientes, da sociedade, e dos grupos sociais organizados. A empresa é importante para seus donos, para seus trabalhadores e fornecedores, mas do lado de fora tem o país, a natureza, e a vida, razão fundamental de tudo. A empresa tem que decifrar a voz que vem da terra, como o navio tem que decifrar a luz que vem do farol. A honesta e transparente contabilidade, o olho aberto para a mensagem que vem de fora, na minha opinião, são os ingredientes fundamentais para o sucesso das empresas, sejam públicas ou privadas.

As pessoas se levantaram para aplaudir.

— *Pardon. Pardon. Silence!* Senhor Ariosto, divirjo. Sua contabilidade de poetas não é o que está no ditame legal. A normativa infralegal é clara no enquadramento numérico difuso. Na Marinha a contabilidade é a lei, e como tal é tratada. Não estamos aqui para explicar nada para ninguém. A contabilidade na Marinha é apenas para dar formato legal a números, fluxos e patrimônio. A Marinha não é a sua peixaria, senhor Ariosto. E tenho dito. Aula encerrada.

— Buuuuu, buuuuuuu! Vaias e mais vaias cobriram o ambiente. O professor Beijatí saiu pisando firme, com o semblante fechado e o rosto corado.

Saía o professor Beijatí e entrava o capitão Aidner.

— Silêncio! Essas vaias, essa atitude de vocês é inaceitável. Aqui é território da Marinha. Isso é inadmissível. Aula encerrada. Todos para os alojamentos. O que ocorreu aqui hoje irá para a ficha funcional de cada um de vocês. E você, Ariosto, venha cá.

— Sim, capitão?

— Você parece que não entendeu nada do que o almirante falou, rapaz. Seu futuro na Marinha está por um fio. Vou ter que reportar isso ao comando.

— Capitão, eu somente dei minha opinião em assunto contábil. Mostrei outra visão, não ofendi ninguém.

— É verdade, capitão. Eu conheço o professor Beijatí. Ele é contador da Marinha há mais de 40 anos e nunca aceitou qualquer tipo de discordância, desde o tempo do meu pai — completou Virgínia.

— Eu sei. O Beijatí é uma pessoa muito difícil. Ariosto, numa folha de papel, descreva o que ocorreu e eu uso no meu relatório. Vou falar com o professor e tentar contornar a situação. Mas, rapaz, temos só mais dois dias de curso e logo em seguida a nomeação dos novos faroleiros. Depois de nomeado você terá mais liberdade de criticar e sugerir. A Marinha, como o Brasil, está mudando rapidamente. Pessoas como vocês ajudam a roda da História a rodar. Te peço calma e prudência neste momento.

— Obrigado pelo apoio, capitão, mas a bem da verdade eu não fiz nada.

— Eu sei, mas calma, calma nesta hora. — Ele movimentava as duas mãos estendidas para baixo e repetia: — Calma, calma...

De volta ao alojamento, a ordem era todo mundo recolhido aos quartos. Como punição pelas vaias, o jantar foi cancelado.

Ariosto olhou no relógio: dez para as sete. Pela janela do quarto via o farol alto jogando sua luz no mar. Mil quilômetros mar adentro, imagina. Até onde será que essa luz vai? Era um facho branco cruzando o mar escuro. De momentos a momentos, piscava em sincronia de código Morse. Mensagens do Brasil cortando a noite. Quem estará recebendo? Como será a vida do outro lado do mar? Ariosto pensava.

O vento fresco, o sal do mar, o silêncio da noite.

— Ariosto, Ariosto, aqui, aqui!

Era Virgínia no andar de baixo.

— Ariosto, só para você saber, falei com alguns colegas e ninguém está chateado com você por não termos jantar. É esse Beijatí que é intolerante.

— Obrigado por me avisar. Estou triste com tudo isso e pensando em desistir.

— Vamos terminar o curso e fazer as provas de confirmação, depois você decide. Se você desistir, eu desisto também e vou trabalhar com você no supermercado. O que acha?

— Nada disso, Virgínia. Que loucura, este lugar é a sua cara! Você lutou tanto por isso! No meu supermercado sempre haverá lugar para você, mas abandonar o farolismo, nunca. Logo você, elogiada pelo almirante. Seu futuro aqui é grande!

— Tenho minhas dúvidas também, mas vamos terminar o curso e passar nas provas com boa colocação.

— Combinado.

Um grito cortou o ar.

— Silêncio no alojamento! A ordem é recolher! — gritou o marinheiro de sentinela.

— Boa noite, Virgínia!

— Boa noite, Ariosto!

De manhã, no refeitório para o café, Ariosto foi recebido com entusiasmo e solidariedade pelos colegas faroleiros.

Os dois dias seguintes foram de muitas aulas e estudo. Geografia, história, estatística, arquivismo e telegrafia. Ariosto e Virgínia ficaram estudando até bem depois da meia-noite. No término do segundo dia, de 4 da tarde às 8 da noite, seria a prova final, e na manhã seguinte, a partir das 10 horas da manhã, a cerimônia de encerramento, quando seriam informadas as notas das provas, a classificação final do concurso e para qual farol cada um seria designado.

Ariosto e Virgínia foram os últimos a terminar a prova.

— Como você foi, Ariosto?

— Mais ou menos. Muitas dúvidas. E você?

— Não sei, não. Não muito bem. Não sei.

Às dez horas, os trinta novos faroleiros estavam no anfiteatro principal do Farol de Guaratiba, com suas melhores roupas, esperando ansiosos os resultados da prova, a classificação e, sobretudo, a designação do farol, que seria sua casa nos próximos dois anos.

Entrou o almirante Setembrino e apresentou a banca examinadora que corrigiu as provas. Ariosto notou preocupado que o professor Beijatí fazia parte da banca.

Sem muita cerimônia, o capitão Aidner abriu o envelope pardo contendo a classificação geral.

Ariosto estava na primeira fila, e antevendo o fiasco da desclassificação, resolveu ir para a última. Se fosse desclassificado sairia rapidamente, sem chamar a atenção. Quando levantou, Virgínia o segurou pelo braço.

— Aonde você vai?

— Vou sentar mais para trás.

— Por quê?

— O Beijatí faz parte dessa banca e eu tenho certeza de que vou ser desclassificado.

— Que bobagem, Ariosto! Você foi até melhor na prova do que eu. Que desclassificado, que nada. Sente aí que vai dar tudo certo — Virgínia insistiu e Ariosto ficou.

O capitão Aidner tinha duas folhas de papel nas mãos, a lista de classificação e a mensagem da banca. Primeiro, em voz solene, leu a mensagem da banca examinadora, e em seguida iniciou a leitura da classificação final do concurso.

— Com nota 99,99, com diploma de menção honrosa e ganhadora da medalha Cisne Branco, o primeiro colocado no concurso de faroleiro, a quem eu peço grande salva de palmas, é a faroleira... Virgínia Castanheira!

O anfiteatro explodiu em vivas, assovios e aplausos. Virgínia chorou de emoção. Ariosto a abraçou. Virgínia subiu ao palco para receber o diploma de menção honrosa e a medalha. Setembrino entregou o diploma e pendurou a medalha no pescoço dela. O almirante de um lado, capitão Aidner do outro, com Virgínia no meio, posaram para a foto oficial.

Setembrino vai ao microfone e faz mais um anúncio.

— Em homenagem a esse talento, a esse exemplo que é a faroleira Virgínia Castanheira, a Marinha do Brasil resolve designar Castanheira para o Farol da Antuérpia.

Outra rodada de aplausos e vivas.

— Antuérpia — diziam todos — o melhor farol brasileiro no exterior. — Parabéns, Virgínia! — gritavam.

Ariosto estava emocionado e feliz. Virgínia merecia tudo aquilo e muito mais. Passada a comoção, o capitão Aidner continuou a leitura da classificação.

— Em segundo lugar, com nota 91,4, temos o faroleiro David Pin, que vai designado para o Farol de Gibraltar.

Outra rodada de aplausos.

A lista foi seguindo e o nome de Ariosto não surgia.

— Eu devia ter ido para a última fila, mas agora não tem mais jeito. Droga!

E a lista seguia.

— ...em décimo oitavo lugar, com nota de 81,6, a faroleira Rosana Possotti, designada para o Farol de Georgetown...

Ariosto não se continha de ansiedade. Virgínia, a seu lado, segurava sua mão.

— O Beijatí me desclassificou, Virgínia.

— Calma, Ariosto. Vamos esperar, ainda não acabou. E caso tenham te desclassificado, cabe recurso.

— ...vigésimo primeiro classificado, com a nota 78,02, faroleiro Júlio Guinamos, designado para o Farol de Constantinopla.

Seguia a lista e nada do nome do Ariosto.

— ...vigésimo nono classificado, com a nota 74,3, faroleiro Juca Distraio, designado para o Farol do Ceilão.

— O último colocado, com 70, nota mínima de classificação, o faroleiro Ariosto Degard Filarmeno, designado para o Farol da Ilha Catalina.

Virgínia aplaudiu.

— Você passou, Ariosto. Você passou!

— Passei, quem diria? Passei, passei! Ilha Catalina? Onde fica?

— No caminho da África. O farol foi construído no ano passado. É o primeiro ponto de contato do Farol de Guaratiba no meio do Atlântico. O país saiu de uma guerra civil tem poucos anos e estão em reconstrução.

— Puxa, Virgínia, você sabe tudo, hein?

— Primeiro lugar na prova, não é à toa.

Os dois riram aliviados. Saíram do anfiteatro e se sentaram em silêncio num banco da praça do entorno do farol. De mãos dadas, em silêncio, pensavam no futuro, na vida e na mudança profunda que viria. As mãos dadas indicavam o início de um relacionamento com data marcada para acabar: a data da partida.

— Antuérpia, que bacana! Como será lá? Quando será que você vai?

— Não quero falar disso agora.

Virgínia se deitou no banco, com a cabeça no colo de Ariosto. Ariosto, com a mão, acariciava o rosto dela.

— Como ela era, a Aurora?

— Não, Virgínia, não quero falar. Não agora. Hoje só quero esquecer. Estar com você aqui é tão bom, me faz tão bem! Fico orgulhoso de estar com você, tão linda e tão inteligente.

Os dois ficaram ali em silêncio por vários minutos. E calmaria precede a tempestade.

— Vamos, Virgínia, estão chamando todos para o encerramento oficial do curso.

Virgínia acordou. Tinha cochilado.

— Vamos.

Ao entrarem no auditório, Virgínia foi chamada para sentar-se na primeira fila.

— Venha comigo, Ariosto, vamos sentar juntos.

No palco a banda de música da Marinha e o almirante Setembrino.

— De pé todos, para cantarmos o hino da Marinha.

E saiu o brado alto dos novos faroleiros, que uníssonos e orgulhosos cantavam:

Qual cisne branco em noite de lua
Vai deslizando num lago azul
O meu navio também flutua
Nos verdes mares, de norte a sul.

Linda galera que em noite apagada
Vai navegando num mar imenso
Nos traz saudades da terra amada
Da pátria minha em que tanto penso

Qual linda garça
Que aí vai cortando os ares
Vai navegando
Sob um belo céu de anil

Minha galera
Vai cortando os bravos mares
Os verdes mares
Os mares verdes do Brasil

Quanta alegria nos traz a volta
À nossa pátria do coração
Que justo orgulho, nossa alma importa
Termos cumprido nossa missão.

Quando cantava, Virgínia percebeu que Ariosto chorava.

— O que foi?

— Não sei. Só tristeza mesmo.

Virgínia apertou a mão de Ariosto e os dois cantaram alto juntos. Terminado o hino, todos se abraçaram, já antevendo a partida próxima. Ariosto abraçou Virgínia e o beijo surgiu naturalmente, como se fossem antigos namorados.

— Vou tentar ir para Catalina com você.

— E eu vou tentar ir para a Antuérpia com você.

— Jura?

— Juro.

Novo beijo selou o compromisso.

O almirante Setembrino, no microfone, pede silêncio:

— Silêncio. Silêncio, por favor. Atenção, novos faroleiros! Parabéns a todos, e em especial à faroleira Virgínia Castanheira. A Marinha os recebe de braços abertos. Vamos encerrar a nossa jornada, o nosso 33.º Concurso de Faroleiro, com uma reflexão espiritual. Vamos pensar em Deus, cada um com o seu Deus, cada um com sua fé. E, para nos ajudar nessa conversa com Deus, peço a presença no palco do nosso convidado especial, que veio especialmente de Recife, Pernambuco, para estar conosco nesta manhã tão importante para a Marinha. Chamo para falar com vocês o padre Aurélio Alfredo Deucachi.

— Você ouviu o nome do padre, Virgínia?

— Aurélio alguma coisa. Por quê?

— Aurélio?

— É, Aurélio. O nome dele está aqui na programação, deixa eu ver. Padre Aurélio Alfredo Deucachi. Você o conhece?

Ariosto enfiou a mão no paletó e lá estavam as malditas cartas. Abriu uma delas e confirmou. Aurélio Alfredo Deucachi era o amante de Aurora, bandido e golpista de Pernambuco. O que o canalha estava fazendo ali? Que golpe iria aplicar na Marinha? E usando disfarce de padre? Que ousadia!

Ariosto arrancou a programação das mãos de Virgínia e comparou o nome na programação com o nome nas cartas: Aurélio Alfredo Deucachi. Não pode haver dois Aurélio Alfredo Deucachi. Pernambuco. Era ele, o canalha. Tinha certeza. Ariosto começou a ficar vermelho, trêmulo, e suava frio.

— O que foi, Ariosto, você está bem?

Ele não respondeu. Virgínia ficou preocupada. O padre Aurélio começava a homilia.

— Irmãos, vamos falar com Deus. No versículo...

Ariosto ficou em pé e gritou com todo o pulmão:

— CANALHA! GOLPISTA!

Foi um "Ooohhh!" geral.

— Filarmeno, o que é isso? — indagou Setembrino. Ariosto gritou ainda mais alto:

— CANALHA!!!

E correu em direção ao palco, pulando no pescoço do padre Aurélio. Virgínia correu atrás.

— Pare, Ariosto! Pare!

A confusão estava formada. Ariosto rolava com o padre no chão do palco, enquanto membros da banda tentavam apartar a luta. Um marinheiro logrou separar os dois. Ariosto, em pé, se desvencilhou do marinheiro e pulou novamente no pescoço do padre, que só gritava: — Socorro, socorro!

Ariosto, estrangulando o padre, recebeu um soco no meio da testa e caiu sobre a jarra e os copos de vidro que estavam na mesa da cerimônia, cortando os braços e as costas. Mas nem isso o parou, e voltou à carga. A batina branca do padre estava vermelha com o sangue de Ariosto, que o estrangulava com toda a força. Dois integrantes da banda pularam sobre Ariosto. Na confusão, o padre caiu do palco e se estatelou no chão do auditório.

— Prendam esse doido! — gritava Setembrino.

— Mataram o padre! — alguém gritou.

Quatro marinheiros finalmente imobilizaram Ariosto.

— Para a cadeia com esse louco! — ordenava Setembrino.

Ariosto olhou para o lado e viu Virgínia sendo carregada, desmaiada.

— Prendam esse assassino! — comandava o capitão Aidner.

Ariosto ainda conseguiu enfiar a mão no bolso do paletó e retirar as cartas.

— Eu tenho as provas! Chamem o delegado Praxedes!

Acenava com as cartas na mão. Nessa hora percebeu que suas mãos e seus braços estavam totalmente ensanguentados. Aos poucos tudo ficou em silêncio e as imagens na parede do anfiteatro se dissolviam. Desmaiou. Acordou numa cama de hospital com o pé direito algemado à cama. Vendo a enfermeira, perguntou:

— Onde eu estou?

— No Hospital da Marinha.

— Há quanto tempo estou aqui?

— Três dias. Você perdeu muito sangue. Foram dezoito pontos nas costas e quatro em cada braço.

— E o padre?

— Espere, vou chamar a médica. Doutora Ignez, o paciente 5 acordou.

— Doutora?

— Doutora Ignez.

— E o padre? O Aurélio, como ele está?

— Não entrou nenhum padre ou Aurélio aqui neste hospital.

— Ele ficou ferido na briga, escutei que morreu.

— Aqui não entrou. Vou averiguar para você e depois lhe informo. Como você está se sentindo?

— Muita dor de cabeça e fraqueza.

— Você perdeu muito sangue, a fraqueza é normal. Mas, rapaz, você é muito popular! Mais de duzentas pessoas já estiveram aqui para te visitar, fora um punhado de jornalistas. A confusão lá no farol virou notícia.

Ariosto fechou os olhos e exclamou:

— Ó, meu Deus, o que foi que eu fiz?

A doutora Ignez virou para a enfermeira.

— Chame o delegado Praxedes. O paciente está bem e ele pode vir interrogá-lo.

E, dirigindo-se a Ariosto:

— O delegado quer falar com você antes de qualquer outra pessoa.

— Eu preciso muito falar com ele, doutora.

— Você quer chamar o seu advogado?

— Chame o Adamastor, do Supermercado do General. Ele arranja um advogado para mim.

— Adamastor? Ele dormiu aqui duas noites. Ali fora, na recepção. Foi hoje de manhã para o supermercado e deve voltar à tarde. Rapaz, você é dono de rede de supermercados, o que foi que aconteceu? Que loucura foi essa?

— Não sei, doutora. Não sei. Eu estou muito arrependido. Só quero consertar as coisas. E uma moça de cabelos pretos encaracolados, Virgínia, esteve me visitando?

— Enfermeira, como era o nome da moça que estava dormindo aí fora esperando o paciente 5?

— Virgínia. Ela é filha da minha vizinha.

— Graças a Deus, Virgínia está bem!

— Calma, rapaz, não vai ficar muito emocionado! Você está fraco ainda.

— Doutora, o delegado Praxedes ligou e já está a caminho. Adamastor também.

Em vinte minutos chega Praxedes.

— Olá, Ariosto. Como você está?

— Melhor agora que você chegou. Você soube de tudo o que aconteceu?

— Tudo e mais um pouco.

— E o tal de Aurélio morreu?

— O padre Aurélio Alfredo Deucachi teve apenas ferimentos leves e já retornou para Recife.

— Você não prendeu o golpista da Rua do Rosário?

— Prendi.

Praxedes tira do bolso as cartas de Ariosto, manchadas de sangue e amassadas. — Como você conseguiu estas cartas, Ariosto?

— Eu comprei de um tal de Carvalho, amigo desse Aurélio.

— Quanto você pagou por elas?

— Cem mil cruzeiros.

— Cem mil? Uma pequena fortuna...

— Mas por que isso agora?

— Ariosto, estas cartas são falsas!

— Falsas?

— Falsas!

— Mas a letra é de Aurora! Eu conheço a letra dela.

— Falsas. Eles falsificaram as cartas usando a placa de bronze com a letra dela, no jazigo da sua família, como modelo. Esse tal de Carvalho chama-se Alvarado, e o que se dizia ser Aurélio Alfredo Deucachi é o famoso meliante Leonel Luquinha. Eles foram presos em Recife e foram transferidos para o Rio de Janeiro. Contaram tudo. Leram sobre a morte da Aurora e sobre a sua reação carregando o cadáver pelas ruas da Glória. Foram ao enterro e lá souberam que você estava no hospital em estado de choque. A coisa ficou fácil quando colocaram a placa no jazigo da Aurora com a letra dela. Iam pedir dez mil pelas cartas, mas perceberam que você pagaria qualquer preço e pediram cem mil. Foi um golpe, Ariosto, e você não foi o primeiro a cair. Já aplicaram esse mesmo golpe em São Paulo e Salvador. Você caiu num golpe, Ariosto, e por isso você quase matou um padre.

— Meu Deus! As cartas são falsas! Meu Deus! E a tal da Diná, comparsa deles que morreu no acidente do bonde?

— Está presa também. Na verdade, essa vigarista se chama Dolores. Ela usou essa conversa de morte em acidente de bonde para fugir do Rio de Janeiro, mas foi presa em Curitiba tentando passar dinheiro falso.

— Meu Deus!

— Eu ia te avisar, porém lembrei do que você me disse lá no supermercado em Vila Izabel, lembra? Que não queria saber mais nada sobre o caso? Ariosto, você tem que arranjar um bom advogado.

Praxedes retira as algemas do tornozelo de Ariosto.

— Como ele está, doutora?

— Creio que bem. A pressão está normal, e a aparência está boa. Acordou bem e está disposto. Em mais dois dias posso dar alta.

— Ariosto, saindo daqui você volta para a carceragem da Marinha. Você vai responder a dois processos, um civil e outro militar. Após ser aprovado no concurso e ser designado faroleiro, você tornou-se marinheiro, e como o crime ocorreu em área da Marinha, eles querem te julgar como crime militar. No lado civil a coisa está mais fácil, você é réu primário, pessoa ilibada e bom cidadão. O padre Aurélio já te perdoou e não quer sua condenação, mas na ação militar você vai ter problema. A Marinha não vai te perdoar nunca. Arranje um bom advogado, que entenda de legislação militar. Trouxe a última edição do Globo. Você está na primeira página.

Ariosto leu a chamada do artigo: "Empresário agride padre em evento da Marinha."

— Obrigado por tudo, delegado. Vou providenciar um bom advogado e tentar corrigir todo o mal que fiz.

— Entendo os motivos que te levaram a fazer o que fez, mas nada justifica seu ato. Você quase matou o coitado do padre.

— Eu sei, delegado. Foi uma loucura, descontrole. Vou pedir perdão a Deus todos os dias pelo que fiz.

— Sorte, rapaz. Nossos erros só fazem sentido se aprendemos com eles. Sorte.

— Obrigado, obrigado.

O delegado saiu e logo um sorriso iluminou o semblante de Ariosto.

— Virgínia!

— Ariosto!

Virgínia se curvou e abraçou longamente Ariosto, que estava deitado. Os dois choraram.

— Virgínia, perdão, perdão! Perdão por todo o mal que eu te fiz. Perdão, meu amor.

— Shhh, silêncio! Não precisa, não precisa.

— Ei, garota, assim você mata o rapaz. Ele não pode se emocionar tanto. Quem deixou ela entrar?

— É a filha da minha vizinha, doutora Ignez.

— Só mais cinco minutos, e mais nenhuma visita por hoje — ordenou Ignez à enfermeira.

Virgínia e Ariosto continuaram abraçados.

— Amanhã eu volto bem cedinho, meu amor. Vamos enfrentar isso juntos.

— Juntos, Virgínia! Meu amor, perdão!

— Já te perdoei!

Acompanhada pela enfermeira, Virgínia saiu chorando. Adamastor entrou na área de emergência e foi avistado pela doutora Ignez.

— Seu Adamastor?

— Boa tarde, doutora. O Ariosto acordou?

— Sim. Ele queria falar com você mas acabou de dormir novamente. Ficou bom tempo com o delegado Praxedes e com a garota chamada Virgínia.

— Como ele está? Vai ficar bom?

— A recuperação dele me surpreendeu. Acordou muito bem. Lúcido. Estava muito emocionado com tudo, e eu suspendi as visitas por hoje.

— Entendo. Volto amanhã então. Diga a ele que estive aqui e que volto cedo amanhã. Que bom que ele está bem! Graças a Deus!

— O rapaz teve sorte.

— Tão jovem, e é a segunda vez que quase morre.

— Eu soube. Foi no caso da Glória, não?

— Triste. Tem horas que penso que seria melhor ele nunca ter conhecido essa Aurora. Muito triste tudo isso. Diga por favor que já encontrei o advogado. Volto amanhã.

— Vai tranquilo, seu Adamastor, aqui ele está em boas mãos.

Ariosto acordou no meio da noite. Com soluços, gemia de dores nas costas.

— Doutora, o paciente 5 em emergência.

— Mais anestésico. É só dor mesmo.

— Gostaria de morrer agora, doutora Ignez. Estou com muita vergonha. Um idiota com vergonha.

— Escuta, rapaz, você vai ter muito tempo para morrer, só não vai ser no meu plantão. A juventude é o tempo de errar.

— Que horas são, doutora?

— Três e meia. E me pergunte se eu gostaria de estar em outro lugar.

— Você gostaria de estar em outro lugar?

— Ahahaha! Ariosto, você já está curado! Sim! Gostaria de estar em Copacabana, com uma cerveja na mão.

— Toda vez que fecho meus olhos é tudo tão incerto... Eu só não quero acordar mais, compreende?

— Aqui só não tem remédio para a alma. Amanhã você vai acordar e enfrentar a vida. Resolver os problemas que você mesmo criou. Tem muita gente que gosta e depende de você, rapaz. Na vida a gente tem responsabilidades com as pessoas que nos amam. Você vai acordar amanhã e resolver toda essa confusão que você fez. Entendido?

— Sim, doutora. Você é da Marinha?

— Não, por quê?

— Com essa voz de comando, parece almirante.

— Ahahaha! Você já está curado, rapaz. Vai dormir.

— Eu só não consigo me esquecer dela. Não consigo esquecer a Aurora.

— Você não deve esquecer. Guarde-a no cantinho do coração. Essa lembrança só não pode destruir sua vida.

— Boa noite, doutora.

— Dorme, rapaz, amanhã é dia de acordar para a vida. Ah, sua amiga Virgínia está dormindo na recepção.

— Virgínia... Virgínia... Ariosto foi apagando sob efeito do sedativo.

Na manhã seguinte Adamastor e Virgínia estavam ao lado da cama quando Ariosto acordou.

De mãos dadas com Virgínia, Ariosto contou a história com todos os detalhes para Adamastor. Virgínia completava a narrativa com a visão dela.

— É, meu filho, que barafunda, que encrenca em que você entrou! Já arrumei um escritório de advocacia com especialistas em lei militar. O mesmo escritório cuidará do processo civil e do militar. Vamos passar isso e seguir a vida, Ariosto. No supermercado o caso não prejudicou o comércio. A notícia no jornal explicou tudo direitinho, que nada mais foi do que uma grande confusão, e você agiu pensando estar pegando um bandido. Amanhã de manhã você volta para a prisão no Farol de Guaratiba, e amanhã à tarde eu vou te visitar com o advogado. Você tem que assinar este documento autorizando o escritório do doutor Oliveira a te representar.

Adamastor ficou mais meia hora expondo para Ariosto a situação dos negócios e consultando sobre decisões que deveriam ser tomadas.

Virgínia afagava os cabelos de Ariosto.

16

A SENTENÇA

No dia seguinte, Ariosto recebeu alta e voltou para o Farol de Guaratiba na condição de prisioneiro. Virgínia foi autorizada a acompanhar Ariosto no carro da Marinha. Os dois olhavam o mar em silêncio. Pensavam na possível prisão e suas consequências. Parecia que ficariam juntos em qualquer circunstância.

Virgínia o acompanhou até o portão da carceragem. A despedida foi com um longo abraço dela. Ele, algemado, com as mãos para trás, não pôde retribuir. Garoava e ventava frio.

— Chegou o prisioneiro da cela 3! — gritou o carcereiro.

Ariosto seguiu num corredor escuro até a terceira cela do lado esquerdo. Na carceragem eram dois: ele na cela 3, e na cela 4, em frente, o sargento Julião, que surrou um marinheiro em disputa de jogo de baralho.

— Chegou o prisioneiro gente fina. Esse rapaz deve ser mandado para o hospício. Rico desse jeito e se metendo em farol da Marinha. Oh, garoto, essa prisão aqui é muito mais divertida e movimentada que muito farol.

— Cala a boca, Julião! O rapaz mal chegou e já vem você com sua ladainha. Deixa o rapaz chegar direito e descansar. Ele está chegando do hospital.

— Deixa eu falar com o rapaz. Escuta, rapaz, eu já passei seis meses sozinho em farol sem ver viva alma. Ficava conversando com os ratos e com as gaivotas. Até o diabo vinha no meu ouvido falar um monte de besteira. Rapaz, tem farol que é a boca do inferno. Você já está meio doidão antes de chegar lá, e quando chegar lá, então, que Deus te acuda, rapaz.

— Calado, Julião!

— Eu não me importo. Pode deixar ele falar — respondeu Ariosto.

— Deixa eu falar. Deixa eu falar com o gente fina. Ô, rapaz! Tem faroleiro que conheço que já ficou anos enfiado em farol sem sexo. Quando voltava à terrinha era um tal de separação de namorada ou namorado. O povo voltava com uma sede na coisa que ninguém aguentava. Até as mulheres do cais não dão conta. A turma pulava nelas com uma sede, que era um tal de querer morder, apertar, puxar cabelo e coisa e tal. Já deu muita confusão. Você, quando pulou naquele padre, parecia que estava há um ano sem sexo no farol. Ahahahaha!

Ariosto não se controlou e disparou a rir.

— É isso aí, gente fina. A vida no farol não é brinquedo, rapaz. Tenho 40 anos de Marinha, já vi de tudo e mais um pouco. Já trabalhei em farol a óleo em ilhota deserta na costa da África, vendo navio passar no horizonte e você ali preso, sozinho de tudo. Trabalha meses sem roupa. Roupa você põe por causa dos outros. Sozinho na ilha, nem com roupa me preocupava.

— Julião, conta para o gente fina sobre a visita do capitão Danino e como ele te encontrou lá no farol.

— Vai à merda!

— Capitão Danino?

— É! Ficou curioso, gente fina? Depois te conto, é história longa. Mas, rapaz, você tem que ficar safo e alerta. O almirante Setembrino tá uma arara com você. A Marinha vai querer te assar como tainha, e usar você de exemplo pra marujada. Põe seu dinheiro trabalhando e arruma bem essa defesa sua. Já vi gente mofar 5, 10 anos na cadeia da Marinha por bobagem. E você não vai querer deixar aquele piteuzinho, aquela gostosura da faroleira Virgínia, dez anos sozinha na rua, né, gente fina?

— Puxa, Julião, você sabe de tudo, hein! Até da Virgínia você sabe! — reclamou Ariosto.

— Quarenta anos de Marinha, não são quarenta dias. Da Marinha eu sei de tudo, e o seu caso não é novidade aqui dentro. Foi até notícia de jornal. E aí, me conta, qual das duas é mais bonita, a Virgínia ou aquela que morreu no bonde?

— Eita, Julião, você é que é curioso, hein? Mas vá lá, vou te responder. São belezas diferentes, talvez até opostas, mas lindas por igual. Tive sorte, a mão de Deus colocou no meu caminho as duas mulheres mais lindas do mundo, mas não estou falando de beleza de rosto ou de corpo, estou falando de beleza inteira, de caráter e atitude, de honestidade consigo e com os outros. As duas são seres humanos bem melhores do que eu. É amor e admiração, tudo junto. A Aurora, coitada, cheguei até a desconfiar dela. Isso é o que me dá maior remorso.

— Por causa das cartas, não foi?

— Fui enrolado por dois golpistas com essas cartas. Paguei cem mil por elas, e eram falsas.

— Eu sei, li no jornal. E o pobre do padre tinha o mesmo nome usado pelo golpista. Que baita coincidência!

— O padre Aurélio é muito conhecido lá em Pernambuco, o tal de Leonel Luquinha é de lá. Ele usou esse nome para escrever as cartas.

— E o pobre do padre me aparece rezando missa na sua formatura de faroleiro. Caramba! Que destino é esse, rapaz?

— Que destino...

— Mas me diga, com qual das duas você ficaria?

— As duas são lindas, mas uma está viva e a outra, morta. Quem as colocou no meu caminho já fez a escolha.

— Oh, gente fina, eu também já tive mulher bonita. A Neuza, como a sua, morreu em acidente. Mulher maravilhosa, estava comigo em tudo. Me dava rumo. Trabalhava e ganhava mais que eu. Queria ter filhos, mas eu não posso por problema de saúde. Mexemos na papelada da adoção, que saiu dois dias depois da morte dela. Quando descobriram que eu estava viúvo não liberaram a criança. Eu queria ficar com a neném, mas não deixaram. Depois que ela morreu eu me descontrolei na bebida e no jogo. Agora acabou pra mim, vou ficar na cadeia por alguns anos. Depois sei lá. Eu, que já recebi muitas medalhas, que já dei muito conselho a garoto que hoje tá aí como capitão e até almirante, estou acabando assim.

— Por que você veio parar aqui, Julião?

— Bebida e baralho. Briguei no galpão das armas com um marujo que me devia dinheiro. Tinha bebido na noite anterior, acordei meio zoado. Dei uns socos no marujo, mas fui logo apartado e tudo ia acabar ali. Até o tal do capitão Danino descobrir. Não deu outra, uma hora depois da briga eu já estava preso. O marujo não foi preso porque não reagiu. Apanhou calado o coitado.

— Que coisa! Você acha que vai ficar aqui quanto tempo?

— Calculo no mínimo um ano. Saio e me expulsam da Marinha. Já estou meio velho, mas ainda vou tentar trabalhar como marinheiro mercante por mais alguns anos.

— Posso te dar uma chance nos meus barcos. Tenho uma frota de sete barcos de pesca. Só pescam por perto do Rio de Janeiro. No máximo é saída de três dias. Vamos ver. Vamos sair daqui primeiro, depois a gente conversa.

— Obrigado, gente fina. Já é uma baita ajuda.

— Vou dormir agora, Julião.

Ariosto sentia forte dor nas costas.

— Dorme aí, gente fina, descansa. Vou calar minha boca agora.

Julião estava comovido com a oferta de emprego. Se saísse da Marinha expulso, não teria aposentadoria, não tinha patrimônio, não tinha poupança, não tinha ninguém para pedir socorro, e sem trabalho virava mendigo.

Ariosto foi acordado com o bandejão de almoço e o aviso de visita. Eram Adamastor, com o doutor Oliveira, e Virgínia.

A reunião foi longa. Ariosto repetiu a história toda desde o início, quando conheceu Aurora. O Dr. Oliveira pedia detalhes e fazia anotações. Virgínia fazia comentários sobre tudo que presenciou. Ariosto falava por mais de três horas quando foi interrompido pelo advogado.

— Está bom. É o suficiente. Bem, senhor Ariosto, no caso da justiça civil já está bem resolvido. O padre Aurélio o perdoou e não vai abrir processo. Com a colaboração do delegado Praxedes, vamos facilmente terminar o caso com o pagamento de multa e alguma compensação para a Igreja, a única coisa que o padre Aurélio pediu.

— Ótimo! Pago o que for necessário. Quero corrigir isso tudo, e quando sair daqui vou visitar o padre e pedir desculpas pessoalmente.

— Muito bem! Pedir desculpas pessoalmente é muito bom, mas nosso problema está aqui. A Marinha tem seu jeito de julgar que é muito peculiar; temos que pensar bem na nossa estratégia. Outra questão importante: a Marinha quer resolver isso rápido, e vão marcar o início do julgamento para a próxima semana. Não sei se é bom ou ruim. Não vou pedir adiamento, pois seria começar mal o processo. Devemos aceitar o início rápido do julgamento, não temos nada a temer.

— Corretíssimo, doutor. Não cometi crime, cometi um erro, um engano que até o próprio padre reconheceu. O que você acha, Adamastor?

— Verdade absoluta. Absoluta. Vamos terminar esse julgamento logo e voltar ao nosso trabalho, Ariosto. Os supermercados estão que crescem e preciso de você lá.

— É isso mesmo, Adamastor. Quero terminar isso logo.

— Concordo. Vamos enfrentar e resolver. Você é inocente, meu amor.

— Calma, senhores e senhora. Não vai ser fácil. Num primeiro momento, recomendo ao meu cliente que não avise que pretende sair da Marinha. Isso pode passar um mau sinal. Amanhã regresso para apresentar a estratégia de defesa e concordamos com o início do julgamento semana que vem, não é?

— Concordamos, não é, Adamastor?

— Sim. E que venha a semana que vem.

Já escurecia quando Ariosto regressou à cela.

— Reunião com o advogado? — perguntou Julião.

— Com o advogado, Virgínia e meu amigo Adamastor.

— Escuta, rapaz, escuta bem. Olha, eu posso te ajudar.

— Como?

— São cinco os jurados. Quatro oficiais da Marinha e o presidente do júri, normalmente um almirante. No seu caso deve ser o Setembrino. Eu preciso rápido dos nomes dos quatro oficiais da Marinha, membros do júri. Peça para seu advogado pedir esses nomes urgentemente.

— Mas o que é isso, Julião? Ajudar como?

— Rapaz, confia em mim. Me consegue esses nomes que depois eu te explico. É urgente porque o julgamento é semana que vem.

Caramba, pensou Ariosto. Esse Julião sabe até a data do julgamento, talvez ele possa me ajudar mesmo.

— Carcereiro, carcereiro!

— O que foi, prisioneiro?

— Preciso urgente telefonar para o meu advogado.

— São quase 8 da noite. Não vai ter jeito.

— É muito importante na minha defesa. Me ajuda, amigo!

— Negativo. Impossível!

Estranhamente, o carcereiro deu uma piscada e falou baixinho: — *Diz que quer ir à enfermaria e que suas feridas estão doendo.*

— O quê? — respondeu Ariosto, baixinho.

— Pede para ir à enfermaria!

— Ok.

— PRECISO IR À ENFERMARIA, MINHAS FERIDAS ESTÃO DOENDO!

— Ok. Ida para a enfermaria a qualquer hora está previsto no regulamento. Mãos para trás para serem algemadas.

Os dois saíram a caminho da enfermaria.

— Tive que fazer essa encenação porque esse Julião é um bocudo. Se eu aceitasse seu pedido de telefonema, amanhã o farol inteiro estava sabendo. Deixe eu tirar essas algemas e vamos lá na minha sala, onde você pode telefonar à vontade. Meu irmão trabalha para você tem dois anos e nunca foi tão feliz num emprego. Ele trabalha com o Plínio Negrogato lá no supermercado do Realengo e me deu todas as recomendações para te tratar bem.

Ariosto ficou emocionado. Estava colhendo o que plantou em sua vida toda: bondade, amizade, humildade e respeito.

Telefonou para o advogado e solicitou os nomes.

— Eu já os tenho, o senhor pode anotar os nomes agora, se quiser.

— Me fale, por favor.

De volta à cela, fez uma bola de papel com os nomes e jogou para a cela de Julião.

— Cuidado com o que você vai fazer com isso.

— Confia, rapaz. Eu vou te salvar da cadeia. Que horas você vai encontrar seu advogado amanhã?

— Duas da tarde.

Ariosto deitou-se para dormir e percebeu que Julião falava sozinho e escrevia a lápis num bloco de papel. Na manhã seguinte, bem cedo:

— Ei, gente fina? Acorda, rapaz! Acorda!

— Hã. O que foi? Que horas são?

— Deve ser umas 5 da manhã. Quero te passar isso antes que chegue o carcereiro.

Julião deslizou pelo chão das celas o bloco de papel todo escrito.

— O que é isso?

— Passe ao seu advogado. É tudo sobre a vida profissional e particular de cada oficial do júri. Veja, o seu julgamento vai ser 70% razão e 30% emoção. Você tem que desequilibrar no lado emocional dos jurados. Use essa informação que te passei para atingir o coração, a emoção deles. A sua absolvição está do lado da compaixão. Seu advogado deve concentrar-se na capitã de mar e guerra Emília e no Nicanor. Esses serão mais favoráveis à sua causa. Para o contra-almirante Damião, peça para seu advogado dizer somente o seguinte: "No impulso da emoção, todos nós podemos cometer erros de julgamento, como ocorreu no incêndio da Corveta Teresina." Somente isso e mais nada, entendido? Tá tudo anotado aí.

— Peça para seu advogado, como é o nome dele?

— Doutor Oliveira.

— Peça ao Doutor Oliveira para ler com calma tudo que está escrito aí. Ele vai ter munição suficiente para montar bem a sua defesa. No final das anotações eu dou algumas opiniões sobre como tocar defesa, coisa minha, só opinião mesmo.

— Puxa, Julião, nem sei como agradecer.

— Você sabe, sim. Aquele empreguinho no seu barco vai me ajudar muito.

— Julião, isso é trato feito e confirmado. Não depende do resultado do meu julgamento. Você começa a trabalhar comigo no primeiro minuto que sair daqui.

— É isso aí, gente fina, é uma mão lavando a outra. Ah, e diga ao seu advogado que o julgamento já foi marcado para iniciar na próxima terça-feira às 9 da manhã.

— Duvido. Como é que você sabe disso preso aqui dentro?

— Tenho meus informantes, gente fina.

— O que que é isso, Julião? Duvido que você já sabe.

— Pode apostar sua fortuna toda. Será terça, 9 da manhã.

À tarde Ariosto recebeu a visita de Virgínia, Adamastor e do doutor Oliveira. Ele contou aos três a respeito do Julião e mostrou o bloco com as informações sobre os jurados. Oliveira leu atentamente, fez anotações na agenda e concluiu:

— Muito bom, muito bom mesmo. Se essas informações estão corretas, nossas chances aumentam bem. Você acredita e confia nesse Julião, Ariosto?

— Confio mais do que acredito. Mas, sim, devemos levar em consideração as informações que ele nos passou. O que você acha, Adamastor?

— Eu não conheço o homem, Ariosto, mas se você confia, eu confio. Você sempre foi muito bom em observar as pessoas.

— Meu pai conhecia o sargento Julião. Sempre foi marinheiro justo e honesto — completou Virgínia.

— É, eu confio.

— Pois bem, Ariosto, isso é muito bom e vai nos ajudar — falou o Oliveira com o bloco de anotações na mão. — Vai nos ajudar porque nosso tempo é muito curto. Acabo de ser informado de que o julgamento está marcado para iniciar na próxima terça-feira, às 10 horas da manhã.

— Não, doutor, está marcado para iniciar na terça-feira às *nove horas da manhã* — retrucou Ariosto.

— Nove da manhã? Espera aí, deixe eu confirmar, pois acabei de receber o ofício. Um minuto... Está aqui? terça-feira às... é verdade, às 9 horas da manhã! Você está correto, Ariosto! Mas como você já sabia?

— Tenho meus informantes, e são de confiança.

Os quatro riram.

De volta à cela.

— E aí, gente fina, pra quando ficou marcado o julgamento?

— Terça-feira, às 9 horas da manhã.

— Marujo velho sabe das coisas! — Julião ria e gingava.

Ariosto ria com o gingado do Julião.

Na terça-feira, o julgamento começou pontualmente às nove horas. Almirante Setembrino presidia a sessão.

Coube ao tenente Júlio Cesar fazer a leitura da acusação e atuar como promotor de justiça. Várias testemunhas foram chamadas, tanto pela acusação como pela defesa. Artigos de jornais foram apresentados e o delegado Praxedes fez longa exposição sobre os crimes cometidos pelo tal Leonel Luquinha e sua turma.

No fechamento da defesa, Julião deu a tinta e o doutor Oliveira fez a obra de arte. A conclusão da defesa era um verdadeiro Rembrandt do mundo jurídico, perfeita nos mínimos detalhes, e trazia ao processo aquilo que Julião recomendara: emoção.

Anoitecia quando Oliveira concluiu, dizendo: "A ação humana está centrada no coração, nas paixões por justiça e fraternidade. Ariosto errou, errou pensando em justiça, em estancar um crime, em proteger a Marinha. Quem nunca errou pensando estar fazendo o bem? No impulso da emoção e buscando justiça, todos nós podemos cometer erros de julgamento, como ocorreu no incêndio da Corveta Teresina." Essa última afirmação congelou o ambiente. Doutor Oliveira sentiu algo estranho no ar, nos semblantes dos jurados e no rosto do almirante Setembrino. Como numa mesa de pôquer, sabia que aquela carta era decisiva: ou perdia ou ganhava tudo. Cartas na mesa e fim de jogo.

— O julgamento está encerrado. Amanhã, às sete da manhã, todos aqui para o pronunciamento da sentença — decretou Setembrino.

Passava das nove da noite quando Ariosto retornou à cela. Estava tudo às escuras e Julião dormia. Ariosto se deitou e já iniciava o sono quando escutou a voz.

— Você vai ser absolvido, rapaz! Quatro a zero. Seu advogado fez um bom trabalho. Quatro a zero, mas haverá penalidades. Da cadeia você sai amanhã.

— Obrigado por tudo, Julião. Muito obrigado!

— De nada, rapaz. De nada. Só não se esqueça do meu emprego.

— Isso é o mínimo que posso fazer por você. Além do emprego, vou te ajudar com moradia.

— Só o emprego já tá bom, rapaz.

— Mas, Julião, me conte, o que aconteceu no incêndio da Fragata Teresina?

— Na Marinha não tem santos nem demônios, somente seres humanos que erram. Te conto mais amanhã. Vou dormir agora. Estou feliz por você, rapaz.

Ele percebeu a voz carregada e lenta de Julião, percebia o amigo abatido e cansado. Julião ainda dormia quando Ariosto acordou. Às seis e meia da manhã, já estava com o Dr. Oliveira e Adamastor, aguardando o início da sessão final do julgamento. Chegaram, também, Virgínia, Negrogato, Pilha, Aidê, vários repórteres e muitos curiosos.

Ao ver Pilha, lembrou-se que tinha de lhe falar sobre o emprego para Julião. Iria também acertar com o Dr. Oliveira para o seu escritório de advocacia fazer a defesa do amigo. Estava tranquilo, pois já sabia o veredito. Só para Adamastor confidenciou o veredito.

— Vamos ganhar de quatro a zero!

— Certeza?

— Certeza!

— Mas como você sabe?

— O sargento Julião, esse que fez as anotações, me informou ontem à noite.

Setembrino abriu a sessão, e com objetividade militar pediu o veredito aos jurados.

— Senhor presidente do júri, almirante Setembrino, lendo o processo e levando em consideração a argumentação da acusação e da defesa, por quatro votos a favor e nenhum contra, os jurados declaram o réu, faroleiro Ariosto Degard Filarmeno, inocente.

Alegria correu o público. Aplausos e euforia.

— Silêncio para a conclusão da sentença! — alertou Setembrino.

— Mesmo inocente, a Marinha impõe ao réu as seguintes penalidades:

1. Pagamento de multa, aos cofres da Marinha, no valor de 500 mil cruzeiros como reparação aos danos causados à corporação;

2. Distribuição de 5 mil cestas de alimentos para orfanatos e creches a serem designados pela Marinha; e

3. Remoção imediata, na função de Faroleiro A1, para implantação e manutenção do Farol da Ilha Catalina. A remoção terá duração mínima de 2 anos.

— A defesa deseja recorrer da decisão do júri? — perguntou Setembrino.

Doutor Oliveira olhou para Ariosto e disse em voz baixa:

— Ariosto, você decide, mas na minha opinião, não. O veredito foi bem melhor que o esperado. Eu tinha certeza de que teríamos algum tempo de prisão.

— E ir morar nessa ilha por dois anos não é uma condenação? — perguntou Adamastor.

— A Ilha Catalina é bela, com lindas praias, cultura exuberante, e ele vai estar a serviço do Brasil. Definitivamente não é prisão. E com o dinheiro que tem, Ariosto pode vir ao Rio de Janeiro regularmente. Vamos fechar esse caso. Se recorrermos, o resultado pode ser bem pior, será um novo corpo de jurados e começaremos do zero. O meu conselho, como seu advogado, é para não recorrer.

— Vamos fechar. Dois anos nessa tal Ilha Catalina não é nenhuma condenação. Vamos fechar, Adamastor?

— Você que manda, Ariosto.

— Mas qual a sua opinião?

— Melhor fechar como está do que arriscar. Dois anos passam rápido, e você pode vir ao Rio de Janeiro quando quiser.

— Fechado, doutor!

— Almirante Setembrino, meu cliente Ariosto Degard Filarmeno aceita o veredito e não iremos recorrer da sentença.

— Caso encerrado! Senhor Ariosto Degard Filarmeno, o senhor está livre. O senhor deve regressar à carceragem para recolher suas coisas e procurar a chefia de administração do Farol de Guaratiba para os acertos das penalidades. A chefia de administração dará todas as orientações quanto aos procedimentos para seu embarque imediato para a Ilha de Catalina.

E, assim, almirante Setembrino encerrou a sessão. Na saída, Ariosto foi abraçado por Virgínia e pelos amigos.

— Vou pedir minha transferência da Antuérpia e vou com você para Catalina.

— Isso me faria muito, muito feliz — Ariosto beijou Virgínia.

— Ariosto, e a sentença, foi justa? — perguntou um jornalista.

— A Marinha foi benevolente. A decisão foi justa, e o padre Aurélio também me perdoou. Com o meu trabalho no Farol de Catalina pretendo ressarcir os danos causados à Marinha.

— E as empresas? Como ficam os negócios?

— O sucesso das minhas empresas não se deve unicamente a mim. Com o programa de participação nos lucros, os trabalhadores se comprometem mais com o sucesso do empreendimento. Com o programa de casa e educação para todos, damos segurança e estabilidade familiar para o trabalho, o que retorna para a empresa na forma de aumento da produtividade. Com o projeto de contabilidade aberta, damos aos nossos clientes, fornecedores e colaboradores segurança sobre a saúde e o futuro das empresas, mas, acima de tudo isso, tenho meu amigo e verdadeiro pai, Adamastor, que ficará à frente de tudo.

Os jornalistas cercavam Ariosto.

— O que você pretende fazer antes de embarcar para Catalina?

De mãos dadas com Virgínia, Ariosto olhou para ela e disse:

— Se essa moça aceitar o meu pedido, o único compromisso que terei antes de embarcar é me casar com ela.

— Eu aceito! — respondeu Virgínia.

Sob os flashes dos fotógrafos, os dois se beijaram.

— Senhores, com licença, que agora eu tenho que providenciar um casamento.

Todos riram.

Ariosto e Virgínia seguiram para a carceragem, Adamastor e o Dr. Oliveira foram para a chefia de administração do farol. Andando de mãos dadas com Virgínia, Ariosto circulou a praça do grande farol e seguiu para a carceragem. Num momento parou e olhou para trás. Viu o farol e a bandeira do Brasil tremulando no fundo da praça.

— Espere, Virgínia, deixe eu viver este momento.

Pensava em quanto sua vida mudou em tão poucos dias. Sentia-se aliviado de um grande fardo, uma grande dor. Estava livre, feliz e com a mulher mais linda do mundo ao seu lado. O vento forte zunia ao cruzar o farol, soprando mar adentro. Mar adentro era seu destino agora. Mar adentro...

Ao chegarem à carceragem, encontraram grande movimentação.

— O que aconteceu? — perguntou Ariosto ao carcereiro.

— O Julião passou mal e foi levado às pressas para o Hospital da Marinha.

— É grave?

— Falaram que é problema de coração.

Ariosto recolheu suas coisas e saiu com Virgínia rumo ao Hospital da Marinha, na Ilha das Cobras. Ao chegarem, foram direto para o andar da emergência médica.

— Doutora Ignez!

— Olá, rapaz, escutei na rádio que você foi inocentado. O que você faz aqui? Algum problema nos ferimentos?

— Não, comigo está tudo bem. Procuro informações sobre o sargento Julião, que acabou de ser internado.

— Sargento Julião... Deixe-me ver no boletim de pacientes, espere só um minuto. O sargento Julião está na UTI. O estado é grave. Infarto agudo do miocárdio, mas o pior já passou. Ele vai ficar bem.

— Posso vê-lo? Preciso fazer um agradecimento.

— Não, não pode. Ele está sedado e ficará em repouso e sem visitas pelos próximos três dias.

— Preciso de um favor. Quando ele acordar, peça para ligar para o Adamastor neste número. Eu vou estar fora do Rio, mas o Adamastor vai cuidar da questão do emprego, do advogado e de qualquer outra coisa de que ele precisar. É muito importante. Assim que ele acordar, diga pra ligar para o Adamastor.

— Ok. Eu falo com ele. Vou dar o recado para o sargento, fique tranquilo.

Saindo do hospital, Ariosto seguiu para o supermercado do Catete, e Virgínia foi para casa avisar à mãe e aos familiares sobre o casamento e a mudança para a Ilha Catalina.

Chegando ao supermercado, nova surpresa. Ariosto foi recebido em festa pelos funcionários, como um herói retornando da guerra. Adamastor, com o semblante preocupado, chamou Ariosto para conversar.

— Escute, Ariosto, não tenho boas notícias.

— O que foi? Diga logo.

— Lá na chefia da administração do farol me informaram que você tem que embarcar para a Ilha Catalina amanhã.

— Como é que é?

— É isso que você ouviu. O próximo navio que segue a Catalina só sai semana que vem, e se você não embarcar amanhã estará desobedecendo à determinação do júri, e isso significa cadeia. O Dr. Oliveira escutou que o almirante

Setembrino não gostou da decisão dos jurados e está fazendo pressão.

— Caramba! Amanhã a que horas?

— O navio parte às sete da noite, e você tem de estar no cais às cinco. Amanhã de manhã sua documentação de viagem fica pronta e eu vou mandar um mensageiro buscar na administração da Marinha.

— Meu Deus, e amanhã é sábado!

— É sábado. Por quê?

— Cartório não abre aos sábados. Que horas são?

— Três e quarenta.

— Eu vou correndo pra casa. Por favor, telefone para a Virgínia e peça pra ela me encontrar urgente no Largo do Machado. Peça a ela que traga os documentos pessoais.

Quando Ariosto chegou à praça, Virgínia já estava lá. Numa sacolinha de papel trazia todos os seus documentos. Estava assustada.

— O que foi, Ariosto? Qual é o problema?

— Temos que ir ao cartório agora para o nosso casamento.

— Agora?! Por quê?

— Amanhã à noite embarco para Ilha Catalina. Amanhã é sábado e cartório não abre. São quatro horas. Se não formos agora ao cartório de registro civil, não casaremos antes do meu embarque, amanhã.

— Mas vou deste jeito? — Virgínia estava de chinelas, bermuda e camiseta velha, que usava ao dormir.

— Você está linda, Virgínia! E é apenas o casamento civil. Quando voltarmos de férias para o Rio, fazemos uma grande festa e a cerimônia religiosa.

Os noivos saíram correndo para o Cartório de 1° Ofício e Registro Civil, da amiga Iná.

— Olha, Ariosto, só vou fazer porque é você. E, depois de tudo que você passou, como posso não te apoiar? Só espero que vocês estejam tomando a decisão correta. Veja, são quatro e meia: em uma hora o registro estará pronto, vocês assinam e estão definitivamente casados.

Enquanto aguardavam, Virgínia e Ariosto andavam pelas ruas do centro.

— Veja, Virgínia, essa loja de roupas. Vamos comprar roupas novas para o nosso casamento.

Ariosto comprou terno azul-escuro com camisa branca e gravata vermelha, e Virgínia ficou com vestido branco, sapatos e bolsa bege. As roupas antigas, abandonaram na loja.

Anoitecia quando os noivos saíram do cartório oficialmente casados. Ariosto foi à casa de Virgínia conhecer a sogra e família. No salão de festas do supermercado, Adamastor arrumou bolo, champanhe, vinho, cerveja, petiscos e chamou os amigos mais íntimos: Negrogato, Aidê, Pilha, Iná e o delegado Praxedes, que veio com a família. Aos poucos, mais pessoas chegavam. Clientes, fornecedores, empregados e vizinhos.

— Nossa, Ariosto, quanta gente para nossa festa feita de última hora!

— Imagine quando fizermos a de verdade, com convite e tudo.

Do nada surgiram violão, pandeiro e tamborim para incrementar a festa. Com música, a alegria ficou completa. Ariosto reconheceu alguém que entrava.

— Veja, Virgínia, é o professor Beijatí.

— Nossa, ele aqui?

— Professor! Professor!

— Parabéns pelo casamento, Ariosto. Parabéns, Virgínia. Estava passando, vi o movimento e me informaram que era a festa de vocês. Espero que não se importem de eu entrar sem convite, mas sou vizinho e freguês.

— O que é isso, professor? Seja muito bem-vindo! E, olhe, ninguém tem convite, pois foi festa de última hora. Quando fizermos nossa festa de verdade, o professor receberá o convite.

— Obrigado, Virgínia.

Passava das onze horas quando os noivos escaparam da festa e foram para o Hotel Glória. Lua de mel, afinal.

Virgínia deitou nua na cama. Ariosto, maravilhado, olhava aquela linda mulher. Cabelos negros, olhos escuros e pele morena. O corpo tinha os traços e as curvas da mulher brasileira. Além da beleza, o carinho e a sensualidade de Virgínia dominaram o corpo, a alma e o coração de Ariosto.

Ficaram no hotel até a hora do embarque. As malas e a documentação de viagem estavam com Adamastor, que foi esperar o casal no cais. Às cinco e meia os noivos chegaram de táxi. Estavam felizes e isso se via no sorriso e no olhar.

A despedida foi rápida. Ariosto não queria estragar o dia lindo que teve com uma despedida longa e triste. O combinado era Virgínia pedir remoção para o Farol de Catalina na segunda-feira. Por ter sido a primeira da classe, e abrir mão da Antuérpia para ir a Catalina, acreditavam que seria atendida.

— Em trinta, ou no máximo sessenta dias, estaremos juntos, meu amor!

Abraçada a Ariosto, Virgínia chorava. Ele a beijou, abraçou Adamastor e subiu a rampa do navio Euclides da Cunha para uma viagem de três noites e dois dias, mil quilômetros mar adentro, até a Ilha Catalina.

Ao entrar no mar escuro, o Euclides da Cunha deixava na popa a imagem do Rio de Janeiro. A cidade diminuía no horizonte, e Ariosto acompanhava do tombadilho Virgínia e Adamastor acenando. Tão difícil é a vida de quem parte!

17
ALTO-MAR

Em algumas horas o Rio nada mais era que um pequeno ponto de luz no horizonte.

Com 106 metros de comprimento e 16 de largura máxima, o Euclides acomodava 14 cabines de passageiros e 3000 toneladas de carga em quatro porões servidos por cinco escotilhas. Seu motor a diesel de seis cilindros e 1460 hp dava a velocidade média de oito nós para a embarcação em alto-mar.

Na cabine, duas camas de cedro escuro, pia, espelho e pequeno armário se espalhavam em harmonia sobre o carpete vermelho-escuro com pequenos triângulos dourados. O ventilador preto no teto branco e a vigia compunham o ambiente agradável e aconchegante do local. Duas lâmpadas, uma no teto e outra acima do espelho da pia, faziam a iluminação noturna.

Ariosto viajava sozinho na cabine para dois. O navio estava com poucos passageiros, e apenas seis cabines ocupadas. No final do corredor, à direita, eram os banhos e no andar acima, o refeitório.

Jantou pouco. Comprou duas garrafas de vinho e ofereceu aos demais passageiros. Bebeu três taças, pois precisava relaxar. Os últimos dias foram duros e sentia-se exausto. Saiu ao deque para ver o mar e sentir o vento fresco da noite. O navio cortava o oceano escuro e produzia brancas ondas. Andava pelo deque quando notou que estava sendo seguido.

— Ei? Ei!

— Sim.

— Desculpe minha curiosidade, mas você é o empresário que atacou o padre, não?

— Foi um engano terrível. Eu achava ser um bandido.

— Eu sei. Vi sua fotografia e li a história no jornal. Que confusão, hein?

— Nem me fale. E você? Está indo para Catalina? Ah, desculpa, meu nome é Ariosto.

— Eu sei. Li no jornal. Prazer. Meu nome é Contreras, professor Contreras. Eu vou para a Ilha das Galés. A segunda ilha após Catalina.

— Galés?

— É. São quatro ilhas no roteiro do Euclides da Cunha: Catalina, Arvoredo, Galés e Porto Novo.

Arvoredo pertence à Catalina. Galés e Porto Novo são colônias de Portugal. Primeira vez na região?

— Sim. Primeira vez fora do Brasil. Vou trabalhar no Farol de Catalina.

— Catalina, Catalina, melhor lugar do mundo para viver! A capital, Beira, que cidade maravilhosa! É o Rio de antigamente, tranquila e alegre, com calçadas amplas e ruas largas. À noite o povo inteiro sai às ruas, as praças ficam cheias e tem música por todo lado. Não conheço povo que goste mais de música que o catalino.

— Eles falam espanhol, não é?

— O catalino comum fala sem dificuldade espanhol, francês e português. Como eles também foram colônia britânica, não é difícil encontrar quem fale inglês. Mas quando não querem ser compreendidos pelos estrangeiros, eles falam o vootii, que é um dialeto local. Aí, meu amigo, ninguém entende nada. É uma gente muito culta. Desde jovem desenvolvem o hábito da leitura. Quanto tempo você vai ficar por lá?

— Dois anos.

— Bom tempo. Vai dar para conhecer bem o país, que é pequeno. Do norte ao sul da ilha são 220 quilômetros, e de leste a oeste, 400. Terra muito boa para o cultivo e um mar cheio de todo tipo de peixe.

— Contreeeeraas! Está na hora dos remédios!

— É minha mulher. Tenho que ir. Ela controla a hora da minha medicação. Amanhã falamos mais, boa noite.

— Boa noite, Contreras.

Ariosto ficou ali, contemplando o mar da noite. Olhava para a frente e imaginava Catalina, olhava para trás e lembrava do Rio de Janeiro e da linda Virgínia. Como será a vida em Catalina? Quem serão seus amigos? O navio movia-se no mar escuro e o indefinido, o inesperado, aguardavam-no do outro lado do mar.

Resolveu voltar ao refeitório e beber mais vinho. Os últimos dias, ah, como foram duros! Precisava de vinho para acalmar a mente, que ainda girava com todo o corrido. Entrou e pediu quatro garrafas. Ariosto tinha essa mania, não gostava de beber sozinho e gostava de presentear. Pediu ao garçom para servir o vinho a todos os presentes. Eram 14 pessoas, quatro senhoras sentadas na mesa ao lado do balcão do bar, quatro rapazes e seis moças sentados à mesa longa no centro. Ao receberem o vinho, os rapazes, em retribuição, pegaram seus instrumentos musicais, dois violões, algo parecido com uma sanfona, gaita e pandeiro, e uma linda música encheu o refeitório. O que cantavam era totalmente incompreensível para Ariosto. O som tinha uma batida constante de pandeiro, cortada por um sopro leve e forte da gaita e o choro dos violões e da sanfona. Só um rapaz cantava, com voz grave, e todos faziam coro ao fundo, num ritmo e harmonia perfeitos. As jovens fizeram um semicírculo, e abraçadas jogavam as pernas para a frente e para os lados, dando pequenos pulos e rodando o semicírculo. Uma das jovens puxou um pano que parecia ser uma bandeira, e com ela se enrolava e se desenrolava, dançando no centro. Vestiam calças largas e panos coloridos na cintura. De momentos a momentos, a musica dava pequena parada e todos gritavam algo que soava assim: *chorai sari sonhona*, e *munzuru ó huru inssana*. Ariosto, encantado, pedia mais vinho e brindava:

— Vivam meus amigos de longe!

E era respondido por todos:

— *Kiro musergiun rida! Rurum murchi derida!*

Perguntou ao garçom:

— O que será que eles estão falando?

— Não tenho a menor ideia. Sei que eles vão para a Ilha das Galés e andam com pouco dinheiro. Nas refeições bebem água da torneira porque a bebida não está incluída na passagem.

Repentinamente a música mudou para um canto chorado, com solo de violão e sanfona. As jovens abraçadas fecharam o semicírculo e de cabeça baixa cantavam em tom solene e triste algo como

Azzimam okraia bra gigi okoou,
aletomi azziman,
okraia bra gigi mam.

— Vou tentar falar com eles — disse Ariosto ao garçom.

— Vai lá, e boa sorte. Eu não entendo nada.

— DE ONDE VOCÊS SÃO?

— *Elle bauaul che mem cau?*

Vendo que não entenderam a pergunta, Ariosto tentou em inglês.

— *WHERE ARE YOU FROM?*

Uma das garotas olhou para Ariosto e perguntou:

— *Froum?*

— *Yes! From!*

Ela fez um círculo no ar, como indicando o planeta Terra, e rodou os dedos indicadores das mãos, dizendo *do outro lado do mundo.* Pegou o pano que parecia ser uma bandeira, encostou no peito e disse:

— *Em in, welatê herî xweşik li kurdistan cîhanê.*

Ariosto não entendeu nada, e muito menos o garçom. A língua comum era o vinho que Ariosto não deixava faltar, agora com queijo e pão.

Na vigésima garrafa, Ariosto, o garçom e os amigos de longe cantavam juntos:

> *Esse quecuingili viura mundi eeh,*
> *vermadarum edililo soreuntun,*
> *soivaim ni mundi eeh eeh eeh,*
> *vermadarum edililo ver mundi,*
> *mandarei umm daehle aah eeh eeh.*

A cantoria só terminou com os primeiros raios de sol. Todos foram dormir e Ariosto ficou no deque vendo o amanhecer. O mar estava calmo como espelho. Uma camada fina de neblina cobria a água e o Euclides a cortava como tesoura afiada cortando seda. Passava das dez da manhã quando foi dormir, e acordou no início da noite. No refeitório, jantou sozinho.

— Cadê nossos amigos de ontem? — perguntou ao garçom.

— Não apareceram ainda.

— Vou para a minha cabine. Quando eles chegarem, me chame, por favor.

— Pode deixar. E já vou colocar os vinhos para gelar.

— Boa ideia!

Na cabine, Ariosto escreveu uma carta para Virgínia, contando tudo, da cantoria e dos amigos do outro lado do mundo. Falou em saudades e a falta que sentia dela. Como seria tudo melhor se ela estivesse ali a seu lado. Achava tudo tão novo e teorizava sobre o mar sendo a grande estrada que liga a humanidade. Prometia arranjar uma casa linda em Catalina para serem muito felizes juntos. E terminou dizendo: "Tu és o meu amor e não importa o lugar, pois sempre estarei a dizer que tu és o meu amor."

Toc, toc, toc.

— Senhor Ariosto, os estrangeiros chegaram ao refeitório e estão lhe aguardando.

— Já estou indo.

Ao chegar ao refeitório, Ariosto foi recebido com palmas e assobios. Uma das jovens amarrou um lenço colorido na cintura e colocou uma boina marrom na cabeça de Ariosto. O rapaz mais velho entregou para Ariosto uma pequena adaga com cabo em madrepérola incrustado de pequenas pedras azuis. Ao entregar o presente, declarou:

— *Ev diyariya padaşt dizanim bo hevalê xwe Brazilian me, ku duh da me partiyeke xweşik e. Li ser navê gelê Kurdistanê, ez îlan Sir Ariosto a mareşal şerab. Ji kerema xwe li dora yên çepikan ji bo hevalê xwe nû dike.*

O rapaz foi fortemente aplaudido. Ariosto perguntou ao garçom:

— Você entendeu alguma coisa?

— Porra nenhuma. Mas parece que foi uma homenagem para você.

— É, isso eu percebi. Então, o que você está esperando? Bebida para a turma! O que eles estão querendo?

— Ontem eles beberam vinho da Serra Gaúcha, com queijo e pão.

— Então pode servir à vontade.

— Só se for agora, doutor!

Ariosto não quis beber muito. Ficou sentado vendo as jovens dançando, pensando sobre a terra de onde vinham e por que iam para tão longe. Mal tinha saído do Brasil e já estava conhecendo o mundo em sua melhor forma, os povos e suas culturas. Sentia-se pequeno por não entender nada do que falavam, e tampouco suas tradições. O Brasil é um grande país, mas muito fechado para o mundo. Agora, sim, compreendeu o almirante Setembrino: *o mar é o nosso destino.*

No dia seguinte não saiu da cabine. Almoçou no quarto e ficou lendo relatórios e instruções de funcionamento do farol, que estava desligado, faltando ajustes e calibragem das lentes. Sua primeira missão era ajustar as lentes e acender o farol. Trabalhariam ele e três contratados locais catalinos.

O manual era confuso, e teve que ler quatro vezes para ter um bom entendimento de como ajustar e operar o farol. Nessas horas lembrava-se do Negrogato e de como essas coisas eram ridiculamente fáceis para ele.

Passava pouco das sete quando entrou no refeitório para jantar. Queria comer rápido e logo dormir. Chegariam às 6 da manhã, e a orientação do comandante do navio era de que todos os que fossem desembarcar em Catalina estivessem no deque às cinco e meia.

— Ariosto, sente aqui. Vamos jantar juntos.

— Professor Contreras, como está?

— Hoje, melhor, ontem andei gripado. E aí, preparado para Catalina?

— Ansioso, mas preparado.

— Queria lhe encontrar para dizer que tenho uma meia-irmã que é catalina e vive em Beira. O nome dela é Tida, e é dona do melhor bar da cidade, o Antologia. Procure-a e fale em meu nome, que ela vai lhe dar a melhor acolhida no país. Anote aí. Tida, do Antologia. Todo mundo a conhece na cidade, ela é muito popular.

— Puxa! Obrigado, Contreras. Tida, do Antologia. Vou procurar, com certeza.

— Procure mesmo! Ela vai te dar todo o apoio. E no dia em que for a Galés, me procure na faculdade de Direito. Só tem um professor Contreras, e só tem uma faculdade de Direito na ilha, não tem como errar.

— Obrigado. Vou mesmo. Quando minha esposa Virgínia chegar, viajaremos por todas as ilhas.

Ariosto olhou o relógio.

— Desculpa, meu amigo Contreras, mas já vou para minha cabine. Amanhã tenho um longo dia. Garçom, minha conta, por favor.

— Fecho toda a despesa?

— Feche tudo e ponha aí mais cinco garrafas de vinho da Serra aos nossos amigos.

— Logo estarão chegando. Eu chamo o senhor?

— Não, hoje não. Tenho que dormir cedo.

Na manhã seguinte, Ariosto acordou bem cedo. Com ansiedade, dormiu pouco e mal. Às quatro e meia já estava com banho tomado e as malas prontas. Às cinco foi ao deque pra ver o atracamento. Amanhecia, e a neblina impedia a visão do cais.

— É normal isso? Essa neblina fechada? — perguntou a um marujo.

— Nesta época do ano é comum, mas hoje está demais. Nunca vi neblina tão fechada. Não dá para ver a ilha, e muito menos o cais.

— Visibilidade zero. Que coisa! E agora?

— O capitão vai tentar atracar. Não pode esperar, porque deve demorar horas para passar. Se o farol estivesse funcionando seria mais fácil, mas inauguraram esse troço tem meses e continua lá apagado. Farol apagado serve pra quê? Pra nada.

Com o clarear do dia a neblina ficou ainda mais espessa, e a visibilidade, que era mínima, diminuiu. Para andar no deque, Ariosto usava o corrimão de proteção da borda do navio. Quase não via nada. O marujo que estava a seu lado desapareceu na neblina.

Do cais veio o som de assobio com dois silvos longos, e isso assustou Ariosto.

— Nossa, como estamos próximos do cais!

— Nunca vi assim. Não se enxerga nada.

— Será que vamos bater no cais?

— O navio vai bem lento, mas segura firme aí.

Do cais, mais dois assobios, respondidos pela buzina do navio. Logo vem um grito:

— Oouuuoooiiii!

Que é respondido por alguém do navio:

— Oouuooii!

Nesse momento sentiu-se um tranco quando o motor entrou em reversão por alguns segundos e parou. Como uma pluma, o navio encostou. As amarras foram jogadas mesmo sem se ver nada no cais. O navio parou completamente e foi amarrado. Engancharam a escada na borda e o desembarque foi autorizado. Mesmo sem ver o fim da escada encoberta pela neblina, Ariosto foi o primeiro a descer. Pisou no cais, e do meio da névoa alguém falou:

— Bienvenido a Isla Catalina, tierra de héroes!

18
CATALINA, TERRA DE HERÓIS

Cinco pessoas desembarcaram em Catalina e foram conduzidas à sala de imigração para checagem de passaportes e vistos. Ariosto era o terceiro da fila, pois tinha cedido seu lugar para duas senhoras. A análise da documentação era criteriosa, e apenas um guichê estava aberto. Ariosto apresentou seus documentos.

— Hijo de una chingada. Usted está tres meses atrasado. Comandante Galveno, mire, chegou o faroleiro.

Galveno, o chefe da imigração, se apresentou.

— Prazer. Comandante Galveno. Sou o chefe da imigração. Bem-vindo, faroleiro.

— Obrigado, comandante.

— Já tem hospedagem?

— Ainda não. Vou procurar hotel.

— Vá para o Hotel Los Robles, o melhor da cidade, central, perto de tudo. Fica na Avenida Concórdia, 930. Já tem previsão de quando vão acender o farol?

— Essa é a minha missão, comandante. Vim especialmente para isso. Temos alguns problemas técnicos, mas em uma semana acendemos.

— Isso é mui boa notícia. Vou informar ao presidente. Mire, meu sobrinho Marcones vai trabalhar no farol com você. Passou no concurso e aguarda a sua chegada para começar. Mando ele te procurar no hotel?

— Sim, claro.

— Ele é um gordinho esperto. Sabe tudo de tudo, e conhece Catalina como ninguém. Só tem um defeito, adora *la bia*.

— La bia?

— La bia hoi!

— La bia hoi?

— É. Bia hoi, cerveza, cerveja.

— Ah, cerveja. Mas quem não gosta?

— Te peço, não deixe Marcones beber durante o dia.

— Tranquilo, comandante. Fico de olho.

— Então, bienvenido, ou boas-vindas a Catalina, comissionado Ariosto. Este farol é mui importante para nosotros, compreende? Ajuda na segurança da navegação e nas comunicações. Vou informar o presidente de que em uma semana estaremos com o farol aceso. Correto?

— Correto, combinado e tratado. Se esse farol não estiver aceso em uma semana, não me chamo Ariosto Degard Filarmeno.

— Bravo, comissionado! Assim é que se fala! E despues, despueeesss... (o comandante o segurava pelo braço e piscava o olho em sinal de confidência) ...hummm, quem sabe podes abrir aqui em Catalina um belo supermercado, hein, dotore Filarmeno?

Surpreso, Ariosto pensava. "Caramba, já chegou aqui a notícia dos meus negócios!"

— Quem sabe, comandante? O futuro a Deus pertence. Mas primeiro o farol.

— Claro, comissionado, primeiríssimo o farol. Agora escute, Filarmeno. Em Catalina nossa família é grande, e quem não é Galveno é casado com Galveno. O presidente Sarmento não é Galveno, mas é casado com minha prima, Maria Ester Galveno. Sofremos mucho na ditadura. Muitos Galvenos morreram até a derrubada do tirano Anastácio, que também era casado com uma Galveno, minha tia Lourdes Galveno Pátida. Bem, longa história. Mas escute, o que você precisar em Catalina, procure um Galveno e diga que vens a mando do comandante. Sou o chefe de todos os Galvenos, por isso é que me chamam de comandante, hahaha...

— Ahahaha! Claro como água, comandante.

Com passaporte carimbado e documentação conferida, Ariosto seguiu por um longo corredor de teto alto até o galpão da alfândega. Lá, as bagagens estavam agrupadas conforme o dono, em quadrados amarelos pintados no chão. Coladas às malas, pequenas folhas de papel identificavam os proprietários. Nas suas estava escrito: Ariosto – Dôt Dèn – Braxin.

Na saída, a neblina se dissolvia lentamente, revelando a cidade da Beira. Ruas largas, com largas calçadas. Casas avarandadas margeavam as avenidas, e junto com as imensas árvores sombreavam os caminhos. Na área central, as varandas de residências e casas comerciais serviam de marquises onde as pessoas se protegiam das constantes chuvas. Quatro avenidas principais davam eixos à cidade. A Avenida Comandante Fonseca, que corria paralela às três praias da Beira, a Avenida Concórdia, que sai vertical à praia Danang (a mais longa e a principal de Beira), a Avenida Jornalista Libero Tack, vertical à praia Del Carbon, e a Avenida 8 de Julho, vertical à praia De Los Cangrejos. No final dessa praia, sobre um bloco de rocha chamado Punta Negra, ficava o Farol Catalina, operado pelo Brasil. Como vivia apagado, era chamado de "a luz negra de Punta Negra".

Saindo do porto, Ariosto tomou um táxi e seguiu ao Hotel Los Robles. O carro percorria a Avenida Comandante Fonseca. A areia branca realçava o negro dos rochedos que separavam as três praias, e o mar azul tornava-se verde ao aproximar-se da costa.

— Que linda cidade!

— Sou beirense de três gerações. Nunca saí de Beira, porque não há lugar mais bonito para ir — afirmou o taxista.

— Verdade.

Ariosto percebeu poucos carros nas ruas. Muitas bicicletas e bondes elétricos. Os carros, diferentemente do Rio de Janeiro, seguiam em baixa velocidade, sem muita pressa para chegar. Como os carros, o tempo em Catalina tinha seu ritmo.

Ao entrar na Avenida Concórdia, o que era lindo ficou maravilhoso. A avenida era dividida por enormes e antigos carvalhos que derramavam seus galhos por todos os lados, criando uma sombra maravilhosamente fresca. Ao fundo da avenida, com seu topo fumegante, o grandioso vulcão Monimbo.

— Lindo, ahn? — perguntou o taxista.

— Eu nunca tinha visto vulcão. Fantástico!

— Nossa sorte é que está longe. Quando explode, a cidade treme toda e o topo solta fogo e lava por dias. À noite, com o fogo do vulcão, a cidade se ilumina de vermelho. São as noites vermelhas de Catalina — relatou o taxista.

— Noites vermelhas. Puxa, deve ser lindo de ver!

— Sim. O Monimbo faz parte da história, da tradição do nosso país. Há muitos anos chegou aqui um padre espanhol chamado Bartiogo e viu a explosão vermelha do vulcão. Os antigos disseram ao padre que o vulcão era a porta do inferno, e que em noites de lua cheia o diabo sai pela boca do vulcão para buscar almas na Beira. O padre não teve dúvida: na manhã seguinte pegou sua Bíblia e resolveu descer o vulcão para converter o diabo ao cristianismo. Nunca mais voltou. Dizem que está lá até hoje, convencendo o diabo. Para o povo de Catalina, o padre Bartiogo virou santo, pois não há nada mais nobre que descer ao inferno para converter o diabo. São Bartiogo é o santo das causas ruins e difíceis. Quando a coisa está ruim, o catalino acende duas velas, uma para o seu santo de preferência, pedindo para as coisas melhorarem, e outra pra São Bartiogo, pedindo para o santo falar com o diabo e não deixar as coisas piorarem.

— Que história fantástica!

Ariosto estava estupefato. Nas ruas, centenas de bicicletas circulavam em todas as direções, com pessoas de todas as idades, de crianças de 6 anos a adultos de 80. Parecia anarquia, mas fluía sem acidentes.

— Quantas bicicletas!

— Todo catalino tem duas pernas e duas rodas.

Em todos os lados eram os trim, trim dos sinos de bicicletas.

O táxi parou na Avenida Concórdia, 930, e lá estava o Hotel Los Robles numa esquina, com seus quatro andares e diversas sacadas. Cada quarto tinha a sua. No térreo, a luxuosa recepção, e à esquerda, o restaurante El Coco, especializado em frutos do mar.

Ariosto conseguiu apartamento no último andar, com vista para a avenida e o vulcão. Olhou o relógio: nove e meia. Desceu para o café da manhã e subiu para descansar. No quarto, reviu os relatórios e a apostila com instruções para a regulagem do farol. Reviu as instruções sobre os pagamentos e sobre os contratados locais. Cochilava quando o telefone tocou.

— Senhor Marcones esta acá en la recepción te procurando.

— Diga para esperar que já desço.

— Ouqueiee.

Com um molho de chaves na mão esquerda e envelopes na mão direita, Marcones aguardava sentado no sofá da recepção. Vestia terno marrom, camisa bege e gravata preta bem fina. Quando Ariosto chegou, Marcones bateu continência e falou:

— Comissionado Ariosto, prazer em recebê-lo. Sua chegada era aguardada com muita ansiedade.

Ariosto estranhou a formalidade, mas respondeu.

— Prazer em conhecê-lo, Marcones. Vamos sentar. Então o comandante te deu o recado?

— Sim, e vim logo que recebi. Como foi a viagem?

— Ótima, melhor impossível.

— E Catalina, gostando?

— Maravilhosa a cidade de Beira. Estou impressionado com as avenidas e essa quantidade de bicicletas. E você? Onde aprendeu a falar tão bem o português?

— Na escola estudei por três anos, e vivi em Moçambique por dois anos.

— Temos muito que conversar. Como estão as coisas no farol?

— Está tudo limpo e organizado. Aqui estão as chaves do farol e as correspondências. Só não abri as caixas que chegaram porque a instrução era aguardar o senhor. Aqui estão o inventário e a lista de contas a pagar. Nossos salários, também, aguardam sua chegada para o pagamento.

— Certo. Tenho as instruções de como fazer todos os pagamentos. Fique tranquilo.

Marcones abriu o sorriso.

— Quando vamos receber nossos salários, comissionado?

— Amanhã mesmo, Marcones.

Marcones sorriu novamente e fez sinal de positivo com o polegar direito para uma mulher que estava no lado de fora do hotel, olhando através da vidraça. A pessoa respondeu erguendo o polegar direito e atravessou a rua a passos rápidos. Ariosto reparou. Marcones percebeu que Ariosto reparou, mas nada comentou.

— Somos três catalinos contratados: eu, a Lia e o Malvagan. A Lia foi contratada para fazer contabilidade e arquivos, o Malvagan é operador de telégrafo e já trabalhou em farol, e foi contratado para fazer o plantão noturno de segunda a sexta. Eu fui contratado para fazer o serviço externo de pagamentos e depósitos, fazer ajustes e manutenção do farol e revezar com a Lia nos plantões dos finais de semana.

— Muito bem, Marcones. Vou ler essas correspondências e continuar a leitura do manual. Nossa principal missão é acender o farol em no máximo sete dias.

— Isso é muito bom, comissionado. Nas ruas o povo fala que o Brasil vai vender o farol pra China.

— Não é verdade. A missão é inaugurar rápido. Hoje de manhã mesmo eu percebi a importância do farol. A neblina estava tão fechada que o navio teve muita dificuldade para atracar. Um verdadeiro perigo. Então, Marcones avise Lia e Malvagan que encontro vocês amanhã às oito da manhã no farol.

— Aviso, sim, senhor comissionado. E o senhor, sabe chegar lá?

— Sim, não é só seguir a Avenida Comandante Fonseca até Punta Negra?

— Sim, senhor comissionado.

— Pode me chamar de Ariosto. Só Ariosto tá bom.

— Então, até amanhã, Ariosto.

— Até amanhã, Marcones.

Marcones bateu continência e saiu. Aguardava-o no lado de fora do hotel a mulher com quem trocara sinais. Ela estava alegre, abraçou-o, e os dois sorriram. Subiram na bicicleta, ele no volante e ela na garupa, e seguiram pela Avenida Concórdia, desaparecendo no intenso movimento de bicicletas. Trim, trim, trim...

Ariosto saiu do hotel para passear pela avenida e ver o movimento. Os restaurantes estavam cheios, era hora do almoço.

Andou por três quarteirões e deparou com a loja de bicicletas do Isaac, com a sugestiva anotação na fachada: *"Hacemos cualquier tipo de negocio"*. Entrou, olhou, olhou e encontrou uma bicicleta verde-escura, linda, em oferta.

— Quanto custa?

— 35 millões de corbetas.

— 35 MILHÕES???!!!

— Sin, caballero.

— Aceita cruzeiros do Brasil?

— Sin, hacemos cualquier tipo de negocio.

— Em cruzeiros, quanto custa?

— Em cruzeiros brasilenhos são 45.

— 45 cruzeiros?!

Está muito barato, Ariosto pensou. Será que o rapaz não se enganou no câmbio?

— Você tem certeza de que são 45 cruzeiros?

O rapaz pegou a máquina de calcular e refez as contas duas vezes.

— Sin, senior, 35 millones de corbetas são 45 cruzeiros.

Ariosto pegou a bicicleta, deu uma nota de 50 e disse:

— Pode ficar com o troco.

Em poucos minutos já estava pedalando no mar de bicicletas da avenida. Na Avenida Comandante Fonseca, entrou à esquerda e foi até o farol. De lá subiu a Avenida 8 de julho e percorreu as diversas ruelas, com casas coloniais de suas varandas floridas. Viu maravilhosas igrejas barrocas, influência da colonização portuguesa. Cortou a cidade e foi ao cais, onde dois navios acabavam de atracar.

Com o vento no rosto e gosto do mar nos lábios, pedalava forte e à máxima velocidade. Que prazer sentia, que felicidade! Tudo era novo e o futuro lhe parecia emocionante. Feliz, feliz, há quanto tempo não se sentia tão feliz? Pensava em Virgínia: quem sabe não morariam ali para sempre?

Atravessou uma pequena ponte de madeira e em seguida uma longa ponte de ferro, e chegou a uma ilhota com duas pequenas praias e uma bela praça. Parou para avistar do outro lado da baía a linda cidade de Beira, e bem ao fundo o farol de Catalina, que agora tinha faroleiro e em breve estaria aceso e funcionando plenamente. Nesse momento, como uma pedra caindo em sua cabeça, sentiu o peso da responsabilidade e a importância da sua missão. Sentiu frio no estômago e angústia.

Mas que nada, já passei por coisa muito pior, já superei desafios bem maiores, essa vai ser fácil, falava para si mesmo.

Resolveu voltar para o hotel e retomar a leitura dos manuais, tinha que estar bem preparado para o desafio que viria. Pedalando, avistou à sua direita a placa indicativa: "Bar e Restaurante Antologia — A 500 metros."

Bar Antologia? É claro, é da irmã do professor Contreras! Como era o nome dela, mesmo? Tida! Sim, o nome dela é Tida, lembrou-se.

Resolveu conhecer o bar, que ficava no alto de um morrete. De bicicleta conseguiu ir somente até a metade do caminho, depois era escadaria em zigue-zague. No topo, o bar ocupava todo o morrete, com varanda que circundava a construção colonial, herança da ocupação espanhola. Era deslumbrante a vista do vulcão Monimbo, do mar, da Avenida Fonseca e da cidade de Beira. À direita avistava-se a Praia do Infinito ao fundo, e o grande manguezal. Abaixo, avistava-se o Rochedo das Santas, constantemente bombardeado por ondas do mar, que em dias de ressaca eram fortes o suficiente para respingar na varanda.

Por anos funcionou ali o convento das Carmelitas Descalças. Na época do tirano Anastácio, o convento virou prisão e centro de tortura das mulheres combatentes. As que não resistiam à tortura e morriam eram lançadas do rochedo ao mar. Mas o nome Rochedo das Santas não surgiu disso, e sim do fato de que, ao ser avistado do alto-mar, parte do rochedo assemelha-se à imagem de duas mulheres de véu.

Com o fim da ditadura, as carmelitas resolveram vender a propriedade, que estava bem deteriorada, e construir um convento novo e maior, em área de mais fácil acesso.

O empresário americano que comprou queria demolir tudo e construir um hotel. Para preservar seu patrimônio histórico, o novo governo de Catalina proibiu a demolição, e a propriedade foi novamente vendida, desta vez para o fazendeiro e empresário catalino Castelmar, que logo após a compra morreu de infarto. Castelmar era viúvo e tinha um único filho, Castelmar Júnior, que, meses após a morte do pai, morreu também, num acidente de carro.

— E agora, com quem ficará a propriedade do convento e das fazendas de Castelmar? — perguntava o povo.

— Sem herdeiros, vai tudo para o governo — afirmavam alguns.

— A lei catalina não é clara neste aspecto. Na época da ditadura, herança sem herdeiro virava propriedade particular do tirano Anastácio, mas hoje não há definição legal — diziam os juristas.

Sem dono, a sorte do convento era o abandono, noticiavam os jornais.

Entrementes, em certa noite quente do verão catalino, Tida Contreras encontra sua sobrinha Cassina Contreras chorando no quarto, com retrato e carta na mão.

— O que foi, queridinha? Por que esse choro, minha menina? O que foi, minha lindinha? Conte para a titia.

— Tia Tida, tia Tida, me ajude, me ajude, tia Tida — dizia a garota, soluçando.

— Te ajudo, sim. Mas o que foi?

— Estou grávida, tia! Me ajude a contar para a mamãe e o papai!

— Grávida, Cassina?!

Cassina era jovem, tinha apenas 18 anos.

Mas Tida ficou feliz, pois adorava criança, embora soubesse que gravidez na juventude implica grandes responsabilidades e exige amadurecimento. Não seria fácil para Cassina.

— Mas quem é o pai, Cassina? Quem é o pai do seu filho, minha menina?

— Ele morreu! Eu o amava, mas ele morreu! — Cassina soluçava e tremia vigorosamente.

— Mas quem era ele?

Cassina abriu a mão vagarosa e envergonhadamente para mostrar o retrato de Castelmar Júnior. Tida deu um longo sorriso. Eram dois presentes juntos: um sobrinho e uma fortuna.

Nas cartas, Castelmar Júnior declarava eterno amor a Cassina e reconhecia a paternidade da criança. A justiça ainda determinou alguns exames médicos, mas em poucos dias o futuro filho de Cassina foi legalmente reconhecido como único herdeiro de Castelmar Júnior, e Cassina, gestora do patrimônio até o herdeiro completar dezoito anos.

A pedido da tia, Cassina restaurou o convento e lá inaugurou o melhor bar e restaurante de toda a Catalina, o Antologia, refúgio de músicos, pintores e poetas. O bar era também grande centro divulgador da arte catalina, com exposições e música ao vivo todos os dias.

— Catalina respira cultura através do Antologia. É a voz da arte catalina — diziam.

O presidente Sarmento frequentava o bar todas as quintas. Dias após a posse do primeiro mandato, por volta das nove da noite, apareceu lá o presidente. Foi correria total.

— O presidente chegou, o presidente está aqui! Arranjem uma mesa especial para o presidente! Corram!!! — gritava o chefe dos garçons.

— Podem parar. Podem parar com isso! — falou Sarmento. — Quem está aqui é o Sarmento, o presidente ficou no palácio. Vou sentar em qualquer mesa que estiver vazia, e não quero furar fila. Se tiver alguém na minha frente eu espero.

Sarmento foi aplaudido por todos, e assim ficou acertado. Chegava sem alarde, esperava na fila, sentava, pedia cerveja, camarão frito com muito alho, e lá ficava, encantado com a música e com o movimento. Costumava ir a pé ou de táxi. Certa noite chegou de bicicleta, e quando a encostava para subir a escadaria, foi reconhecido.

— De bicicleta, presidente?

— Recomendação médica. Tenho que fazer exercício todos os dias e perder peso.

19

O FAROL

A neblina cobria Beira naquela manhã. Nada se via. Ariosto foi à sacada do quarto e pouco conseguia enxergar da Avenida Concórdia. Às seis e meia já estava tomando café.

— É assim todos os dias? — perguntou ao garçom.

— Nesta época do ano é muito comum amanhecer com nevoeiro. Porém neste ano parece que está mais forte.

A bicicleta estava no estacionamento do hotel. Saiu às sete e quinze e quase se perdeu por conta do nevoeiro. Em meia hora chegou à entrada do pontilhão do farol. A neblina se tinha dissipado.

O portão de ferro fechava a entrada do pontilhão que levava ao Rochedo Punta Negra. Do pontilhão eram mais dez minutos a pé por caminho de pedra até o farol. Quando Ariosto chegou, já estavam lá os três contratados locais, Marcones, Lia e Malvagan, elegantemente vestidos, como se estivessem indo para festa de casamento.

— Bom dia.

— Bom dia, faroleiro comissionado — responderam todos.

— Vamos entrando.

— Deixe-me te ajudar. Com essa chave maior se abre o portão de ferro.

— Obrigado, Marcones. Lindo lugar! Que vista maravilhosa!

— Somos privilegiados em trabalhar com esta paisagem — comentou Lia.

Os quatro seguiram pelo caminho de pedras. O farol novo ainda cheirava tinta e verniz. A maçaneta de ferro pintada de preto parecia nunca ter sido usada. No interior, tudo muito limpo e organizado. Trabalho da meticulosa Lia.

— Ao todo, recebemos oito caixas e dezesseis malas. Somente as caixas marcadas com X não foram abertas, conforme instruções. Aqui está o inventário de tudo. Já organizei nas prateleiras e armários.

— Bom trabalho, Lia. Vamos abrir as outras caixas.

Ao abrir, Ariosto começou a ter a dimensão do trabalho. Todo o sistema elétrico, as máquinas e as lâmpadas do farol precisavam ser instaladas.

— Meu Deus, vamos ter que começar do zero!

— Eu percebi isso quando vi esse monte de caixas fechadas. O pior vai ser montar e instalar as lâmpadas e o sistema de giro. Trabalheira dura, comissionado.

— É verdade, Malvagan, mas quanto mais cedo começarmos, mais cedo estaremos com o farol ligado. Vocês abram tudo e façam o inventário de tudo o que veio. Você, Malvagan, confira nos manuais se todas as peças de que vamos precisar chegaram. Vou ao banco providenciar o pagamento dos salários de vocês.

— É isso aí, comissionado, estamos em muita necessidade.

— Deixa comigo, Marcones, até o fim da manhã vocês estão com o dinheiro na mão.

Dez para meio-dia, Ariosto chegava com os salários. Eram três salários para cada um, dois atrasados e o do mês. O pagamento foi um momento de muita alegria. Marcones era o mais entusiasmado.

— Aleluia, aleluia! Achava que nunca receberia. Tem gente na porta de casa esperando pagamento. Viva o comissionado Ariosto! Tenho que sair, comissionado, para fazer pagamentos urgentes, e volto em uma hora.

— Está liberado, Marcones. Mas à uma hora aqui.

Lia contou o dinheiro, separou as notas por valor e guardou discretamente no fundo da bolsa. Malvagan nem abriu o envelope, que ficou jogado sobre a mesa.

No final do dia todas as caixas estavam abertas, e o inventário feito.

— Aqui está o relatório — apresentou Lia.

— Faltam trinta metros de cabos, cinquenta metros de fiação, disjuntores e transformadores. Dois bocais das lâmpadas do farol estão amassados, mas têm conserto. Faltam oito espelhos, mas mesmo sem eles o farol acende, ou seja, dá para colocar funcionando. O que falta, em Catalina tem. Meu primo, Dino Galveno, conserta os bocais. Falam na cidade que o comissionado prometeu inaugurar em sete dias. Verdade?

Verdade, Malvagan.

— Vai ter a inauguração no prazo prometido, mas é trabalho para dia e noite.

— Então você acha que dá para inaugurar em sete dias?

— Eu acho que dá, comissionado, mas vamos precisar de ajuda.

— Boa notícia, Malvagan. Prometi e tenho que cumprir o prometido. A Marinha do Brasil me deu carta branca para resolver esse problema. Então vamos trabalhar dia e noite. E tem mais: quem concordar em trabalhar por uma semana, de segunda-feira a sábado, de oito da manhã à meia-noite, ganha salário dobrado no fim do mês.

— Iúpi, iúpi! Eu concordo e reconcordo — gritou Marcones.

— Eu concordo — falou Malvagan.

— Concordo, comissionado.

— Ótimo! Todo mundo concordou, então começamos hoje. Malvagan, fale com seu primo que venha aqui urgente consertar os bocais. Lia, amanhã bem cedo quero você no comércio de Catalina comprando tudo que falta, e diga que a entrega é imediata. Diga que o pagamento será feito aqui no farol na hora da entrega.

— Sim, senhor comissionado.

— Marcones, eu e você vamos subir agora até a casa das lâmpadas, levando tudo que deverá ser montado lá amanhã.

— Mas, comissionados, só nós dois? As duas lâmpadas pesam mais de 80 quilos cada, e têm dois metros de altura.

— Vamos tentar, Marcones.

— Eu ajudo — falou Malvagan.

A escada era estreita, em caracol, e contornava o farol por fora. Foi pesado e doloroso, degrau por degrau. Gastou-se hora e meia para carregar as duas lâmpadas ao topo. Marcones continuou levando os espelhos e as lentes, enquanto Ariosto recebia Dino, primo do Malvagan.

— Senhor comissionado, o serviço é possible. Tengo que refazer toda a base do bocal, soldar e remendar. É possible, pero tarda dois dias e cuesta 500 millones de Corbetas.

Ariosto sabia que os bocais eram parte fundamental e não quis regatear.

— Pago os 500 milhões, mas tem que começar agora.

— Ahora, senior, no puedo, tengo que ir con mi senhora a visitar una tia enferma. Mañana tempranito.

— Sete horas, pode ser?

— Certamente, comissionado.

Ariosto, Malvagan e Marcones ficaram no farol até meia-noite. Estavam confiantes. Era só questão de muito trabalho.

No dia seguinte, às 6 da manhã, os três já estavam de volta à labuta. Dino chegou às 7, como combinado, e logo se pôs a trabalhar. Lia chegou às 2 da tarde, com caminhonete carregada de fios, cabos, disjuntores e transformadores. Todos foram até a entrada do pontilhão ajudar a descarregar o material.

— Está quase tudo aqui, mas faltaram os cabos 47k. Já foram encomendados em Porto Novo e chegam em quatro dias. É o cabo principal da instalação.

— Vamos deixar todo o resto pronto, só faltando a instalação do cabo. A que horas chega o cabo, Lia?

— O navio que vem de Porto Novo atraca às dez da manhã.

— Quatro dias, então estará aqui em Beira às dez da manhã da próxima sexta-feira, 3 de novembro.

— Tem o desembaraço de alfândega para liberação da mercadoria, e meu tio Galveno pode ajudar. Falo com ele e libera rápido.

— Ótimo, Marcones! O importante é que sexta-feira à noite o Farol de Catalina esteja ligado.

— Aí sim, comisionado! Sin duda viernes por la noche Catalina conocerá el farol ligado.

— Então vamos ao trabalho, pessoal.

Nos dias seguintes, Ariosto voltou ao hotel só para tomar banho e trocar de roupa. Trabalhavam dezoito horas por dia. Paravam apenas para comer e para pequenos repousos. Ariosto, Dino e Malvagan davam os últimos acertos nos disjuntores quando Marcones entrou no farol.

— Venham todos aqui fora ver a maravilha de paisagem.

Saíram os três correndo para vislumbrar o sol nascendo na baía de Beira. O mar azul, calmo e cristalino, os rochedos negros nas pontas das praias, as areias brancas, as montanhas cobertas com a vegetação mais verde e o vulcão Monimbo com seu cone cinza soltando fina linha de fumaça branca, como que dizendo: estou vivo e dormindo.

Os quatro ficaram ali por dez minutos, paralisados, anestesiados.

— E tiene gente que no acredita en Dios, comissionado — falou Dino.

Ariosto só balançou a cabeça de forma afirmativa.

Amanhecia a sexta-feira, 3 de novembro. O trabalho continuou até 9:30 da manhã.

— Agora, para continuarmos, só faltam os cabos — disse Malvagan.

— Marcones, venha comigo, vamos ao porto receber os cabos. Vou precisar da ajuda do seu tio.

— Sim, comissionado.

Saíram em disparada pela Avenida Comandante Fonseca. Marcones na frente, tocando freneticamente o sino da bicicleta, como que abrindo caminho para a autoridade — o comissionado Ariosto. Em vinte minutos estavam no porto.

— Vamos direto falar com seu tio.

Marcones e Ariosto deixaram as bicicletas na calçada, seguiram por um corredor lateral ao edifício da aduana e entraram pela porta dos fundos. Como todos conheciam Marcones, foram entrando, passando por salas e guichês até chegarem ao salão principal da imigração e aduana. Muita gente desembarcando, num movimento intenso de bagagens.

— Tio? Tio!

Galveno estava atendendo na imigração, conferindo passaportes e dando orientações.

— Marcones querido! Senhor comissionado! Que grande prazer em vê-los! O navio de Porto Novo chegou uma hora mais cedo. Já desembaracei as mercadorias de ustedes. Estão em minha sala. A notícia de que hoje vão acender o farol já correu por toda a Beira. Até o presidente estará na varanda do palácio do governo, esperando. Que horas mesmo vocês ligarão el farol?

— Entre sete e meia e oito da noite.

— Excelente, faroleiro! A Beira inteira estará esperando.

Galveno bateu palmas no ar e falou:

— Atenção, todos! Hoy por la noche entre sete e trinta e otcho horas van a acender el Farol de Catalina.

Palmas e vivas ecoaram no salão. Ariosto engoliu seco, sentiu frio no estômago e o peso da responsabilidade.

— Vamos até mi sala, las mercancias estan lá.

Ariosto e Marcones conferiram e estava tudo certo.

— Chegou tudo bem, conforme a encomenda.

— Sorte, faroleiro. Mire, tengo un camion para levar esto al farol.

— Aceito com gosto, Galveno. Estamos de bicicleta e estes cabos todos são muito pesados.

Quando Ariosto e Marcones chegaram ao farol, o caminhão com os cabos já estava lá. Lia e Dino conferiram novamente a mercadoria.

— Comissionado, está tudo aqui. Agora é só desembarcar, instalar e ligar o farol.

Os cinco iniciaram a instalação dos cabos ao meio-dia. Às quatro da tarde Marcones desceu a avenida para comprar comida.

Passava das sete da noite quando Dino fez a instalação dos últimos disjuntores. Sete e trinta, Ariosto e Lia conferiram a corrente elétrica e os transformadores. Quinze para as oito, Dino e Marcones fizeram a conferência final da rede elétrica e da instalação da chave-geral. Dez para as oito, Dino dá o aviso:

— Comissionado, tudo pronto, usted ya puede ligar el farol.

Ariosto foi ao quadro do painel de controle e olhou o relógio. Faltavam cinco minutos para as oito horas. Solenemente levou a mão esquerda à chave-geral e a girou para a direita, no modo Ligar.

Subitamente um som grave tomou conta do farol. A máquina que girava os espelhos das lâmpadas começou a funcionar. Do alto da torre do farol vinha o barulho dos espelhos girando ao redor das lâmpadas, que ainda estavam apagadas. O som grave foi tornando-se agudo e intermitente. O som agudo aumentava rapidamente, gerando medo de algo estar totalmente errado. Ariosto olhou para o lado e viu nos rostos de Marcones e Lia a imagem do pânico.

— Esta merda vai explodir! — gritou Marcones.

— Vamos correr! — gritou Lia.

— Calma, calma! — gritava Dino. — É assim mismo. La máquina está esquentando.

— E este cheiro de queimado? — perguntava Ariosto.

— Tranquillo, comissionado, é assim mismo. A corrente de energia é fuorte e está aqueciendo los cabos. É normal.

O som ficava cada vez mais agudo.

— Vai explodir, vai explodir! — gritava Marcones, que saiu correndo e encontrou a porta de saída do farol trancada. — Abram esta porta, vai explodir, vamos todos morrer!

Lia ergueu as mãos ao céu, em prece.

— Está correto, Dino? É assim mesmo, com esse barulhão?

— Calma, comissionado. Tuto correto.

Subitamente o som agudo tornou-se um ronco grave e o farol começou a tremer. Todos, menos Dino, gritaram:

— VAI EXPLODIR! VAI EXPLODIR!!!

Marcones esmurrava a porta, tentando sair.

— É O MEU FIM! É O MEU FIM! — gritava Malvagan.

Ariosto olhava para o alto, pensando em Virgínia. Tão lindo e curto amor...

Todos correram para a porta. Malvagan tentava as chaves na fechadura da porta.

— É ESTA, MALVAGAN, TENTA ESTA! — gritava Lia.

Ariosto fechou os olhos, sentia-se preparado para a morte. Tinha dois amores, um do lado de cá, outro do lado de lá. Por um segundo pensou em reencontrar Aurora.

Marcones foi à janela que dava para o penhasco. O mar estava a uns 50 metros abaixo. Se pulasse dali, era morte na certa.

— É esta a chave! — Lia arrancou o molho das mãos de Malvagan. As chaves caíram no chão, e na confusão foram chutadas para baixo do armário.

— AGORA VOCÊ PERDEU AS CHAVES, SUA IDIOTA!! — gritou Malvagan, que se jogava contra a porta, tentando derrubá-la.

— Calma, seus tontos, nada vai explodir, é assim mismo, isso é normal! — gritava Dino.

O som parou completamente por alguns segundos, uma pequena explosão foi seguida de flashes e logo uma luz intensa e constante cortou o mar escuro de Catalina.

— O FAROL ESTÁ ACESO! ESTÁ ACESO! — gritou Dino. — Sucesso, comissionado! SUCESSO!!!

Emocionados, todos se abraçaram. Estavam vivos, e o farol, aceso.

— Venham aqui! Corram, corram! — chamou Marcones, que estava na janela. — Escutem, a Beira toda está festejando!

Ariosto chegou à janela e ouviu assovios, buzinadas, muitos toques de sinos de bicicletas e gritos de alegria vindos da cidade.

— A Beira está nos aplaudindo, comissionado! — falou Marcones, emocionado.

Ariosto reparou que Dino, com os olhos molhados, estava triste, olhando pela janela.

— Parabéns, Dino. Esses aplausos são para você. O único aqui que sabia realmente o que estava fazendo.

— Pobre do mio país, pobre de mi gente que se alegre com tão pouco. Esta gente já sofreu mucho, comissionado, já sofreu mucho.

Ariosto, Dino e Marcones subiram à torre do farol.

— Veja que luz forte, comissionado!

— Vai aumentar quando as lâmpadas estiverem completamente aquecidas — explicou Ariosto.

A noite estava totalmente escura, sem lua. Os três, do alto do farol, contemplavam o facho de luz que girava cortando a noite escura e se propagando ao infinito.

No lado direito do farol, dois focos de luz: o Farol das Galés e o Farol do Porto Novo; à esquerda, o Farol do Meio (uma boia-farol no caminho do Rio de Janeiro), e, no fundo do horizonte, uma luz piscava fraca: era o navio Euclides da Cunha em sua viagem de retorno ao Brasil.

Lia e Malvagan chegaram ao topo do farol.

— Veja, comissionado, o Farol das Galés está piscando uma mensagem — disse Malvagan.

Ariosto observou a sequência de sinais e decodificou.

— Eles estão dizendo: "Bem-vindos, amigos do Farol de Catalina."

— Eles estão escrevendo pra gente?

— É, Marcones. Eles estão nos desejando boas-vindas.

Todos gritavam e sorriam de alegria.

— Viva o Farol de Catalina! — bradou Marcones.

— Viva!!! — responderam todos.

Ali ficaram os cinco, vendo sua obra iluminar a noite.

Ariosto, Dino e Malvagan decidiram dormir no farol para acompanhar o funcionamento das máquinas. O farol estava funcionando, mas faltava instalar o telégrafo de luz. Artefato mais simples, serviria para enviar fachos de luz com mensagens telegráficas para navios até a linha do horizonte, e para os faróis mais próximos. As mensagens para o Rio de Janeiro seguiam por fachos de luz até o Farol das Galés, e de lá por cabo submarino.

Para usarem o telégrafo de luz, tinham que ajustar o facho de luz na direção para onde a mensagem deveria ser enviada. Com sistemas de guilhotina, a luz do farol seria interrompida, gerando mensagens em Código Morse. A mensagem a ser passada era datilografada normalmente no decodificador, que gerava uma fita de papel com furos. Essa fita era introduzida na máquina leitora, que gerava sinais elétricos para as guilhotinas, produzindo a mensagem em Morse. Na outra ponta, o processo de leitura era visual: o operador do farol lia os sinais de luz em código Morse e escrevia a mensagem no papel.

— El telegrafo de luz é fácil montar, comissionado. Mañana ao final do dia funciona.

— Também acho, Dino. Li o manual GIF (Guia de Instalação de Farol) e percebi que não teremos problema. Amanhã à noite mandaremos nossa primeira mensagem para o Rio de Janeiro.

Já passava das dez da noite quando Ariosto saiu com Marcones e Lia para comprar comida, bebida e pó de café. Ele ia atrás de comida, os dois seguiam para casa.

— Marcones, a estas horas, onde encontro restaurante aberto?

— A esta hora o melhor lugar para ir é o Antologia. Hoje eles funcionam até mais tarde.

— Vamos lá, então. Enquanto espero a comida ficar pronta, tomamos umas cervejas para comemorar.

— Ótima ideia!

— E você, Lia, vem conosco?

— Está tarde, comissionado.

— Uma cervejinha só. Não demora nem meia hora.

— É uma ordem, comissionado?

— Claro que não. Só um convite. Nós merecemos.

— Então tá. Depois de tudo que passamos dentro daquele farol, é justo.

Seguiram os três de bicicleta para o famoso Antologia.

20

ANTOLOGIA, O BAR QUE EXPLICA UM PAÍS

Deixaram as bicicletas aos pés da escadaria e subiram.

— Veja, Ariosto — apontou Lia. — É a história de Catalina.

Nas paredes da escadaria, várias pinturas em sequência apresentavam os momentos mais importantes da história da ilha: seus heróis, suas guerras, a independência, a ditadura e a vitória da democracia.

Subindo, Ariosto ouviu uma linda voz ecoando um canto romântico. Quanto mais subiam, mais forte a voz ocupava o ar.

— Vocês sabem quem está cantando?

— É a Yola Semedo — respondeu Lia.

O Antologia estava lotado. Yola, vestida de azul-escuro, estava sentada numa banqueta alta no centro do palco. Sua voz grave e doce abraçava a todos, e sua música falava de guerra e de paz, do fim da luta e do início de nova era para Catalina, agora sem guerra.

— Marcones, você conhece a Tida, dona do Antologia?

— Claro! Olha ela ali, servindo aquela mesa. É a que está com camisa verde. Quer que eu a chame?

— Sim.

— Oi, Tida!

— Marcones! Quanto tempo!

— Tida, este é o comissionado Ariosto, meu chefe no farol.

— Você tá trabalhando no farol?

— Há três meses.

— Parabéns a vocês! Finalmente o farol começou a funcionar! A maioria das pessoas que estão aqui veio ver a inauguração do farol. A vista daqui é linda. Vejam como ficou bonito o farol de vocês.

Foram os quatro ao terraço, e ao fundo estava lá o brilhante Farol de Catalina.

— Parabéns! Vocês sabem que esse farol funcionando vai aumentar os meus negócios? Muita gente jantará aqui só por causa do farol. Parabéns!

— Obrigado, Tida — responderam todos.

— Esperem aqui só um minutinho. Não saiam daqui.

Tida correu ao palco e falou algo com Yola, que cantava. Yola parou de cantar para anunciar:

— Amigos da Beira e de toda a Catalina, tengo grande prazer di apresentar pra ustedes os faroleiros que acenderam hoje u farol de Catalina. Um grande aplauso a eles que ali estão. Yola apontava para os três e o Antologia todo de pé aplaudia.

Ariosto curvava a cabeça em agradecimento, Lia e Marcones acenavam. Terminados os aplausos, Yola voltou a cantar. Ariosto pediu três cervejas e sentou-se com Lia e Marcones na varanda. Ao fundo, o farol brilhava forte.

Sentados, sentiam o sabor da vitória, do dever cumprido, do orgulho de fazer algo bom para tanta gente. Tida trouxe seis cervejas em balde cheio de gelo.

— Oferta da casa. Bebam à vontade. Quando acabar, é só me chamar.

— Então temos que beber, hein, Marcones?

— Positivo, comissionado.

— Eu tomo duas e me vou.

— Fique à vontade, Lia.

Yola cantava num ritmo dançante.

> *Ei ei, sabes que es meu amor...*
>
> *Nada melhor é saber que existe alguém que nos quer bem*

— Vamos dançar, Lia.

— Comissionado, eu não sei dançar.

— Então vai aprender agora!

A pista estava repleta, mas gentilmente abriram espaço. Lia deslizava como pluma, suave e no ritmo.

— Não sabe dançar, hein?

— Mentirinha, ahaha. Todo catalino sabe dançar.

Ela conduzia ao som da música, no ritmo catalino, no sangue nativo. Yola sorria, acenava ao casal e cantava:

> *Eu vou gritar pra tudo mundo ouvir, sabes que es o meu amor, se alguma vez te desiludi, perdoa por favor...*

Lia deslizava com leveza e graça. Ariosto sorria. Nunca vira alguém dançando tão bem. Naturalmente abriu-se a roda e Lia dançava com sensualidade e beleza, num verdadeiro espetáculo. Girava e gingava no exato compasso da música.

E venha o que vier, não importa o que vier estarei aqui.
Lalala, sabes que es o meu amor...

— Esses faroleiros são demais! Primeiro acendem o farol e agora dão show para nós — disse Yola, sorrindo.

Quando voltaram para a mesa, as seis garrafas de cerveja estavam vazias.

— Marcones, você bebeu tudo sozinho? — perguntou Lia.

— Não, bebi com meu anjo da guarda.

— Então os dois já devem estar tontos.

Ariosto ria sem parar.

— Tida, mais seis cervejas, por favor, mas essas eu pago.

— Nem pensar, faroleiro! Se vocês continuarem a dançar assim quem vai ter de pagar sou eu.

De repente, um burburinho e certa agitação.

— Com licença, comissionado, o presidente está chegando.

Tida saiu às pressas. O presidente Sarmento chegou sem pompa nem circunstância. Veio de bicicleta. Entrou na fila e esperou pela próxima mesa. Estava sozinho, vestia camisa florida verde e rosa, calça preta e chapéu panamá de aba curta. Pediu rum, cerveja e camarão frito. Num gole bebeu o copo de rum e logo se pôs a dançar sozinho na pista.

Ariosto ficou admirado. Ali estava o presidente de um país dançando sozinho! Tida chegou com mais cerveja, e, ao ver Ariosto observando o presidente, comentou:

— Ele está feliz pelo farol.

— Tida, conheci seu irmão no navio vindo do Rio.

— Você esteve com o Contreras?

— Ele me falou muito de você e do Antologia.

— Amigo do meu irmão é amigo meu.

— Vamos dançar, comissionado? — chamava Lia.

— Tida, volto com mais calma para conversarmos. Vou dançar mais um pouco e volto ao farol.

— Aqui você me encontra sempre. Só não abro segunda-feira.

21

O TELÉGRAFO DE LUZ

Começaram cedo, na manhã seguinte, a instalação do decodificador. As partes montadas formavam um hexágono com uma entrada, para receber as mensagens telegráficas, na forma de fitas perfuradas, para serem transmitidas, e uma saída para as mensagens recebidas. No final da manhã já estavam com as partes internas do telégrafo montadas e instaladas. Agora era subir na torre do farol e montar as guilhotinas e a conexão dos cabos. Por ser espaço muito pequeno, Ariosto trabalhou sozinho por toda a tarde. De momentos a momentos parava para apreciar a paisagem, olhava para o horizonte, na direção do Rio de Janeiro, e lembrava de Virgínia, Aurora, Adamastor, Aidê, Negrogato e Pilha. Eu não sou daqui, pensava. Minha vida está do outro lado do mar, onde estão meus amigos e meus negócios. Por outro lado, começava a gostar de Catalina, percebia que estava fazendo o bem e que estar ali era importante para Catalina e para o Brasil.

Olhou para baixo, em direção à praia, e viu pescadores puxando rede, bicicletas paradas e pessoas com cestas de vime esperando a chegada dos peixes. Quando a rede entrou na areia os peixes se debatiam e os pescadores falavam alto, entusiasmados com a boa pescaria. Logo as pessoas com suas cestas se aproximavam e começavam a negociar os preços dos peixes. Dezenas de gaivotas sobrevoavam, esperando as sobras, e crianças com pequenos cestos catavam os peixinhos que escapavam das malhas da rede. Duas carroças chegaram, e um homem de chapéu de abas largas arrematou o resto dos peixes.

A mulher que caminhava de mãos dadas com a criança acenou em direção ao farol. Ariosto, que enxergava muito bem, apesar da distância reconheceu a pessoa e acenou de volta. Era Tida.

O sol começou a se pôr e Beira terminava mais um dia de trabalho. As pessoas saíam com suas bicicletas e os pontos de ônibus começavam a encher de gente. De volta para casa os catalinos banhar-se-iam, jantariam, fariam suas preces e se reuniriam na sala ao redor do rádio para ouvir as três coisas da noite, as palavras do presidente Sarmento, na qualidade de presidente do Partido da Árvore (que estava no poder), e as palavras de Reyna de Maria, presidente do Partido da Flor (partido de oposição). Cada qual falava cinco minutos por dia. E depois, o mais esperado da noite: mais um capítulo da novela Os Combatentes. Baseada em fatos reais, a novela contava o dia a dia da luta contra a tirania, as mortes, as vitórias e as derrotas daqueles que abandonaram tudo e entregaram suas vidas para derrubar o ditador e reestabelecer a democracia em Catalina. A novela falava das personagens da tirania, suas vidas de luxo e extrema riqueza, e principalmente do tirano, com suas loucuras de ser o escolhido de Deus para governar Catalina, de ter poderes sobrenaturais e a capacidade de ler pensamentos. Falava também das filhas do tirano, as gêmeas Leia e Liana, que até os dezoito anos tinham a mania de cavalgar nas costas dos empregados do palácio para levá-las de um lado ao outro da mansão, e que nos seus 25 anos de existência nunca repetiram uma roupa, e de como, mesmo não sendo muito bonitas, todos anos revezavam a coroa de Miss Catalina.

Quando Ariosto terminou de instalar as guilhotinas, a noite já havia entrado. Dino fez a inspeção final e Malvagan reviu a instalação do telégrafo de luz.

Ariosto foi ao decodificador e datilografou o primeiro telegrama do Farol de Catalina. Foi esta a mensagem:

Em conformidade com o artigo 37, parágrafos 12, inciso 7 do GIF (Guia de Instalação de Farol), declaro estar definitivamente conectado e funcionando o Farol de Catalina e o seu respectivo telégrafo de luz. Missão cumprida.

Respeitosamente,
Equipe do Farol

Todos subiram à torre para ver a mensagem partindo. A mensagem saiu perfeita, em fachos de luz para o Farol das Galés, e de lá por cabo submarino até o Farol Central de Guaratiba. Após alguns minutos o Farol das Galés começou a piscar em direção a Catalina.

— Comissionado, estamos recebendo uma mensagem — gritou Marcones.

Desceram todos correndo para onde estava Malvagan, que transcrevia a mensagem. Ariosto recebeu a mensagem de Malvagan e leu em voz alta:

O Comando-Geral da Marinha parabeniza a equipe do Farol de Catalina pelo sucesso e pela rapidez na instalação dos equipamentos e o pleno funcionamento do farol e do telégrafo de luz. Conforme previsto no GIF, artigo 107, parágrafo 8, inciso 23, este Comando-Geral autoriza o pagamento de gratificação pecuniária aos membros da equipe do farol, no valor de 25% do salário-base. Informa também que em dez dias chegará ao Farol de Catalina o Inspetor-Geral da Marinha, o Excelentíssimo Senhor Garcia Gastão, para fazer a inspeção de praxe e a entrega formal dos serviços do farol às autoridades locais. O Inspetor-Geral levará instruções expressas sobre o trabalho no farol e sobre a permanência do faroleiro Ariosto Degard Filarmeno na ilha. Em futuro telegrama enviaremos os detalhes dos preparativos necessários para a chegada do Inspetor-Geral.

Assinado, Almirante Setembrino

Presidente do Comando-Geral da Marinha.

Todos ficaram felizes com a gratificação, mas apreensivos com a mensagem final do telegrama: permanência na ilha do faroleiro Ariosto Degard Filarmeno? O que será que querem dizer com isso?

— Não tenho a menor ideia — respondeu Ariosto.

Será que querem me mandar de volta para o Rio de Janeiro?, pensava. Ariosto foi ao decodificador e datilografou a seguinte mensagem:

A equipe do Farol de Catalina agradece efusivamente a gratificação pecuniária e informa que estamos a postos, aguardando instruções para a chegada do excelentíssimo Senhor Garcia Gastão, Inspetor-Geral.

Respeitosamente,

Equipe do Farol.

Ariosto retirou a fita perfurada com a mensagem telegráfica, inseriu na máquina leitora e todos subiram à torre para ver a mensagem saindo. Os fachos cortavam a noite na velocidade da luz e a mensagem saía clara.

— Bem, meus amigos, mais uma missão cumprida. Amanhã mesmo eu providencio o pagamento da gratificação autorizada, mais as horas extras. E, obviamente, o pagamento dos serviços prestados pelo nosso amigo Dino. Vou propor à Marinha que Dino tenha um contrato permanente de apoio à manutenção do farol.

— Obrigado, comissionado. Aceito por estar precisando mucho — respondeu Dino.

— A Marinha é que deve agradecimentos a você, Dino. Bem, amigos, vamos descer, fechar tudo, e para casa descansar. Malvagan fica no plantão noturno?

— Eu fico no plantão, sim, senhor comissionado.

— Então vamos embora para casa.

— Comissionado? Olhe, comissionado! Estamos recebendo outra mensagem do Farol do Meio.

— É verdade! O que será agora?

Malvagan transcreveu a mensagem e a entregou a Ariosto, que a leu com os olhos cheios d'água, deixou-a sobre a mesa e saiu silenciosamente.

— O que foi, comissionado? — perguntou Marcones.

— O que aconteceu? — perguntou Lia.

Lia pegou o telegrama na mesa e leu em voz alta para todos:

Querido amor. Penso em você todos os dias, sonho com você todas as noites. Nosso amor tão breve e tão forte está separado por esse grande mar. Hoje recebi a informação de que não serei transferida para Catalina. Querem que siga para a Antuérpia na próxima semana. Se não embarcar em sete dias, serei expulsa da Marinha. Pela memória do meu pai, não posso ser expulsa. Ontem à noite fui à praia de Copacabana e vi no horizonte o brilho de um farol. Sonhei que era o de Catalina — assim você estaria mais perto de mim. Sei que você está bem, sei que você encontrou seu destino. Talvez Deus não nos queira juntos. Talvez não seja este o nosso destino. Talvez tenhamos ficado cegos com a luz de um amor intenso que se apagou com a chegada do dia. Você é meu anjo que desapareceu no amanhecer. Queria te dar um último beijo.

Aquela que te amou *muito. Adeus,*

Virgínia.

— Quem é Virgínia? — perguntou Lia.

— É a esposa dele — respondeu Marcones.

— Pelo telegrama, parece que *era* esposa dele.

Na manhã seguinte, Ariosto mandou carta expressa para Virgínia.

— Custa caro, mas chega em três dias e entregam na mão dela — confirmou Lia.

Na carta, de mais de dez páginas, Ariosto falava do amor por Virgínia, mas que em momento algum seria barreira na caminhada da vida. Apoiava a ida para a Antuérpia e entendia que a expulsão da Marinha seria devastadora para Virgínia e para a memória do pai, um verdadeiro símbolo para os faroleiros. Por fim, pôs na carta a questão mais dolorosa. Ele perguntava se ela queria cancelar o casamento. E terminou dizendo que, qualquer que fosse a decisão dela, o amor dele não mudaria, e que eternamente estaria do lado dela para todo tipo de apoio: amoroso, sentimental, financeiro e de amigos.

Ariosto entregou a carta para Lia e disse:

— Hoje não vou mais trabalhar. Precisando de mim, estou no hotel.

Às sete da noite, Lia passou pelo hotel e encontrou Ariosto no bar.

— Você é amiga do faroleiro? — perguntou o barman. Ele já tomou quase uma garrafa de rum, e está pagando a conta de todos que chegam ao bar. Acho que está na hora de ele parar.

— Comissionado?

— Lia? Você por aqui? Sente, vamos tomar umas cervejas. — A voz saía carregada. — Sente! Sente, por favooorrr.

Lia se sentou, Ariosto a abraçou e começou a chorar.

— Comissionado, o que foi?

— Só desabafo, só descarregando esta dor no peito. Perdão, eu nem te conheço. Eu nem te conheço direito.

— Eu estou aqui, comissionado.

— Eu nunca a mereci. Tanto ela como Aurora eram muito melhores que eu, seres superiores, compreende? E só fiz mal para elas. Só o mal, compreende? Esse casamento, a minha prisão, tudo tão errado, só destruindo vidas. Casar com Virgínia daquela forma, errado, errado! Compreende? Eu nunca devia ter vindo para Catalina. Ela está certa, tem que seguir a vida, a vida, a vida tem que seguir. Entende?

— Entendo.

— Aurora, Aurora, por quê...? Por que foi morrer daquele jeito, tão jovem, tão linda, tão linda, com tanta vida para viver? Eu a carreguei morta nos braços pelas ruas, e pedi a Deus um milagre, e ele não me deu. Eu sou um idiota, Lia, só fiz trabalhar e ganhar dinheiro, para quê? Idiota! E Virgínia, linda, linda Virgínia. Um anjo que eu perdi nesta loucura que sou. Perdi o anjo. Mas... Ela vai ser muito feliz. Tudo que ela precisar eu vou dar, eu posso ajudá-la a ser feliz. Ela vai encontrar alguém, vai ter filhos, e vou estar sempre ao lado, ajudando, ajudando... Entende? Lia, Lia, me sinto tão só. Minha vida foi sempre muito só. Meus anjos se foram, um para o céu, outro pra Antuérpia. Garçom, garçom!!! Mais rum aqui, mais cerveja. Tome aqui, garçom, propina, gorjeta, gorjeta!

— Faroleiro, está bem, o senhor já me deu muito dinheiro, não precisa mais.

— Ariosto — pela primeira vez Lia o chamava pelo nome — chega! Vamos sair daqui, vamos ao Antologia, vamos dançar. A música conserta a alma e a dança cura o coração.

— Isso, vamos dançar, Lia! — disse ele, completamente tonto.

Foram de táxi. O Antologia estava abrindo. Tida arranjou mesa em frente ao palco. Ariosto em pé, dançava mesmo sem música.

— Ele já está bem calibrado, o que foi que aconteceu? — perguntou Tida.

— A esposa quer a separação. Ela é faroleira e vive no Rio de Janeiro.

— Bonitão desse jeito, não vai ficar muito tempo solteiro. Até eu topo casar com ele.

— Então entre na fila, que eu estou na frente — afirmou Lia.

Yola abriu a noite cantando em inglês.

— Pro lindo casal de faroleiros ofereço esta música — disse Yola. — *Angel of the Morning,* de Chip Taylor.

Os dois dançaram lentamente. Ariosto a abraçava forte e acariciava seus cabelos. Lia dançava suavemente e cantava no ouvido de Ariosto: "...just call me angel of the morning, just touch my cheek before you leave me, baby, then slowly turn away from me".

— Angel of the morning, angel of the morning — repetia Ariosto.

A voz de Lia entrava limpa por seu ouvido e acalmava o coração, suas angústias e a tristeza. O beijo de Lia saiu normalmente, com doçura e carinho. Com afeto e amor.

Dançaram e dançaram.

Ao amanhecer, estavam na praia. Ariosto contou toda a sua vida e Lia escutava com atenção. Ele queria falar e ela percebia que isso o fazia sentir-se melhor.

Às sete da manhã se despediram com um longo beijo.

— Até logo, Lia. Puxa, não sei como te agradecer. Você me ajudou no momento que eu mais precisava. Até logo, Lia. Obrigado.

— Ela respondeu cantando "just call me angel of the morning baby, just touch my cheek before you leave…"

Ariosto a beijou e disse:

— OK. Até logo, meu anjo da manhã.

Lia já tinha atravessado a rua quando olhou para trás e disse:

— Ariosto, "I won't beg you to stay with me through the tears of the day".

Ariosto sorriu e enviou um beijo com a mão.

Às dez da manhã, Ariosto entrou no farol. Todos já estavam lá. Lia se aproximou.

— Comissionado, chegou o telegrama com as instruções para recepção do inspetor-geral.

— Lia! Foi tão bom ontem à noite e hoje de manhã!

— Também achei, Ariosto. Mas aqui, por enquanto, temos que manter distância.

— Claro, claro!

— O inspetor-geral chega na próxima semana. Ele quer audiência com o presidente. Posso ir adiantando isso?

— Claro. Por favor.

— Estou fazendo a prestação de contas de todos os gastos. Vai estar pronta para a chegada do inspetor.

— Ótimo!

Nos dias seguintes, Ariosto e Lia se encontraram somente no trabalho.

O inspetor-geral não quis reserva em hotel, preferiu dormir no próprio farol. Ariosto fez os arranjos necessários para a instalação do chuveiro com água quente.

No início da semana seguinte, chegou carta expressa do Rio de Janeiro. Eram documentos enviados por firma de advocacia que deveriam ser assinados para o cancelamento do casamento com Virgínia. Ariosto assinou. No final da mesma semana, Ariosto recebeu carta expressa e pacote de documentos vindos de Adamastor. Num relatório de trinta páginas vinham as informações detalhadas dos negócios, com seus rendimentos e inventário de estoque de cada loja. Dos barcos de pesca e da peixaria, a mesma coisa. Na carta Adamastor falava do Restaurante Catumbina, no Botafogo, que estava à venda e indicava ser bom negócio, não só pelo restaurante, mas também pelo imóvel. Informava da compra de galpão em Guadalupe para a instalação de uma nova loja do supermercado, e por fim dava três notícias que alegraram profundamente a Ariosto:

Ariosto, sei que essa notícia vai te agradar. Começaram, na semana passada, a trabalhar conosco a menina Aurora, de Derribadinha, lá do Vale do Jequitinhonha, e o seu grande amigo (é assim que ele se apresenta), o sargento Julião. A Aurorinha (assim que a chamamos para não se confundir com sua amada) está trabalhando com a Aidê na peixaria. Muito boa menina, tem um olhar vivo e é muito esperta. Arranjei para ela morar, provisoriamente, num dos quartos em cima do supermercado do Catete. Ela trouxe o vestido de noiva que pertenceu à sua Aurora, primeiro para provar que te conhecia, e segundo para devolver o presente. Guardei-o. Você sabe que a garota é menor e trabalhava praticamente como escrava na fazenda desses Nocas. Vou consultar o doutor Oliveira para ver como resolvo a questão legal da permanência da Aurorinha aqui no Rio de Janeiro. A solução, acredito, será uma adoção de menor abandonado, e Aidê já me disse que gostaria de adotar a menina.

O seu amigo Julião está nos barcos. Expliquei ao Pilha como Julião te ajudou e pedi paciência, pois o tipo é um pouco difícil de conviver. Mas entende de barco, inclusive a mecânica, como ninguém. Vai ser útil ao nosso negócio. Por fim, meu amigo, me procurou ontem a Virgínia. Embarca hoje para a Antuérpia. Estava muito triste. Disse que somente ontem soube que o escritório de advocacia te enviou os documentos de cancelamento do casamento. Ela diz que não autorizou o envio e não era essa sua intenção. Somente consultou um advogado amigo sobre como seria o processo de cancelamento. Me falou que não vai processar a separação, e que você, se quiser, deverá tomar as providências. Ela estava muito abalada com tudo. Acredito que contava muito viver com você em Catalina, mas com a ameaça de expulsão da Marinha não teve outra escolha. Ela venera a memória do pai e não poderia aceitar isso. Meu querido garoto, não tome nenhuma decisão açodada, espere o tempo fluir.

Abraço, do seu amigo de sempre.

PS. Você faz muita falta por aqui. Pensa em voltar? Quando?

À noite Ariosto teve dificuldade para dormir. Fechava os olhos e via Virgínia. Olhou o relógio: quinze para meia-noite. Na manhã seguinte chegaria o inspetor-geral. Tentou novamente dormir, mas simplesmente não conseguia.

Resolveu tomar banho, talvez a água quente ajudasse relaxar. Terminava o banho quando bateram à porta.

— Quem será a essa hora? Será que é algo com o farol? — Olhou rapidamente pela janela e viu que estava aceso. — Quem será?

Nova batida.

— Já vou, estou saindo do banho.

Rapidamente se vestiu e abriu a porta.

— Lia! Aconteceu alguma coisa?

— Eu não consigo parar de pensar em você.

Ela estava linda. O cabelo liso, negro como jabuticaba, descia até os ombros. Vestia calça azul-escura e camiseta branca. Calçava sandálias. Parecia que acabara de sair da cama, mas estava linda. No sorriso e no olhar via-se o medo de estar ali e de como seria recebida.

— Não consigo dormir.

— Nem eu.

— Soube que sua esposa não quer mais a separação.

— É, comentei com Marcones.

Lia sorria. Os cabelos negros realçavam a pele e o sorriso muito branco. Olhos brilhavam como se fosse pedir alguma coisa.

— Você vai voltar para ela?

— Não sei. Está tudo muito confuso ainda.

Ainda conversavam na porta.

— Posso entrar?

— Sim.

Quando Lia saiu do hotel, já amanhecia. Ainda não estava claro, mas a escuridão já tinha ido. Ariosto a acompanhou até a saída do hotel. Beijaram-se e ela entrou no táxi.

Ele começou a andar pelas ruas próximas ao hotel. Sabia que não dormiria mais e em poucas horas chegava ao porto o inspetor. A cidade acordava. Não estava claro ainda. O céu menos escuro e o movimento na rua diziam que a luz não chegou, mas o dia começava.

— Lia, Lia, Lia... Por que agora? Por que dessa forma?

Ariosto falava sozinho.

22

O GEGE CHEGOU

Esperando o inspetor-geral, lá estava Lia no porto. Linda e sobriamente vestida, trazia nas mãos, como acertado, o cartão de boas-vindas. Ariosto admirava a forma como ela separava a relação dos dois com as coisas do trabalho.

— Você está linda!

— Perdão por ontem à noite. Não devia...

— Shhh... Não diga mais nada. Foi lindo!

— Espere, eu preciso te dizer. Não sinta pena de mim. Por favor, não! Foi muito bom tudo que vivemos, mas eu não quero ser...

— Shhh... Não diga nada, você foi e é um anjo para mim. Me sinto feliz de estar perto de você.

— Só quero te dizer que você não tem obrigação nenhuma. Você não está de mãos amarradas comigo.

— Nada disso, claro! Só existe amor. Só amor.

— Vamos mudar de assunto. Marcones está chegando.

Lia limpava as lágrimas.

— Comissionado, bom dia! Lia, bom dia!

— Bom dia, Marcones.

— Chefe, falei com meu tio e ele me disse que o navio está duas horas atrasado. Você estava chorando, Lia?

— Não, Marcones, de onde você tirou essa ideia? Só alergia mesmo. Essa época do ano me dá muita alergia.

— Marcones!

— Sim, comissionado!

— Pergunte ao seu tio o prefixo do navio e os nomes do comandante e do vice, preciso pôr isso no meu relatório.

— Agora, chefe!

Marcones saiu às pressas.

— Nome de comandante no relatório? Eu não vi essa instrução.

— Eu só queria um tempo para falarmos. Eu me senti muito feliz de estar com você. Eu estou fazendo tudo que meu coração manda. Não tem amarras nem pena. Pare com isso. Você é linda e muito fácil de se apaixonar. A vida é muito curta e eu não quero magoar ninguém, só quero encontrar alguém para dividir a existência, o tempo, as coisas, as memórias. Só quero acordar ao lado de alguém e dizer que é eterno. Eterno.

Lia chorava.

— Eu só tenho medo de sofrer, Ariosto. Só isso. Só tenho medo de sofrer. Você é minha primeira paixão.

Os dois se abraçaram. Marcones surgiu subitamente.

— Eu sabia que você estava chorando, Lia. O que foi?

— O gato dela morreu atropelado — disse Ariosto.

— Nossa, que tristeza! Coitado do gatinho! Como se chamava?

— Marcones.

— Ué?! Seu gato tinha meu nome?

— É! Nunca te falei nada. Não queria te constranger. Mas eu pus o nome no gato antes de te conhecer.

— Poxa, o gato Marcones morreu atropelado. Triste. Bem, chefe, passei só pra dizer que vou à comissaria buscar os nomes que você me pediu. Meu tio não os tem.

— Obrigado, Marcones.

— Volto logo.

— Vai tranquilo.

Marcones saiu e Ariosto e Lia riram.

— Gato atropelado? De onde você tirou isso, Ariosto?

— Do mesmo lugar que você tirou que o nome do gato era Marcones.

— Foi o primeiro nome que me veio à cabeça.

Os dois riram abraçados.

Com três horas de atraso, chegou o inspetor-geral. Ariosto notou que trazia pouca bagagem. Uma mala de mão e mais uma, pesando no máximo vinte quilos.

Meio calvo, os cabelos que tinha eram longos e claros. Aparentava ter setenta anos ou mais. Suas marcas eram o vasto bigode louro e o riso fácil. Não era baixo, nem alto, mas, como estava acima do peso, podia-se dizer que era o típico gordinho.

Chegou, abraçou forte Ariosto, respirou fundo e disse:

— É tão bom estar vivo! Estou adorando este lugar. Quem é essa linda?

— Inspetor-geral, esta é a contratada Lia Bougart, nossa pessoa na contabilidade do farol.

— Lia Bougart?

— Sim, inspetor.

— Você é linda e seu país é maravilhoso.

— Obrigada duas vezes.

— De nada. Duas vezes.

— São só essas as malas, inspetor?

— Só isso. Eu viajo leve.

— Inspetor, este é o Marcones, nosso plantonista diurno.

— Sua excelência é grandemente esperada.

— Prazer, Marcones, mas vamos clarear uma coisinha. Vocês podem me chamar do que quiserem, mas meu nome é Garcia Gastão, e gosto de ser chamado de GEGE.

— Só GEGE?

— Só GEGE. Vocês podem me chamar de lindo GEGE, inteligente GEGE, mas não esqueçam do GEGE, entendido?

Todos riram.

— E essa história de Excelência, Inspetor-Geral, Meritíssimo, é um saco cheio de estrume. Eu sou somente funcionário público, como vocês. E você, belezura, pode me chamar de Gegezinho.

Lia riu.

— Quem vai gostar de você, Gegezinho, é Sarmento, nosso presidente. Ele é o seu estilo — falou Lia.

— Ele, eu tenho que chamar de Presidente Sarmento, ou Vossa Excelência. Faz parte do protocolo. Mas, entre nós, tudo deve ser mais simples e mais direto, sem barreiras de títulos. Verdade ou mentira, Ariosto?

— Não há maior verdade, GEGE. Em qualquer gestão essa hierarquia diminui, ou mesmo quebra as linhas de comunicação. Nenhuma organização precisa de puxa-saco. Eles fazem mal pro negócio. Para o empreendimento prosperar, a informação, o questionamento, a crítica têm de estar livres para fluir e chegar aos ouvidos de quem decide. Por isso te chamar de GEGE ajuda. É mais fácil fazer crítica ao GEGE do que à Vossa Excelência ou ao Inspetor-Geral.

— Esse garoto fala bonito. Mas é isso mesmo. Você está coberto de razão.

Ariosto gostou do Garcia Gastão desde o primeiro minuto. Querer dormir no farol, viajar com tão pouco, e agora essa coisa do GEGE. Estima e consideração brotaram naturalmente, não só em Ariosto, mas em todos.

— E você, Marcones, me diga, onde se toma uma cerveja estupidamente gelada por aqui perto? Estou com a boca seca como a de um camelo.

— Bar Amoroso.

— Pelo nome já gostei!

É virando a esquina. Rum Flor de Caña, chope Bia Hoi supergelado e sardinha e ova de tainha na brasa.

— Então vamos lá que já está na hora do almoço!

Ariosto notou que GEGE mancava da perna esquerda.

Foi longo o almoço, com muita conversa e histórias de vida incríveis, contadas por GEGE. De Zanzibar a Marraquexe, Gastão conhecia o mundo inteiro, e viveu em inúmeros países.

— Você tem que escrever suas memórias, GEGE. Tanta vivência, tantas histórias, isso não se pode perder.

— Um dia, quem sabe, Ariosto, eu não penso nisso?

Chegando ao farol, Ariosto instalou GEGE no segundo andar, um depósito vazio que foi remodelado às pressas para virar quarto amplo com banheiro e lindíssima vista da Beira. A brisa do mar deixava o ambiente arejado e fresco. Ao abrir as malas, Ariosto reparou que GEGE não trouxe roupas.

Só discos, livros, charutos, duas garrafas de cachaça, uma escultura de madeira e um pijama.

— E as roupas, GEGE? Para a reunião com o presidente?

— Vou comprar tudo aqui. Amanhã você pode ir comigo?

— É claro!

— Ariosto, tenho carta do almirante Setembrino para você, e sei que você vai gostar do que está escrito nela. São as instruções sobre sua permanência em Catalina.

— Eles querem que eu volte ao Rio de Janeiro? É ainda o processo do padre Aurélio?

— De certa forma, é. Leia, que você vai gostar. Na verdade, são uma carta e três envelopes com instruções reservadas. Aqui estão. Não as leia agora. Já anoitece e eu vou dormir cedo hoje. Amanhã temos muito trabalho. Vá para o seu hotel e leia com calma, pois você tem grande decisão para tomar, e eu quero enviar sua resposta amanhã por telégrafo de luz para o Rio de Janeiro.

Ariosto recebeu a carta e as instruções reservadas e as guardou no bolso do paletó.

— Vou ler com muita calma. E, seja lá o que tenha que decidir, decidirei sem demora.

— Só mais uma coisa. Parabéns, rapaz! Essa inauguração tão rápida do farol foi muito comentada em Guaratiba. Parabéns!

GEGE abraçou Ariosto. Quando este desceu as escadas que davam para o quarto de GEGE, Lia o esperava.

— E aí? Alguma novidade?

— Recebi as instruções, vindas do próprio almirante Setembrino, sobre minha permanência em Catalina.

— E o que foi que ele disse?

— Não sei, ainda não li. Vou levar ao hotel e ler com calma. Venha comigo, vamos ler juntos! GEGE falou que tenho de ler e tomar uma decisão até amanhã.

Lia pegou a bolsa e organizou sua mesa de trabalho. Em vinte minutos estavam no salão de jantar do hotel com a carta aberta nas mãos. Ariosto leu com calma a carta do almirante.

Prezado Faroleiro,

Seguem as boas notícias que você tanto esperava. A Marinha está te liberando de sua obrigação de permanecer dois anos em Catalina. Nossa ouvidoria reviu seu processo e tudo o que aconteceu no incidente com o padre Aurélio, concluindo por novo julgamento. Nesse sentido, em rito sumário, a comissão processante te reconheceu inocente de qualquer obrigação. Você está livre. Você não tem mais obrigações com a Marinha. Devido ao seu belo trabalho na instalação e inauguração do Farol de Catalina, deixamos para você a decisão de continuar na Marinha e no farol ou renunciar e regressar ao Rio de Janeiro.

Antes de sua decisão, a Marinha solicita o cumprimento de três missões que são de grande interesse para o Brasil. Após a conclusão dessas três missões, veremos como terminadas suas obrigações em Catalina. As cartas anexas contêm orientações acerca das missões encomendadas.

Felicidade na vida e em sua decisão.

Almirante Setembrino.

Ariosto olhou para o lado.

— Por que você está tão triste?

— Isto é uma carta de despedida, Ariosto. Agora você está livre, e pode ir embora de Catalina.

Ariosto abriu o primeiro envelope e as orientações das missões pareceram simples:

Entrevistar autoridade local e fazer relatório completo sobre o Partido da Árvore.

— Essa está fácil, Ariosto. Com a Tida e o presidente Sarmento no Antologia, você não vai ter problema. O que o Sarmento mais gosta de falar é sobre o Partido da Árvore — disse Lia.

Ariosto abriu o segundo envelope:

Entrevistar autoridade local e fazer relatório completo sobre o Partido da Flor.

— Mamão com açúcar. Essa não é nada difícil. Para falar com Reyna de Maria você vai ter que ir à cidade de Praia. Reyna vem à Beira uma vez por mês, mas ela vai se sentir prestigiada se você for até lá e passar alguns dias em Praia. Eu vou com você. Conheço Reyna. A mãe dela, Flor de Maria, foi muito amiga de minha mãe. Eu vou com você falar com ela.

— Puxa, Lia, obrigado! Vamos juntos, sim.

No terceiro envelope apareceu o desafio. Era uma carta da capitã de mar e guerra Alba Seven, com instruções de localizar e entrevistar o brasileiro Gusmão Sanus, que se acredita estar escondido em Goldcity. A família busca por mais de cinco anos informações sobre o paradeiro e a situação do senhor Gusmão.

— Ariosto, isso não. Estão te mandando para a morte. Goldcity? Ir lá é suicídio. Tudo o que há de pior está escondido lá. Os maiores e piores assassinos de Catalina estão escondidos em Goldcity. Você vai para um ninho de cobras, para o pior que o ser humano pode produzir. Todo tipo de criminoso, canalha e salafrário está escondido lá. Você não pode ir, Ariosto. Quem te manda pra Goldcity quer a sua morte.

— Como assim?

— Primeiro, pra chegar lá, tem que caminhar por três dias pela Praia do Infinito. Se lá chegar vivo, de lá vivo não se sai. Estão te mandando para uma armadilha, Ariosto. É esse Setembrino que te quer morto.

— Goldcity?

— É, Goldcity! Pergunte a qualquer um em Catalina sobre Goldcity e veja se alguém vai te dar alguma resposta diferente da minha.

— Então eu não posso ir sozinho?

— Eu vou com você.

— Vai comigo? Mas o lugar é a morte...

— Prefiro morrer do seu lado do que viver sozinha.

Ariosto riu.

— Você é demais.

Lia e Ariosto dormiram juntos no Hotel Los Robles. No meio da noite, Ariosto acordou para ver o farol. Gostava de ver sua obra funcionando, lhe dava o bom sentimento de ter sido útil a alguém. Os cabelos negros de Lia cobriam o travesseiro branco, e ele reparava admirado a beleza daquela jovem mulher que preferia morrer com ele do que viver sozinha. Sabia que as três missões eram apenas um pedido, pois não havia obrigação. Seu julgamento foi refeito e nada mais o prendia à Marinha ou a Catalina, mas a última parte da carta do almirante Setembrino tinha fisgado sua consciência: 'o cumprimento de três missões de grande interesse para o Brasil'. Seu querido Brasil! Terra de seus pais, de suas amadas Aurora e Virgínia, dos seus queridos amigos Adamastor, Aidê, Negrogato, Pilha, Praxedes. O Brasil é o meu país, que tanto amo, e de onde vem tudo que tenho. Se essas missões são importantes para o meu país, são importantes para mim. Naquele momento a decisão aconteceu no coração e na consciência. Vou realizar as três missões porque é de interesse do Brasil, do meu querido Brasil, de onde vem tudo que tenho, minha terra.

Ariosto abriu uma garrafa de vinho, e, na varanda do quarto, via o farol e a lua na baía de Beira. Com caneta e papel na mão, resolveu escrever algo para entregar a Lia:

Vejo o tempo passar em minhas lembranças e do canto da mente, do lado esquerdo do meu eu, penso em você e nos muitos quilômetros que nos separam. Mais que um mar, mais que a distância, as palavras, as histórias, as chuvas nas tardes de verão, estes espelhos, essas janelas que olhamos, nos mostram imagens diferentes. Vejo você dormindo e tudo está incompleto. Escrevo e não acredito. Penso que ser sozinho é não crer em você. Lia, como o Farol de Guaratiba, tão longe e tão perto. Milhões de histórias nos separam, milhares de quilômetros nos dividem, só o fio do sentimento nos une. Palavras me fazem um estranho em dúvidas, a mim, que sempre soube o que é a verdade. Tudo que foi ontem, agora é hoje quando você acordar e sorrir. Lia, o que foi ontem, hoje é sempre.

Ariosto deixou o bilhete e saiu pelas ruas da Beira. Queria pensar. Eram três missões e duas decisões: ficar ou voltar. Virgínia ou Lia.

Muitos anos depois, sempre dizia a amigos e filhos: "Nunca me arrependi. Sempre achei que foi a melhor decisão, mas o destino ao final cria suas próprias regras e toma as decisões." Foram os melhores de sua vida, os dias e noites de Catalina.

A visita ao presidente

No dia seguinte, Lia e Ariosto foram com GEGE comprar roupas.

— Preciso comprar o suficiente para dois meses, pois é o tempo que acredito ficar em Catalina.

O bom gosto de Lia colocou o inspetor impecável.

— Agora vamos cortar um pouco esses cabelos e aparar o bigode. O Brasil tem que se apresentar bonito ao presidente. A audiência está marcada para amanhã a que horas?

— Cinco da tarde no Palácio Tiscapa.

No dia seguinte, as quatro da tarde, saíram GEGE e Ariosto para o Palácio. Foram de táxi e vestiam terno. Levavam as minutas dos protocolos e dois presentes ao presidente Sarmento, uma escultura em madeira de G.T.O., e um litro da cachaça Senador, envelhecida por 25 anos.

O Palácio Tiscapa era o símbolo maior da tirania. Por quarenta anos saíram dali as piores e mais sórdidas decisões que enriqueceram poucos e empobreceram muitos. Ele ficava no topo de um morrete que era um vulcão extinto. Seus arcos levavam a lembranças mouras e o lago de água verde-clara, no pé da escadaria de acesso, ocupava a cavidade de uma cratera vulcânica negra. Do lado esquerdo da entrada, o anfiteatro branco, incrustado na rocha negra, declarava a admiração do tirano pelas artes.

Às cinco em ponto foram conduzidos à sala do presidente, onde estavam Sarmento e assessores. A conversa entre o presidente e o inspetor-geral correu suave e inteligentemente. Parecia que se conheciam havia anos. Ariosto só escutava, pois era hora de aprender.

Garcia Gastão fez relato breve e brilhante sobre a história do Brasil, nossa formação econômica, as crises e suas razões, chegando aos dias de hoje, afirmando que para entender hoje temos que entender a marcha dos fatos e dos eventos, ou seja, a História, que não é estátua cravada em centro de praça, mas sim vida: os interesses e as decisões de cada um de nós.

Assinados os protocolos e feita a entrega simbólica do farol às autoridades locais, Sarmento convidou a todos para o salão ao lado onde lanche com café, pães e frutas estava servido.

Sarmento pediu atenção a todos.

— Amigos, deixem-me dizer algumas palavras. Primeiro, nosso agradecimento ao governo do Brasil, aqui representado pelo seu inspetor-geral Garcia Gastão, e pelo faroleiro Ariosto Degard Filarmeno, nosso dançarino do Antologia. Segundo, meu agradecimento pessoal ao inspetor Garcia pela bela aula que me deu sobre o Brasil. Agora entendo melhor esse gigante país, tão perto e tão longe de nós. Obrigado, Garcia!

Todos aplaudiram. Quando saíram do palácio já passava das sete.

— Aonde vamos jantar, Ariosto?

— Inspetor-geral, podemos ir ao Antologia.

— Pode me chamar de GEGE.

— GEGE, depois da aula de hoje para o presidente Sarmento e toda a sua passagem por Catalina, não conheço ninguém que mereça esse título mais do que você, que tanto não o quer.

— Quem precisa de título para ser alguém, ninguém é. E você, já tomou sua decisão?

— A decisão que tomei foi a de cumprir as três missões que me pediram, fazer os relatórios e encaminhar ao Brasil. Ainda não decidi se fico na Marinha ou retorno para o Rio de Janeiro.

— Você vai à tal Goldcity? Dizem que é perigoso.

— Vou. Vou fazer tudo o que me pediram, porque é importante para o Brasil.

— Muito bom! Fico feliz. Vou enviar telegrama confirmando. E que negócio é esse de dançarino do Antologia?

— Longa história, GEGE.

— Tem a ver com a Lia?

— Sim.

— Entendi. Linda mulher, por sinal.

— Também acho.

— Com o dinheiro que você tem, Ariosto, sair da Marinha não significa sair de Catalina. Você pode ficar aqui com Lia. Linda mulher, linda ilha. Você tem tudo pronto para ser feliz. E o jeito que ela te olha? É olhar de amor, meu amigo.

— E você, GEGE, tem esposa? Filhos?

— Como você, perdi alguém em acidente. Minha filha é faroleira, mas a família dela é a Marinha. Temos diferenças de opinião, por isso ela se afastou de mim. O único desejo da vida dela é ser almirante. Não condeno. Acho bonito ter desejo de prosperar na carreira, ter objetivo na vida, mas tudo tem limite. Os métodos que usamos para alcançar nossos objetivos fazem o que somos. Eu não gosto de falar disso.

— Desculpa, GEGE.

— Vamos tomar uns chopes gelados e escutar boa música.

— E é lá no Antologia que tem tudo isso.

— Táxi! Táxi!

23

O PARTIDO DA ÁRVORE

Ariosto resolveu começar pela que parecia ser a missão mais fácil: relatar a criação e as posições do Partido da Árvore. Quando chegou ao Antologia com GEGE, foi pedir ajuda a Tida. Queria conversar com o presidente Sarmento. Entre uma cerveja e outra o papo correria franco e aberto.

— Ele não gosta de falar de coisas de política no Antologia.

— Só pergunte a ele. Se não der no Antologia, ou se ele não quiser falar comigo, tento de outra forma.

— Certo. Pergunto a ele amanhã à noite. Venha pra cá, quem sabe vocês conversam?

— E você, Ariosto, não vai me apresentar essa teteia?

— Tida, este é o GEGE, nosso inspetor-geral. GEGE, Tida; Tida, GEGE.

— Prazer, GEGE. "Teteia"? O que significa teteia?

— No Brasil, quando uma pessoa é muito simpática e bonita, chamamos de teteia. Uma expressão antiga — explicou Ariosto.

Então é um elogio? Obrigada, senhor GEGE.

— É um prazer, senhora Tida.

— Só Tida está bem. Prefiro.

— Por você eu prefiro ser chamado de GEGEzinho.

— GEGEzinho, você é uma teteia!

— Ariosto, eu e Tida já viramos grandes amigos! Dança?

— Agora não posso, muito trabalho. Talvez mais tarde.

— Acertado.

— Quando acalmar o movimento eu volto para falar com vocês, e aí dançamos um pouco, GEGEzinho.

— Te espero. Não vou sair daqui, nem por um minuto.

Quando Tida se afastou, GEGE virou para Ariosto e falou:

— Que mulher! Linda e inteligente. Linda, linda! E que perfume, hummm...

— A Tida é uma pura mulher catalina, e muito bonita.

Tida e GEGE dançaram por mais de uma hora. Ariosto, sentado, observava a alegria nos seus rostos.

Na noite seguinte, Ariosto e GEGE chegaram cedo ao Antologia. Tida falou com Sarmento, e Ariosto, de longe, observava a reação do presidente, que estava só, em sua mesa. Com um gesto, Sarmento chamou Ariosto e GEGE.

— Querem falar comigo sobre o Partido da Árvore?

— Boa noite, Presidente. Na verdade, é o faroleiro Ariosto que gostaria de fazer uma entrevista com Vossa Excelência. É um relatório que devemos enviar ao Brasil, para aumentarmos o entendimento sobre o seu país.

— Então se sentem aí, pois falar sobre a nossa Árvore é o que mais gosto de fazer.

Ariosto se sentou, e GEGE se desculpou e foi dançar com Tida.

*

Este foi o relato do presidente Sarmento sobre o surgimento do Partido da Árvore e suas ideias:

Tudo começou há mais de vinte anos, em plena ditadura. Era uma quinta-feira, 26 de maio, e os professores resolveram fazer greve por melhores condições nas escolas, e melhores salários. Em passeata, levavam manifesto e carta de reivindicações ao ditador Anastácio Pátida. Do nada, a poucas quadras do Palácio Tiscapa, começaram a atirar contra a manifestação. As balas vinham de todos os lados e não havia lugar para se esconder. Muitos professores e alunos morreram, doze no total. Dois dias depois, aconteceu uma grande manifestação no enterro, e novo tiroteio ocorreu, com mais seis mortes.

De forma pacífica a ditadura não cairia. Não era apenas uma forma de governo. Era, mais que tudo, um sistema econômico que fazia alguns muito ricos. A família Pátida estava no centro, e ao seu redor grupos econômicos nacionais e internacionais lucravam com a estrutura montada pela ditadura. Fonseca, professor na pequena cidade de Cuina, viúvo e com dois filhos, reuniu alguns amigos e resolveram enfrentar a ditadura de forma armada. Não havia outro caminho. Sem preparo, com armas de caça, algumas facas e poucos suprimentos, ele, os filhos e alguns amigos abandonaram tudo e subiram as montanhas da Serra Maior para nunca mais voltar. A guerra de guerrilha com a tirania dos Pátidas havia começado.

No começo a ditadura não deu importância a Fonseca e seu exército de oito homens. Lá na serra ficaram por cinco anos. Nesse período, suas ações eram poucas. Invadiram uma delegacia e conseguiram mais armas. Assaltaram a agência do banco dos Pátidas em Cuina e distribuíram o dinheiro entre os mais pobres. Iam a escolas rurais entregar panfletos contra a ditadura, e à noite entravam nas pequenas cidades para pintar nos muros das casas frases contra os Pátidas.

Anastácio Pátida prometia eleições livres e o retorno à democracia, mas era sempre para o ano que vem. A insatisfação da população aumentava junto com o aumento da concentração da riqueza nas mãos dos Pátidas e do seu grupo.

Uma voz representava o descontentamento e falava pela maioria: o jornal Mestre. Surgiu como instrumento de professores para debater o ensino e questões pedagógicas, anunciar atividades estudantis, promover gincanas e publicar crônicas de professores e alunos. Com o massacre de 26 de maio, o professor e jornalista Libero Tack assumiu a edição do jornal e as coisas começaram a mudar para os Pátidas. As edições, que eram semanais, passaram a ser diárias e a tiragem saltou de um mil para 30 mil em poucos meses. Catalina amanhecia lendo o Mestre. O Correio Catalino, jornal dos Pátidas, era distribuído gratuitamente e ninguém lia.

Na noite em que Libero morreu, eu estava com ele. Participava da reunião, na sede do jornal Mestre, do grupo de oposição: "Democracia Já". Estávamos todos lá, professores, estudantes, sindicalistas, representantes de grupos empresariais, alguns militares aposentados e representantes de grupos religiosos. O objetivo da reunião era estabelecer o cronograma de manifestações pela democratização de Catalina. Fonseca e seu grupo não participavam, pois não acreditavam na chamada "via pacífica" para derrubar a ditadura. Libero falava muito bem e era a liderança natural do grupo. Foi dele a ideia do slogan da nossa campanha: "Democracia já, o povo quer votar".

O mais estranho, e isso eu já relatei várias vezes, foi quando, terminada a reunião, Libero chamou a mim e Flor de Maria para conversarmos:

— Escutem, amigos, hoje amanheci com pressentimentos ruins. Não sei, algo me diz que vão atentar contra a minha vida.

— Calma, Libero. É só impressão, você anda muito carregado de tarefas e responsabilidades.

— Flor de Maria tem razão. Calma, amigo! Anastácio Pátida não teria coragem de atentar contra você. Se acontecer algo com você, Catalina explode em revolta.

— Não sei, Sarmento. Tem muita gente doente ao redor de Anastácio. Eles sabem que o nosso movimento representa o fim da ditadura.

— Amigos militares me dizem que Anastácio vai propor uma solução negociada. Eles nos dão eleições livres e em troca querem uma anistia total para eles. Sem perseguições ou processos contra eles.

Antes de sair, Libero abraçou a mim e a Flor, e disse:

— Continuem na boa luta.

Naquela noite Libero não chegou à sua casa. Depois descobrimos que foi capturado por um tal capitão Gramono e mais três militares. Ele foi levado ao frigorífico abandonado na estrada para Cuina, onde foi torturado até a morte. Dizem, mas isso não está provado, que antes de Libero morrer, Anastácio Pátida apareceu para ver a execução final de seu inimigo.

O mais extraordinário aconteceu depois. Com Libero desaparecido, toda a Catalina saiu à procura do jornalista.

A maioria acreditava que fora assassinado, mas surgiram boatos de que ele recebera muito dinheiro dos Pátidas e fugira com a amante. Houve até o relato do seu embarque com passaporte falso no navio para o Rio de Janeiro, em companhia de uma bela mulher.

E assim Catalina ficou por mais três meses, até que, numa certa manhã de domingo, após a missa, o sargento Giocondo Boulgart, parente da sua linda Lia Boulgart, em crise de consciência, procurou o confessionário da igreja Santa Rita e confessou ao padre Paulo que havia participado da tortura e morte de Libero Tack. Contou também onde enterraram o corpo do jornalista. O padre disse a Giocondo que só havia uma forma de ele obter o perdão de Deus: teria de confessar e indicar onde enterraram Libero.

Na manhã seguinte, na capa do Mestre estava a foto do corpo decomposto de Libero, com a história de como planejaram tudo: sequestraram, torturaram e assassinaram Libero. No final, o ato mais sórdido, que revoltou definitivamente toda a Catalina: antes de matar Libero, o capitão Gramono ordenou que amputassem as mãos do jornalista. Ele as enrolou num pano e guardou no bolso do paletó, dizendo:

— Este presente é para levar para o chefe como lembrança. Esse canalha não escreve mais contra ninguém.

(E até hoje, em Catalina, quando alguém escreve algo bonito ou faz uma bela música, usa-se a expressão "escrito com as mãos de Libero".)

Naquele dia Catalina parou. Ao enterro de Libero compareceram 300 mil pessoas, e olhe que Beira tinha 400 mil habitantes naquela época.

A resposta de Anastácio foi dura. A ditadura tomou sua forma mais violenta. Na noite do enterro de Libero o estado de sitio foi decretado. Todos os jornais e todas as rádios foram fechados, qualquer tipo de reunião, proibida, e foi decretado toque de recolher de seis da tarde a seis da manhã. Foi constituído o Tribunal da Ordem, composto por oito militares. Todas as decisões viravam automaticamente lei em grau superior a qualquer lei existente.

Estudantes, professores, militares e profissionais liberais entenderam que não havia outro caminho contra a ditadura, e em poucos dias o exército de oito homens de Fonseca recebeu mais de dez mil novos combatentes, entre eles, vários militares com conhecimento de combate e muito armamento. A guerra civil começou. Eu subi a serra também, e fui ao encontro de Fonseca. Fui com minha esposa, Ester Galveno. Ela foi criada em fazenda, entende tudo de armas e atira muito bem.

Participamos de várias batalhas, e o exército de Fonseca, agora conhecido como Movimento 26 de Agosto, ganhou todas. As tropas de Anastácio sofriam derrota atrás de derrota. E, a cada derrota, mais deserções, com mais soldados e armas vindo para o nosso lado. Tínhamos a impressão de que o fim da ditadura era questão de semanas. Naquela época, Ester e eu fazíamos parte do Comando-Geral do Movimento 26 de Agosto. Numa de nossas reuniões, por orientação de Fonseca, ficou decidido que deveríamos retornar à Beira para coordenar o Movimento na capital e preparar a entrada dos nossos combatentes.

Para não levantar suspeitas, durante o dia eu voltei a fazer o que sempre fiz, trabalhar como farmacêutico. Ester voltou a dar aula de geografia na escola das Carmelitas. À noite, secretamente, organizávamos reuniões e fazíamos os preparativos para a chamada ofensiva final.

As coisas em Beira se deterioravam rapidamente. Os militares que continuavam com Anastácio percebiam que o fim estava próximo. Certa noite, voltando para casa — morávamos num sobrado, aqui perto do Antologia — um grupo de seis soldados revistavam as pessoas. Quando chegou a nossa vez, lembrei-me que tinha no bolso do paletó uma carta de Fonseca, que recebera de manhã, na farmácia, com instruções do Comando-Geral. Pelo descaso de não a ter destruído depois de ler, pagaria com a vida. Falei a Ester:

— Passe você primeiro. Assim que passar, ande rápido e não olhe para trás. Ande o mais rápido possível, sem correr. Não vá para casa, siga direto de volta para Serra Maior.

— Mas o que foi, Tico? (Tico é meu apelido. Quando eu era menino, meu avó era o Sarmentão, meu pai era o Sarmento e eu era o Sarmentico).

— Esqueci de jogar fora a carta do Fonseca. Está no meu bolso.

Ester lacrimejou.

— Tico! Tico! Você esqueceu a carta. Tico, pelo amor de Deus!

— Não diga mais nada. Vá e não olhe para trás. Vá!

Ester passou a revista e não fez o que eu havia ordenado. Ficou aguardando a minha passagem. Se me pegassem, ela disse depois, tentaria alguma coisa, num ato suicida.

Olhando os militares, reparou num rosto, uma fisionomia. Já tinha visto aquele rapaz antes. Tinha uns 25 anos e era sargento. Parecia que se lembrava vagamente do rosto em uma das reuniões da Democracia Já. Com coragem decisiva, ela falou com o sargento. Eu já ia ser revistado por outro militar quando ouvi:

— Manda esse aqui que eu revisto.

— O que é isto no seu bolso?

— Documentos da farmácia onde trabalho.

— Pode seguir, mas cuidado, na próxima você pode não ter a sorte que teve hoje.

Quando saí, a passos largos, vi vários corpos amontoados num terreno vazio.

— O que você disse a ele?

Ester tremia e soluçava.

— Falei que o reconhecia do movimento Democracia Já, e que você tinha um documento no seu bolso do comandante Fonseca. Falei a verdade.

Quando chegamos em casa, duas pessoas nos aguardavam. Vinham da Serra Maior com a notícia de que Fonseca foi baleado em combate e precisava de ajuda. Voltei à farmácia para pegar medicamentos e ataduras e segui para a Serra. Quando cheguei lá, já amanhecia, e Fonseca acabara de morrer. Era um pequeno grupo de dez combatentes que estava no Vale de Sonesta com Fonseca. Quando cheguei, fomos cercados, e resolvemos entrar serra e mata adentro, levando o corpo de Fonseca. A certa altura, oito dos nossos resolveram ficar entrincheirados para dar combate aos que nos perseguiam. Seguimos três de nós carregando o cadáver. Nossa marcha era lenta, e eu percebia que os soldados de Anastácio estavam cada vez mais próximos.

— Combatentes, não tem outro jeito. Não temos condições de continuar carregando o corpo do Comandante Fonseca. Neste ritmo lento, em poucas horas os soldados nos alcançam. Temos que enterrar Fonseca aqui.

Era uma parte descampada da serra, perto de um rochedo. Tinha de guardar bem a localização, para no futuro, quando ganhássemos a guerra, saber exatamente onde estava enterrado o corpo de um dos maiores heróis de Catalina. Para marcar o local, resolvi plantar em cima da cova rasa um arbusto. Não sabia quanto tempo demoraria para voltarmos, mas o arbusto estaria ali, marcando o lugar.

Demorou um ano exato. A ditadura foi derrotada militarmente, e coincidentemente, o Movimento 26 de maio entrou na Beira no dia 26 de maio para formar o novo governo, composto por nós, do Movimento 26 de Maio, e pelos partidários de Flor de Maria, também falecida em combate. Nos primeiros atos do novo governo veio a ordem de encontrar, exumar e trazer os restos mortais do Comandante Fonseca para a capital, onde seria enterrado ao lado de Libero Tack e Flor de Maria, com honras de herói nacional. Eu fui encarregado de encontrar o local da cova.

Não foi fácil. Muito tempo se havia passado, e quando o enterramos era noite, e chovia. Durante vinte dias percorremos o vale de Sonesta. Fizemos o mesmo trajeto da fuga com o corpo. No final da terceira semana de busca, já havíamos desistido e regressávamos para Beira.

Quando caminhávamos, um garoto de uns 12 anos apareceu na floresta.

— São vocês que procuram o lugar onde o comandante Fonseca foi enterrado?

— Somos nós, sim, garoto. Por quê?

— O comandante foi enterrado perto de um rochedo, e lá vocês plantaram uma árvore, não é?

— Sim, fui eu que plantei.

— No rádio falam que isso aconteceu tem mais de ano?

— É verdade.

— Já encontraram?

— Ainda não.

— Então eu sei onde está essa árvore.

Com esse garoto andamos umas três horas até chegarmos ao local exato. A árvore estava lá, crescida e florida: era uma canafístula. Por sugestão minha, os restos mortais foram transladados para a Beira junto com a árvore.

Quando enterramos o Comandante Fonseca novamente, replantamos a árvore em cima de sua sepultura, onde está até hoje. Parte de Fonseca está na árvore que absorveu o corpo para crescer e florir. Hoje essa árvore é o símbolo do nosso partido, e todas as folhas que caem são distribuídas para os militantes, pois nelas estão parte do corpo e das ideias do Comandante Fonseca. Eu carrego a minha sempre comigo (Sarmento retirou do bolso uma folha plastificada).

— E foi assim que surgiu o nosso partido.

*

Ariosto anotava tudo.

— E hoje, presidente Sarmento, o que é o partido hoje? O que ele representa?

— Em poucas palavras, Ariosto, o partido busca a igualdade. Igualdade de direitos e de deveres, a igualdade de oportunidades. Todo cidadão tem direito ao fundamental, que é alimentação, educação, saúde, habitação, segurança e liberdade, e isso deve ser garantido pelo governo. Para a construção dessa Catalina mais igual, quem tem mais paga mais, quem tem menos paga menos e quem nada tem recebe os meios e o apoio para progredir. O mais importante para entender o nosso projeto de igualdade é entender nossa concepção de liberdade. Para nós, liberdade, mais que um direito, é um dever. Dever de proteger a democracia, dever de participar e decidir o futuro de Catalina, dever de entender os gastos do governo e combater a corrupção, controlar as atividades dos homens públicos, de entender o orçamento do governo e promover mais eficiência no gasto do dinheiro público. O debate sobre o tamanho do governo é falso. O Partido da Flor nos acusa de termos um governo inchado, com muitos funcionários. A questão não é o tamanho do governo, e sim a eficiência do governo. Se queremos que todos estudem, temos que ter mais professores, se queremos que todos tenham saúde, temos que ter mais farmacêuticos, enfermeiros, médicos, nutricionistas e psicólogos. Não é diminuindo o tamanho do governo que você terá mais eficiência, nem aumentando. O governo eficiente é aquele que é bem controlado pelo cidadão. O cidadão eficiente é aquele que estuda, se informa, participa, controla o governo e decide o destino do país. Eu diria que a diferença central entre o Partido da Árvore e o Partido da Flor é sobre o papel do governo, ou do Estado, como dizem os sociólogos. Nós acreditamos que o Estado tem papel decisivo no desenvolvimento do nosso país. Cada país, em função de sua história, tem um caminho diferente para o desenvolvimento. Em Catalina, o Estado deve ser o grande indutor do crescimento, construindo a infraestrutura de estradas, ferrovias e portos. Indutor da educação, com escolas e universidades gratuitas que garantam a educação e a evolução intelectual do catalino. Mais estudado, mais informado o trabalhador, é melhor cidadão e melhor trabalhador, pois a educação aprimora a produtividade do trabalho. Indutor da saúde, com saúde de qualidade e gratuita, para o catalino gozar as belezas da vida e do nosso país, para poder prosperar no trabalho ou no negócio. A doença é inimiga do desenvolvimento. Queremos um governo que garanta salário digno ao cidadão, e que combata a exploração do pobre. Salário digno e suficiente para viver tem que ser garantido pelo Estado e pelo trabalhador que deve, via educação, aumentar constantemente a produtividade do trabalho. E por fim, queremos um Estado forte que seja fiador das liberdades e da democracia, garantidor do contrato social de todo catalino que é a nossa constituição.

Ariosto ficou por mais de uma hora ouvindo e anotando.

No final da entrevista Sarmento saiu do Antologia a pé, sem seguranças, sem ninguém. Ariosto continuou no Antologia. Esperava Lia, iam jantar e dançar até o bar fechar.

O mar batia nas pedras e a bruma de água salgada subia até a varanda. Ele foi à varanda e viu a Beira com suas luzes, o farol no final do horizonte. Agora olhava tudo com outros olhos. Entendia Catalina. Entendia as pessoas daquele lugar que cada vez mais parecia sua casa, sua pátria.

Ela chegou, mais linda que nunca, com os cabelos negros lisos e soltos. Os olhos brilhavam um brilho diferente, seu sorriso indicava uma alegria intensa. Atravessou o salão a passos rápidos, abraçou Ariosto e o beijou longamente.

— O que foi, Lia?

— Agora você é só meu.

Ela entregou a Ariosto o telegrama que acabara de chegar, de Virgínia.

Ariosto, a distância é contrária ao amor. Conheci alguém. Vou processar nossa separação. Te desejo toda a felicidade do mundo. Você foi, é e sempre será muito importante para mim. Beijos de alguém que verdadeiramente te amou. Virgínia.

Ariosto, na varanda, olhou o horizonte. Dia após dia o Brasil ficava mais distante.

Daquele dia em diante Lia foi morar no Hotel Los Robles com Ariosto.

24

O PARTIDO DA FLOR

— Temos que sair agora ou não chegamos de dia em Praia.

— Eu já estou quase pronta. Você viu o meu relógio?

— Está na pia do banheiro.

Saíram ao meio-dia e meia. Seriam cinco horas de viagem de Beira a Praia. Iam de carro. O encontro era com Reyna de Maria, filha da heroína de Praia, Flor de Maria, e presidente do Partido da Flor.

Catalina, a ilha, o país, eram duas. A Catalina da Beira, e a Catalina de Praia. As duas maiores cidades, uma ao leste, Beira, e a outra no oeste, Praia.

Na Beira, diziam que o praiense cumprimenta um ao outro com a mão fechada, de tão pão-duro que é. Trabalha demais e não aproveita a vida. Gosta de burocracia e só pensa em dinheiro.

Em Praia, diziam que o beirense só gosta da boa vida, da festa e da música. Na rede, fica com sua água de coco, vendo a guerra do mar contra a areia.

À uma da tarde já saíam da cidade e entravam na Rodovia 10, que ligava Beira a Praia.

— Foi construída por Sarmento, sua primeira grande obra no governo. São 400 quilômetros de rodovia em pista dupla. É uma rodovia pra unir o país. Sarmento diz que Beira e Praia não podem ficar separadas — explicava Lia.

A estrada maravilhosa seguia nos primeiros 60 quilômetros contornando o vulcão Monimbo. Em seguida avançava cem quilômetros praticamente em linha reta, cortando plantações de arroz, algodão, soja e fazendas de criação de patos, até chegar aos pés da Serra Maior. Os próximos 120 quilômetros se gastavam para cruzar a serra, com suas cachoeiras, mata tropical fechada, muitos pássaros e árvores frutíferas.

Já estavam na parte mais alta da serra quando Lia pediu para Ariosto parar o carro.

— Quero te mostrar algo.

Ariosto parou numa clareira que terminava num imenso penhasco. Desceram do carro e Lia o levou de mãos dadas por uma trilha até o monumento no topo da montanha chamada Espino Negro. Eram estátuas de dez mulheres com armas nas mãos. Na placa em bronze os dizeres: "Aqui morreram as Dez Bravas da Praia".

— Quando chegarmos a Praia, pergunte a Reyna de Maria o que se passou aqui. O futuro de Catalina foi decidido neste lugar, nesta batalha, a batalha de Giap.

Terminada a serra, os próximos quarenta quilômetros de estrada, como serpente, desviavam de blocos gigantescos de pedras até chegar ao Rio Vermelho, que era sobrepassado pela Ponte da Concórdia. A pedido de Lia, Ariosto fez nova parada numa pracinha do lado direito da entrada da ponte. Lia apontou para a placa incrustada na pilastra no bloco de granito no centro da praça. "Aqui foi assinado o Pacto da Concórdia".

— Pergunte a Reyna sobre o Pacto da Concórdia, Ariosto.

O largo Rio Vermelho era movimentado, com pequenos navios e canoas cruzando de cima a baixo. Após a ponte, a estrada seguia sinuosa por 80 quilômetros através de um coqueiral, até chegar aos subúrbios de Praia, com suas indústrias e grandes galpões. Para entrar na cidade, seguia-se a Avenida Flor de Maria, que terminava na Praça de Maio, onde estava a sede da prefeitura, a catedral e o prédio suntuoso do Banco da Indústria e do Comércio de Praia, o Banco Inco, maior banco de Catalina, e propriedade de Reyna de Maria.

Ariosto reparou que a cidade era extremamente limpa. Os carros, motocicletas e bicicletas eram proibidos de circular por boa parte do centro, onde a locomoção ocorria por eficiente sistema de bondes elétricos. As calçadas eram largas, e em alguns trechos parcialmente ocupadas por mesas de bares e restaurantes. O vento constante e fresco que soprava do mar fazia a temperatura na cidade não ultrapassar os 25 graus no verão, e no inverno, não cair para menos de cinco graus. Embora se chamasse Praia, praia mesmo só tinha uma, que era de areia escura e grossa, com água fria, ondas fortes e mar profundo, imprópria para banho. Seu litoral rochoso recebia corrente oceânica do Polo Sul, que trazia água gelada para a costa.

As ruas do centro tinham seus nomes em função do comércio praticado. Era a Rua do Couro, a Rua do Terno, a Rua do Ouro, a Rua das Panelas, a Rua do Relógio, a Rua das Noivas, a Rua da Casa, e a mais chique de todas, a Rua da Seda, com suas lojas de tecidos e roupas finas.

Uma coisa ninguém discutia: o praiense era elegante. Vestiam-se caprichosamente bem, com seus sapatos lustrados, e roupas bem passadas. As mulheres eram uma elegância à parte, com seus vestidos, bolsas e penteados.

Ariosto e Lia hospedaram-se no Hotel do Relógio. A reunião com Reyna de Maria seria no dia seguinte, às duas da tarde. O hotel, na esquina da Rua da Seda com a Rua do Relógio, tinha dez andares, com dez apartamentos por andar. No topo do prédio subia a torre do relógio de bronze.

Já era noite quando desceram para jantar. Iam à Rua da Seda jantar, tomar vinho e apreciar o movimento dos elegantes praienses no largo da rua. Ariosto olhou para o relógio do hotel e viu que marcava três e meia.

— Lia, que horas são?

— Sete e meia.

— O relógio do hotel está errado. Marca três e meia.

— Essa é outra história de Praia e de Catalina. O dono do hotel parou o relógio no dia e na hora em que anunciaram a morte de Flor de Maria. Veja. Em cima, há um quadrado que marca o dia 17. Foi no dia 17 de outubro, às três e trinta da tarde, que anunciaram a morte de Flor de Maria. Amanhã, Reyna vai te contar essa história também.

O largo da Rua da Seda estava cheio de gente indo e vindo, com seus passos rápidos de fim de expediente. O movimento se estendia para os bares e restaurantes, onde pessoas conversavam e garçons apressados corriam com bandejas com bebidas e comidas. Lia levou Ariosto para conhecer o restaurante Lua do Oriente.

— A melhor comida de Praia. Eu prometo que você vai gostar.

Lanternas de papel de várias cores adornavam a fachada e o corredor de entrada. Nas paredes do corredor, os desenhos em vermelho e amarelo traçavam tigres, dragões e serpentes. Dentro do restaurante, no mural verde e amarelo, os desenhos eram de mulheres trabalhando em arrozais e rios cortando essas plantações. No fundo, na parede principal, o mural Espino Negro, do artista Alfredo Gálvez Suárez, que retratava a batalha de Giap e a morte das Dez Bravas de Praia.

Ariosto ficou deslumbrado com as cores das pinturas. A beleza do ambiente recebia o abraço de uma música suave, linda e delicada, tocada por uma mulher com um instrumento que ele nunca tinha visto. Soava como violino e lembrava um berimbau.

— É o Dan Nhi — disse Lia, vendo o olhar curioso de Ariosto.

Jantaram e foram caminhar no calçadão do mercado, onde o mar encontrava os rochedos de Praia. Ariosto sentia-se tonto com tanta beleza, e orgulhoso de estar ali, bem como de alguma forma ter ajudado essa gente heroica de Catalina. Nunca um povo lutou tanto e perdeu tanto para conquistar a liberdade. Mesmo com tanta morte e tragédia, com tantos anos de uma ditadura das mais sangrentas do mundo, Catalina olhava para a frente, buscava o futuro em rios de prosperidade, de alegria e de paz.

A entrevista

Às quinze para as duas da tarde chegaram à sede do Banco Inco. Identificaram-se na portaria, que era ampla e toda de granito verde-escuro.

— A senhora Reyna aguarda vocês. A entrevista será no 12.º andar, na sala da presidência.

Às duas horas em ponto eram recebidos por Reyna de Maria e um assistente, que anotava tudo o que era falado.

Reyna tinha pouco mais de 30 anos, cabelos parcialmente grisalhos, era alta e magra. Falava com a boca e com as mãos. Toda a expressão de uma ideia mais importante era acompanhada de gestos.

Lia apresentou Ariosto e explicou o motivo da visita e da entrevista. No final, o Brasil somente queria conhecer um pouco mais da história de Catalina e como seus dirigentes pensam o futuro do país.

— Bem, faroleiro Ariosto, primeiro quero agradecer em meu nome e no nome do meu partido, o Partido da Flor, pelo trabalho de finalmente acender e inaugurar o Farol de Beira. Tudo que é bom para o meu país, é bom para mim e para o meu partido.

— Senhora Reyna, agradeço por sua gentileza de nos conceder esta entrevista.

— A aproximação com o Brasil é boa para Catalina. Seu país, seu Ariosto, é grande, admirado e respeitado pelo mundo.

— Obrigado.

— Então o senhor está aqui para conhecer mais a história do Partido da Flor e a nossa visão sobre o futuro de Catalina. Primeiramente, deixe-me lhe dizer algo: nós respeitamos o presidente Sarmento; ele é o presidente de todos os catalinos e queremos que faça um bom governo. Temos profundas diferenças com o Partido da Árvore, mas combatemos as ideias e respeitamos as pessoas. Na minha opinião, Sarmento é honesto, e, na sua concepção de mundo, quer o melhor para Catalina. O que falo com o presidente e com os membros do Partido da Árvore é que nunca Catalina será realmente desenvolvida seguindo o caminho que eles apontam.

*

A história do nosso partido, no seu começo, se confunde com a história de minha mãe, Flor de Maria, e da nossa família. Éramos três filhas, e fomos abandonadas por nosso pai, que nos expulsou do sítio onde morávamos. Eu, a caçula, tinha apenas quatro meses de idade. Minha mãe nunca teve família, nunca teve ninguém, além desse homem violento e doente que foi meu pai.

Expulsas de casa, e com a ameaça de morte se voltássemos, seguimos durante meses perambulando por estradas e fazendas no interior de Catalina. Dormíamos debaixo de árvores ou em grutas, comíamos o que nos davam, e caminhávamos sem destino. Nossa mãe, para nos confortar, dizia que íamos para a casa de um tio, mas era muito longe, por isso tínhamos que andar muito.

Certa noite, choveu bastante e ficamos a noite toda na chuva embaixo de uma árvore, e ao amanhecer eu estava com febre alta e calafrios. Tinha apenas seis meses de idade. Temendo minha morte, mamãe correu comigo nos braços pela estrada, gritando por ajuda. Encontrou no casebre do pequeno sítio nossos salvadores, o senhor Aristides e a senhora Reyna (de onde vem meu nome). Eram muito pobres, mas nos acolheram. Minha mãe e minhas irmãs ajudavam na plantação e cuidavam da casa. A senhora Reyna, muito doente, já não andava mais, e seu Aristides não conseguia cuidar sozinho da plantação. Trabalhamos muito, e o sítio prosperou. Produzia de tudo, e até sobrava para vender para a vizinhança. Com o dinheirinho apurado, Aristides reformou a casinha do sítio, e, aos 70 anos de idade, nos contou que pela primeira vez na vida tomou banho de chuveiro. Quando falávamos que Aristides e Reyna nos salvaram, eles retrucavam dizendo que fomos nós que os salvamos. Quando completei quatro anos, a senhora Reyna me chamou.

— Reyninha, venha cá.

— Sim, madrinha.

— Essa noite sonhei com você, menina. Sonhei que um dia você será a mulher mais rica de Catalina. Você vai sofrer muito, mas vai vencer, Reyninha.

Naquele mesmo dia, ela morreu.

Foi de Aristides a ideia de montarmos a tenda. Eu já tinha 6 anos, Angelina completava 15 e Lunara, 17. Me lembro bem da conversa.

— Flor, você cozinha tão bem! O movimento da estrada aí na frente aumenta todo dia. Ponha aí uma barraquinha, uma tendinha na beira da estrada para vender comida para os caminhoneiros e viajantes.

Mamãe concordou, mas com uma condição: 20% do faturamento ficaria para Aristides. Ele retrucava, não concordando.

— O que é isso, menina? Vocês já me deram muito mais do que eu precisava.

Aristides foi o pai que eu nunca tive.

No começo era uma barraquinha de palha. Lunara, que sabia escrever, pintou na placa de madeira o letreiro: "Parada Três Meninas". Ali tudo começou. Em poucos meses era o Restaurante Três Meninas, e logo veio o Hotel Três Meninas. Quando Aristides faleceu, já tínhamos 11 restaurantes, 6 postos de gasolina e 5 hotéis. Morávamos em Praia, e Aristides veio com a gente.

A alma do negócio era Lunara, sempre com grandes ideias. Ela pensava no futuro e via oportunidades onde ninguém via. Angelina era boa com números, controlava tudo com olhos de águia e memória de elefante.

Minha mãe era a coluna, o centro, o padrão de comportamento. Honestidade, correção, simplicidade e trabalho. Nunca gostou de luxos, foi simples foi até a morte. Trabalhava doze horas por dia, e à noite fazia serviço social e organizava a União Empresarial de Praia. Naquela época o governo Anastácio aprofundava-se em corrupção. Tudo passava pelo ditador que queria ser dono de tudo, sócio de todos e lucrar muito.

Quando a União Empresarial de Praia foi fundada, lançaram o Manifesto pelo Progresso, com denúncias fundamentadas de corrupção e da ação do governador de Praia, general Nicanor, tio de Anastácio. O manifesto terminava com a declaração de que no governo de Anastácio a falta de liberdades democráticas e o profundo grau de corrupção impediam o crescimento da economia e comprometiam o futuro do país. A solução era a saída pacífica de Anastácio, um governo transitório que organizaria eleições gerais constituintes.

Quem encabeçava a lista de assinaturas do manifesto era Flor de Maria. Nosso enriquecimento também chamava a atenção da ditadura. Tínhamos acabado de comprar o pequeno Banco Inco, que estava falido. Anastácio tomou o manifesto como uma declaração de guerra e resolveu fazer de Flor de Maria e suas três meninas exemplo para os demais empresários, e mostrar que em Catalina só tinha um negócio, o dele. Nossas empresas foram confiscadas, esse banco foi fechado e o dinheiro no cofre desapareceu. O país já estava em plena guerra civil quando minha mãe achou melhor sair conosco de Praia e se esconder no interior, no antigo sítio do Aristides; temia por nossas vidas. No dia de nossa partida, minha irmã Lunara, que na época tinha 27 anos, foi presa e nunca mais a vimos. Angelina resolveu que não queria se esconder e esperar a queda da ditadura. Numa madrugada deixou um bilhete para nós e subiu a Serra Maior. Em menos de um mês recebemos a notícia de que Angelina morrera em combate como heroína, e um exemplo para outras jovens.

Com a morte de Angelina, minha mãe se transformou em uma outra pessoa, totalmente desprendida de qualquer temor. Me ordenou que ficasse no sítio e seguiu sozinha para a cidade. Em poucas semanas organizou o Levante de Praia e a expulsão das tropas de Anastácio. Catalina ia se dividir em dois países. A República de Praia já estava pronta para ser constituída quando ocorreu o cerco às tropas de Fonseca. Fonseca e seus filhos já havia morrido, e o comandante militar era Licínio, um dos primeiros a subir a serra com Fonseca. Achando já ter ganhado a guerra e subestimando o exército de Anastácio, Licínio reuniu as tropas de Fonseca no Vale de Espino Negro para preparar a tomada de Beira. Tachito, filho do ditador, percebendo o erro crasso, fez o cerco, deixando Licínio e seus combatentes presos no fundo do vale e sendo bombardeados dia e noite. A notícia do cerco a Licínio correu como fogo no palheiro e em horas chegou a Praia. Nesse momento o destino do nosso país caiu nas mãos de minha mãe. Foi ela que convenceu e motivou uma cidade toda a pegar em armas e subir a serra em socorro a Licínio e seu grupo. Sabia que se Tachito ganhasse aquela batalha, era o fim de Catalina e a ditadura se perpetuaria.

Foram 20 mil pessoas armadas com o que tinham que seguiram Flor de Maria. Para conseguirem atacar Tachito pela retaguarda e romper o cerco, escolheram o pior caminho, aquele que ninguém imaginava, que pegaria o inimigo desprevenido. Escalaram o penhasco de Espino Negro por uma noite inteira. Muitos morreram na subida, mas logo no nascer do dia atacaram Tachito pela retaguarda. A batalha durou toda a manhã. Em certo momento, minha mãe e mais nove mulheres foram cercadas por mais de cem soldados do Tachito, e lutaram por três horas até morrerem. São as Bravas de Praia.

*

— Nós vimos o monumento no alto da serra. Que história emocionante!

— Bem, no fim do dia, Tachito foi preso e executado, e o exército de Anastácio, definitivamente derrotado. Com o fim da ditadura, nós, os praienses, resolvemos nos organizar em partido político para participarmos dos destinos de Catalina. Criamos o Partido Democracia Catalina, que todos chamam e conhecem como o Partido da Flor, que surgia da revolta do povo praiense, organizada e conduzida por minha querida mãe, Flor de Maria. E é essa a nossa história, senhor Ariosto.

— E qual é o ideário, e quais são as propostas e concepções do Partido da Flor?

— Nosso partido acredita que a democracia é também um conceito econômico. A liberdade tem que ser completa, e na economia a falta de liberdade representa atraso, pouco ou nenhum desenvolvimento. As pessoas devem ser livres para empreender, investir, arriscar. Os negócios precisam ser livres para frutificar, gerar riqueza e trabalho. Só o trabalho é capaz de produzir riquezas. Não acreditamos em agiotagem, especulação e negociatas, e combatemos tudo isso. Acreditamos no trabalho. Todos os países do mundo que prosperaram, sem exceção, tiveram na condução do desenvolvimento o empreendedor, o empresário, que com capital, trabalho, gestão e ideias desenvolveu empresas, e essas empresas desenvolveram os países. Nosso partido acredita em pessoas como minha mãe. Os primeiros meses da minha vida, eu vivi em grutas e nos matos, como um animal, e hoje estou aqui, a pessoa mais rica de Catalina, com milhares de colaboradores nas minhas empresas. O que me trouxe até aqui, seu Ariosto? A liberdade de empreender, o trabalho honesto, o espírito inquieto e de negócio, a boa gestão empresarial. Diferente do Partido da Árvore, nosso partido defende o estado mínimo, o governo mínimo, aquele que não participa diretamente da vida econômica, que não tem empresas e não faz negócios. Todas as áreas da economia tem de estar livres para o investimento privado, ou seja, uma máquina burocrática, enxuta e eficiente, que precise de poucos impostos a pagar. Esse Estado mínimo deve ter a função precípua de incentivar os negócios, ampliar e proteger a liberdade das empresas. A empresa lucrativa e pouco taxada tem aumentada a sua capacidade de investimento, o que gera mais empregos e consumo. Somos partidários da livre concorrência. Queremos um país onde todos tenham as mesmas oportunidades para prosperar. O fundamental, Ariosto, é entender que só as empresas e a liberdade de empreender podem garantir e gerar o desenvolvimento de um país. O governo, como um regador, tem a única função de regar o jardim dos negócios para ele germinar e dar frutos, que no final serão de todo o país.

— Senhora Reyna, na estrada para Praia, paramos também na Ponte da Concórdia, e no monumento pelo Pacto da Concórdia. Explique ao Ariosto o que foi o pacto.

— Claro, Lia, bem lembrado. Terminada a guerra, era forte o movimento em Catalina pela separação. Boa parte de nossa gente queria formar um outro país, a República Sul-Catalina, como a chamavam. Eu, e a maioria dos membros do nosso partido, éramos contra. O sentimento contra Beira era grande. Anastácio e quase todos os membros da ditadura eram beirenses. Eu falei com Sarmento que tínhamos de agir rápido, e a ideia que surgiu foi melhorar a comunicação e o trânsito entre as duas cidades, integrando as duas regiões. Foi minha a ideia de construir a estrada e a ponte, símbolos da união de Catalina. Na inauguração da ponte, chegamos nós, do Partido da Flor, por um lado, e Sarmento com os do Partido da Árvore, pelo outro. Encontramo-nos no meio, onde cortamos a fita inaugural. Na praça da entrada da ponte assinamos o Pacto pela Concórdia, que em seu primeiro parágrafo apresenta o juramento pela unidade de Catalina, o respeito à constituição e a lealdade à democracia. Esse pacto salvou nosso país, e hoje lutamos a guerra da paz, a guerra das ideias, do convencimento, do voto secreto e livre. Com respeito às pessoas e com ardor nos argumentos. É assim que vamos construir nosso futuro.

A casa

Lia e Ariosto falaram pouco na viagem de volta. Pensavam, digeriam tudo, toda a informação recebida.

Entrando em Beira, Ariosto reparou a placa de "Vende-se" em frente à bela casa de três andares na praia De Los Cangrejos. Eram três varandas, uma por andar, e de tamanhos diferentes. No segundo andar, onde ficava o quarto principal, na varanda, três cadeiras circundavam uma pequena mesa coberta com vasos de flores no centro. Na porta de acesso à varanda do quarto principal, cortinas com desenhos de flores amarelas e azuis. O vento trazia o fresco aroma do mar. A casa branca radiava a luz do sol e brilhava em beleza, como diamante.

— Aqui nós podíamos viver — disse Ariosto a Lia. Veja a placa: a casa está à venda.

— Que linda casa, Ariosto, e em frente à praia!

— Eu não quero mais voltar. Quero viver com você aqui em Catalina, aqui nesta casa.

— Você não precisa. Fique em Catalina. Vamos viver aqui e ter uma grande família.

Ariosto beijou a testa de Lia e disse um simples sim.

No caminho para o hotel, pensava em como comunicar a Adamastor a sua decisão. Estava decidido: em Catalina ia ficar com Lia e ser muito feliz para o resto da vida. Talvez fosse ao Rio de Janeiro falar com Adamastor e despedir-se de todos. Ou talvez não: poderiam vir para a festa de casamento.

Olhou novamente Lia, que com os olhos sorria, num rosto de pura alegria. Ariosto se sentia feliz. Reparou como Lia era linda, e sentia-se pessoa de sorte, tendo sido amado por três mulheres maravilhosas. Os dois em silêncio pensavam no futuro. Como seria? O que viria? Já era noite quando chegaram ao hotel.

— Hoje eu não vou dormir no hotel, Ariosto. Me deixe na casa da minha irmã. Tenho que falar com ela.

No dia seguinte, Ariosto comprou a casa. Adamastor enviou o dinheiro por remessa urgente, e em uma semana estavam mudando.

Lia, muito caprichosa, tornou a casa aconchegante em seus pequenos detalhes. Na festa de inauguração, mais de cem pessoas apareceram. GEGE fez um belo discurso em homenagem ao novo casal. Como Lia não tinha os pais vivos, os tios vieram fazer as honras da família. Cento e oitenta litros de cerveja Bia Hoi foram consumidos, e a certa altura da festa Marcones propôs um brinde aos noivos, e todos se abraçaram em uma grande roda de confraternização. Ariosto, feliz, se sentia verdadeiramente em casa.

Um alvoroço surgiu no jardim da entrada.

— O que foi, Ariosto? — perguntou Lia.

— Não sei. Vou ver.

Eis que vem Marcones correndo.

— É o presidente Sarmento chegando.

— O presidente?

— É, comissionado, sua festa ficou importante — comentou Marcones.

— Seja bem-vindo, presidente.

— Não fui convidado, mas vim assim mesmo. Não é todo dia que a mulher mais linda de Catalina inaugura sua casa. Parabéns, Faroleiro. Dizem pela rua que você resolveu ficar em Catalina? — É, presidente. A mulher mais linda do país fisgou meu coração.

Lia deu um beijo em Ariosto, e ele reparou que sim, ela era a mulher mais linda de Catalina.

— Marcones! Cerveja para o presidente.

— Para já, comissionado!

A festa terminou às sete horas da manhã, quando Ariosto, Lia, GEGE e Tida, Dino, Malvagan, Marcones e a esposa resolveram nadar nas águas mornas da praia De Los Cangrejos. Amanhecia o sábado, que estava lindo, limpo, claro e quente, ideal para longo banho de mar. Entre um mergulho e outro, GEGE se aproximou de Ariosto.

— E você, Ariosto? Fica em Catalina? Sei que Setembrino gostaria muito de ter você na Marinha.

— Em Catalina eu fico; no farol, ainda não sei. Vou conversar muito sobre esse assunto com Lia. Agora são dois tomando as decisões. Vou entregar os três relatórios e cumprir minha obrigação com a Marinha. Depois, vamos ver.

— No fundo do meu coração estão os desejos de muitas felicidades pra vocês dois.

— Eu sei, meu amigo. Vindo de você, só poderiam ser bons sentimentos. GEGE, deixa eu te dizer uma coisa: você é o melhor que o Brasil tem a apresentar ao mundo. Sinto inveja de você, por não saber tanto, por não ter vivido tanto. Quero que você encontre na vida o que eu encontrei em Catalina.

— Eu já encontrei! Encontrei a Tida. E como você, também, ando muito feliz e sorrindo à toa.

Ariosto abraçou GEGE. Tinha por ele profunda admiração. Tanta vida, tanta experiência.

A maior de todas as pessoas que havia conhecido. A maior.

25

A TERCEIRA E MAIS DIFÍCIL MISSÃO

Naquela manhã, a bruma tradicional da Beira tomou conta. Ariosto, como sempre, acordou às cinco da manhã; gostava de ver o sol nascer na praia.

Tomou café e foi nadar no mar. Lia dormia nua, como sempre, com seu corpo lindo, convidando, sempre convidando.

Oito da manhã, Ariosto e Lia já estavam no farol. Ele reviu a carta da capitã de mar e guerra Alba Seven. A terceira missão era encontrar o brasileiro desaparecido, Gusmão Sanus. A família acredita que ele está em Catalina, provavelmente em um lugar chamado Goldcity. Capitã Alba terminava a carta dizendo que a família implorava por notícias. Ariosto mostrou a carta para Lia.

— Tida pode te ajudar. Faz vinte anos que o primo dela fugiu pra lá. No ano passado ela foi autorizada a levar remédios para ele, que mesmo assim acabou morrendo. É muito perigoso ir lá. Só entra com autorização do cabo

Bicas. Veja, Marcones, Ariosto tem que ir a Goldcity tentar encontrar um brasileiro.

— Goldcity? Loucura! O lugar é muito perigoso, e chegar lá é mais perigoso ainda. Só a travessia do Rio Pericó é um desafio. Se não souber nadar muito bem, fica por ali mesmo, afogado. Quantos já morreram tentando atravessar o Pericó, hein, Lia?

— Mais de vinte, com certeza.

— Não tem como atravessar o rio de barco?

— O problema é chegar com o barco até lá. Por mar não dá, por causa dos rochedos, e pela praia, teria que carregar o barco umas boas seis horas nas costas; e não pode ser barco pequeno, não. O rio é largo e com muita correnteza.

— E tem ainda o cabo Bicas — emendou Lia. — Uma vez tentaram levar um barco para atravessar o rio e o Bicas falou que quem atravessasse o rio de barco morria assim que chegasse do outro lado. Ele não quer muito movimento. Goldcity nasceu para ficar isolada, sem contato com Catalina. Foi esse o acordo que o Bicas fez com o ditador Anastácio, e continua até hoje com Sarmento.

— Mas com Sarmento a coisa mudou. Hoje ninguém mais entra na Goldcity. Para entrar, só como visitante, e pode ficar poucos dias. Ir morar lá, não pode, está proibido. Se tentar entrar para morar, o cabo Bicas e sua turma enforca na hora.

— Foi o que aconteceu com o Pereirinha, não foi, Marcones?

— É, isso tem uns dez meses. Pereirinha cometeu crime em Cuina e fugiu pra Goldcity. Não dormiu uma noite lá. No mesmo dia em que chegou foi enforcado.

— Que lugar é esse, Goldcity? — indagava Ariosto, estarrecido com as informações.

— Lá só tem criminoso. Assassino, ladrão, estuprador, assaltante de banco e até maníaco e psicopata. A escória, o pior de toda a Catalina foi parar lá.

— Vamos conversar com a Tida, Ariosto. Ela é uma das poucas pessoas de Catalina que foi e voltou de Goldcity. Vamos convidá-la para ir lá em casa. Eu preparo o jantar e conversamos.

— Chamem o Malvagan, também. Ele ajudou Tida com os cavalos e na travessia do rio.

— Venha você também, Marcones, e traga sua esposa.

— Quando vai ser?

— Vou marcar para a próxima quarta. Que tal, Ariosto?

— Ótimo! Quarta-feira está ótimo. E na quarta-feira você, Marcones, vai descobrir o grande segredo da Lia.

— Qual é?

— A melhor cozinheira de Catalina. E outra coisa: lá em casa não se compra mais açúcar. Lia é tão doce que adoça as coisas só encostando nelas.

Todos riam.

Na quarta-feira, todos apareceram: GEGE, Dino, Malvagan, Marcones com a esposa, Bianca, e a convidada especial, Tida. Lia fez tainha assada com legumes e sopa de aspargos. De sobremesa, torta de creme com nozes e ameixas secas.

— Parabéns, Lia, está tudo uma delícia — comentou GEGE.

Marcones levantou um brinde a Lia.

— Colega de trabalho, parabéns, e nos convide sempre. Viva a Lia!

Todos brindaram.

— Amigos, antes de ouvirmos o relato da nossa querida amiga Tida, tenho uma surpresa para vocês. Vejam o que encontrei na loja de bebidas, aqui na praia De Los Cangrejos. Um vinho brasileiro com o mesmo nome do rio que vou atravessar. Vinho Pericó. Comprei quatro garrafas do Pericó Basaltino.

O vinho aveludado e marcante desceu suave no embalo do relato de Tida. Todos se sentaram nas poltronas da sala, e Tida ficou em pé. Gostava de andar durante seu relato, que foi assim:

— Meu primo Nestor, que Dino e Malvagan conheceram, matou o contador Quincas, por disputa de amor. Como muitos criminosos, fugiu para Goldcity, que naquela época era um lugarejo de não mais de 50 pessoas. O cabo Bicas tinha chegado no ano anterior, fugido de crime de roubo no Exército.

Bem, primeiro vou contar como surgiu Goldcity. Há trinta anos, a Texas Gold Mining Company comprou de Anastácio o direito de minerar ouro em Catalina. Depois de muito prospectar, encontraram um local promissor, mas de difícil acesso: as minas do sumidouro, que ficavam no final da Praia do Infinito. A única forma de chegar lá é caminhando pela praia. Depois que se atravessa o rio Pericó, são mais dois dias de caminhada pelas areias da praia.

— Não tem como ir de barco, pelo mar?

— Não, Ariosto. Toda a praia é protegida por arrecifes que se estendem quilômetros mar adentro, e além deles, o mar e a correnteza violentos são outras barreiras à navegação. Os mais experientes marinheiros de Catalina sempre dizem: é impossível navegar até as minas do sumidouro. Por terra, também não tem jeito. De um lado da praia estão as barreiras de arrecifes e do outro lado o pantanal, com jacarés, piranhas, cobras e todo tipo de animal peçonhento. Só tem um caminho: a areia da praia. Nem o barco para atravessar o rio Pericó o cabo Bicas deixou colocar. Ele é o rei do lugar, imperador, ditador e tudo isso junto.

— E por que se chama Goldcity?

— Era o termo que os americanos usavam. Cidade do Ouro. Lá eles construíram várias casas, galpões e uma pequena enfermaria. Enquanto o ouro estava saindo da terra o negócio continuou. Tudo muito difícil e caro, mas o preço e a quantidade de ouro compensavam. Quando o ouro começou a ficar escasso, da noite para o dia os americanos terminaram o negócio. Fecharam a produção, dispensaram os funcionários e abandoaram o vilarejo, que ficou lá, abandonado, com casas e galpões vazios.

Quando descobriram que Bicas estava roubando o Exército, ele fugiu com mais quatro soldados para o sumidouro. Dizem que foi um acordo feito com os Pátidas, pois tinha parente de Anastácio envolvido nos roubos. O ditador deixou Bicas fugir, com o acordo de que nunca mais saísse do sumidouro. Se voltasse, seria fuzilado na hora.

Aos poucos, Goldcity foi recebendo mais e mais criminoso. Para o ditador Anastácio era uma situação confortável. Não tinha que gastar com prisões e julgamentos. A regra era uma só: quem fugisse para Goldcity não voltava mais. Se tentasse sair, a turma do Bicas enforcava; se chegasse à Beira ou qualquer outro lugar de Catalina, os soldados do ditador Anastácio fuzilavam na hora, sem julgamento, sem prisão. Na hora que fosse encontrado, morria, e se alguém estivesse dando proteção ou ajuda, morria também. Hoje o acordo com Bicas é que ninguém mais entra em Goldcity, e quem quiser sair para ser julgado na Beira terá toda a defesa garantida pelo governo. Sarmento promete julgamento justo para quem quiser voltar, mas ninguém quer.

— E, Tida, como faço para ir para lá e entrar sem problemas?

— Uma vez por mês, duas pessoas do cabo Bicas vêm à Beira comprar remédios, velas, bebidas, sal, e coisas que eles não conseguem produzir lá. Eles vêm todo dia 20 de cada mês, e só compram na venda 17 do mercado municipal. Você tem que ir lá no dia 20 e ficar aguardando.

É fácil identificá-los. São sempre dois. Vêm sujos e com roupas pretas rústicas, produzidas por eles mesmos. Apresentam a lista ao dono da venda 17 e entregam o montante de ouro que acreditam ser suficiente para pagar a conta. Dos dois, o que é autorizado a falar com alguém é o mais velho, um negro alto. Você tem que se aproximar dele, se apresentar, explicar que quer ir a Goldcity e explicar por que motivo, e por fim pedir a autorização do senhor cabo Bicas. Use essa expressão: senhor cabo Bicas, ajuda. Leve fumo de rolo e bebida como presente. Para entregar a mensagem, o negro alto vai pedir que você compre alguns mantimentos e mande entregar para alguém aqui em Beira. Faça isso. Eu vou com você, e fico de longe te orientando. Tem que ser tudo muito discreto.

Lá é muito perigoso. Você deve entrar e sair o mais rápido possível. Tente não dormir lá. À noite eles bebem muito e ficam agitados. Evite falar com as pessoas. Cumpra sua missão rapidamente, e tente não encontrar o cabo Bicas. Na minha opinião esse Bicas é um doente mental, psicopata, esquizofrênico e muito, muito violento.

Ficaram todos impressionados e espantados com o relato de Tida. GEGE chamou Ariosto no canto.

— Você não precisa ir, rapaz. Amanhã mandamos telegrama informando do perigo da missão e dizendo que eu te exonerei dessa obrigação.

— Não, GEGE, obrigado. Sinto que devo ir para ajudar a família a encontrar esse tal de Gusmão Sanus. Minha vida até agora foi uma sequência de coisas incompletas. Esta vez, não. Essas três missões, vou cumprir e sair da Marinha de cabeça erguida, com o orgulho de ter feito algo de bom para alguém.

— Como queira, Ariosto. Você tem o meu apoio em qualquer decisão.

Naquela noite Ariosto não dormiu bem. Ficou por horas na varanda do quarto, vendo o mar. Estava muito feliz, sentia-se alegre e completo. Tinha medo de morrer e perder tudo. Perder Lia e a linda família que iriam constituir.

— O que foi, meu amor, perdeu o sono?

— Sim. Estou receoso. Essa ida para Goldcity, uma cidade de bandidos e assassinos, a travessia do rio, esse cabo Bicas...

— Então não vá. Você viu o GEGE falando que te desobriga da missão. E nós, nem na Marinha vamos ficar. Deixa isso pra lá. Eles acabam mandando outra pessoa para encontrar o tal do Gusmão. Não vá. Temos nossa linda casa. Eu tenho você. Estamos felizes.

— Vou pensar. Vou pensar.

Mesmo sem saber se cumpriria a missão ou não, Ariosto e Tida compareceram no dia 20 à venda 17 do mercado municipal. Tida se aproximou do balconista da venda.

— O pessoal do cabo Bicas já chegou?

— Ainda não, mas podem chegar a qualquer momento.

Ariosto comprou dois quilos de fumo de rolo e duas garrafas de rum. Esperava com o embrulho nos braços. Passadas três horas, Tida apontou e mostrou para Ariosto.

— São eles! São aqueles dois lá, vestidos de preto!

— Eu vou falar com eles.

— Espere! Espere eles fazerem a ordem das mercadorias. Enquanto aguardam, terão mais tempo para conversar com você.

A ordem foi entregue junto com uma pequena barra de ouro. O negro alto acendeu um cigarro de palha.

— É agora! Vai lá!

Ariosto foi com passos tímidos.

— Com licença, meu senhor?

— Sim. Que foi?

— O senhor é de Goldcity?

— Por quê?

Ariosto entregou o fumo de rolo e a bebida, e falou:

— Gostaria de pedir a autorização do senhor cabo Bicas para ir a Goldcity encontrar um brasileiro chamado Gusmão.

— E você, quem é? — perguntou o homem, em tom ríspido e olhar agressivo.

— Chamo-me Ariosto Filarmeno, sou brasileiro e faroleiro no Farol de Catalina.

O homem parou de fumar e deu um sorriso.

— Você é o faroleiro que finalmente acendeu o farol?

— Sim, sou eu, sim senhor.

— Você pode ir para Goldcity a hora que quiser. Ontem mesmo o coronel Bicas falou de você e da beleza do farol funcionando. Nós vivemos lá no fim do mundo, mas temos parentes aqui na cidade, sabe?

Ariosto ficou surpreso com a resposta.

— O coronel Bicas é o mesmo cabo Bicas?

— É o mesmo. Hoje ele é coronel. O povo de Goldcity o promoveu a coronel. Hoje ele é o nosso coronel, e vai ficar feliz com sua visita. Se quiser, pode vir com a gente. Nós partimos em uma hora. Você sabe, não temos autorização para dormir na cidade. A ordem é de sair antes do anoitecer.

— Não, partir agora com vocês não é possível. Avise, por favor, ao coronel que em uma semana chego a Goldcity.

— Uma semana exata?

— Em uma semana exata, chego em Goldcity.

— Vou falar, e ele vai ficar feliz. E o que mais gosto é fazer nosso coronel feliz.

— E seu nome é?

— Me chamo Nião.

— Nião, e tem alguma coisa que eu possa fazer para te deixar feliz também, talvez entregar alguns mantimentos para alguém?

— Oh, faroleiro, tem sim. Aqui está a lista de mantimentos e endereço. São parentes. Gente muito pobre. Agradeço a gentileza... Então digo ao coronel que em uma semana você chega e quer encontrar com o Gusmão?

— Avise o coronel, por favor, que em uma semana, no dia 27, à noite, chego a Goldcity e preciso falar com Gusmão.

— Te esperamos. O coronel, eu e o Gusmão.

Quando Nião saiu, Ariosto reparou que junto com os remédios e ferramentas agrícolas, o carregamento continha livros. Quantos livros? Quem será que lê tanto em Goldcity? Pensava. No final da tarde chegou em casa, para encontrar Lia curiosa.

— Como foi lá?

— Muito bom. Muito melhor do que eu esperava. O tal cabo Bicas, que é hoje coronel Bicas, dizem que o povo lá de Goldcity o promoveu a coronel, mais isso não vem ao caso agora... A surpresa é que o tal coronel Bicas me conhece de nome e está muito feliz por termos acendido o farol.

— Jura? Que coisa. Ele te conhece?

— É. O tal de Nião me disse que ele e o Bicas falaram de mim e do farol ontem mesmo. Eles já aceitaram a minha ida a Goldcity. Queriam até que fosse com eles hoje. Recusei, e disse que chegarei lá em uma semana exata. No dia 27 à noite chego lá, e eles vão estar esperando. Falei que preciso falar com o Gusmão.

— Esse Nião, esse Nião... Conheço esse Nião, foi policial. Abandonou a polícia para ser matador de aluguel. Matou muita gente em Catalina.

— Dia 27 chego lá. Eu vou. Eu tenho que ir e vou. Quero terminar isso logo e começar nossa vida juntos.

— Eu vou com você.

— O quê? Claro que não! Atravessar um rio perigosíssimo a nado, caminhar dois dias pela praia e debaixo de sol forte. E chegando lá, que tipo de gente vamos encontrar? Você é uma mulher sensual e bonita, sei lá o que eles podem tentar contra você, contra nós.

— A Tida foi e voltou sem problema. E tem mais, nado muito melhor que ela, falo todas as línguas faladas em Catalina, inclusive o Votti. Vou, e vou te ajudar muito.

— Mas, meu amor, pense bem, é uma loucura! Eu acho muito risco por nada. Eu vou sozinho, e em cinco dias estou de volta. Faço o que Tida disse, nem dormir lá eu vou.

— Ariosto, eu vou. Não vou te deixar só. Você mesmo disse que hoje somos dois. Ou eu vou com você, ou melhor acabar tudo de uma vez. Ou você está comigo ou não estamos juntos. Entendeu?

Ariosto beijou Lia.

— Eu só quero te proteger.

— E eu só quero estar do seu lado.

Na noite seguinte, Ariosto se reuniu com Lia, Marcones, Tida, GEGE e Malvagan para prepararem a partida para Goldcity. Foi Malvagan que detalhou a viagem.

— Ariosto e Lia, escutem bem, eu preparei a viagem da Tida e de muitas outras pessoas que foram para lá. Há dez anos, quando não era tão proibido, levei um grupo de oito parentes de bandidos que moravam lá. Seguindo a minha orientação, Tida foi e voltou sem problema. Bem, a viagem é a seguinte. Você combinou de estar lá no dia 27 à noite?

— Foi.

— Então saímos às quatro da manhã do dia 26. Vamos em três cavalos até a margem do rio Pericó. São três horas a cavalo em trote rápido. Vocês dois atravessam o rio a nado, e eu volto com os cavalos para Beira. Na mochila levem água e comida para caminhada debaixo de sol forte. Você tem que amarrar a mochila no corpo para facilitar a travessia do rio Pericó. Atravessando, vocês vão caminhar por mais ou menos oito horas pela Praia do Infinito até encontrarem o Rochedo Cabeludo.

— Chama-se Cabeludo porque tem vegetação em cima que desce pelos lados, parecendo cabelos. É bem fácil de encontrar — explicou Tida.

— Passando o Rochedo Cabeludo, reparem numa abertura na vegetação que margeia a praia. Partindo dela há uma pequena trilha que leva à Clareira do Girado.

— O lugar é muito bonito. É um gramado arredondado, cercado de árvores frutíferas. Esse é o lugar onde vocês vão dormir. Eu dormi lá.

— É o único lugar para dormir. No fundo da clareira, à esquerda, tem um riacho de água pura. Bebam muita água e comam muita fruta, porque no dia seguinte são mais doze horas de caminhada. Você tem que sair bem cedo do Girado para chegarem a Goldcity antes do anoitecer.

— E o segundo dia é muito mais difícil que o primeiro. Tem gente que passa duas noites na Clareira do Girado, para, bem descansado, enfrentar a segunda etapa da viagem. E como te falei Ariosto, durmam na areia antes de chegar a Goldcity, e entrem lá de manhã. Conversem com o Gusmão, e à tarde comecem a voltar para Beira. Não durmam lá.

— A Tida tem razão. O lugar só tem assassino e todo tipo de criminoso.

— E esse cabo Bicas é um doido, doente mental. Enlouqueceu de verdade e manda em Goldcity como um imperador. Dizem que todas as noites ele fica bêbado e vira o demônio — completou Tida.

— Vocês estão certos. Vamos chegar lá dia 27 à noite, mas entramos em Goldcity logo cedo no dia 28. Falo com o Gusmão, e às 3 da tarde já estamos no caminho de volta.

— É isso aí, Ariosto, Lia. Não deem chance ao azar. Então vamos combinar duas coisas. Dia 26, às três e meia da manhã, vocês saem daqui de táxi e me encontram na Barra da Restinga, que dá entrada à Praia do Infinito. Lia conhece o lugar.

— Conheço bem o lugar, Malvagan.

— Eu vou estar lá às 4 da manhã com os cavalos. Combinado?

— Combinado. Dia 26, às 4 da manhã, estaremos na Barra da Restinga.

— Ei, Ariosto.

— O que foi, GEGE?

— Você não tem daquele vinho Pericó, para a gente brindar o sucesso da viagem?

— Tenho, sim. Comprei mais dez garrafas.

A noite acabou com Malvagan no violão e todos na varanda tomando vinho e apreciando a lua de Catalina sobre o mar da praia De Los Cangrejos.

— Linda casa. Você e Lia podem ser muito felizes aqui.

— É disso que tenho medo. De morrer agora e perder todo esse futuro. E agora a Lia insistindo em ir comigo. Tenho medo de acontecer alguma coisa com ela.

— Vocês não durmam lá! Entrem e saiam rápido. Cumpra sua missão rápido e volte pra Beira. Você é muito querido por aqui.

— Obrigado, Malvagan. Vou e volto logo.

— Escute, Ariosto. Dia 30, à tarde, vou estar te esperando na margem de cá do rio Pericó. Se você sair de lá dia 28 de tarde, vindo tranquilo, no dia 30 às 4 da tarde vocês chegam ao Pericó, e eu vou estar lá esperando. Combinado?

Ariosto apertou a mão de Malvagan.

— Combinado. Obrigado, amigo.

Malvagan abraçou Ariosto e disse:

— Sorte. Muita sorte! Vamos estar aqui rezando por vocês.

26

A IDA

Ariosto, Lia e Malvagan cavalgavam pela Praia do Infinito com o sol nascendo no mar. A faixa de areia ampla se estendia na maré baixa por mais de 500 metros. Calmo era o mar entre a areia e a barreira de arrecifes que acompanhavam a praia por toda a sua extensão. Após os arrecifes, um mar azul-escuro e violento explodia em ondas brancas que lançavam água por vários metros de altura sobre as pedras da barreira.

Os cavalos trotavam rápidos e nervosos, sentindo a angústia dos humanos. Lia seguia na frente com seus cabelos soltos ao vento. Cavalgava com perfeição e determinação de mulher de vontade forte, de convicção firme. Ariosto nunca vira a praia tão bela, e à distância reparava Lia cavalgando — que mulher é essa? Que sentimento tem por mim? Querendo estar do meu lado sempre...

Crescia o amor entre os dois, com declarações feitas por atos, e não palavras.

Amanheceu completamente, e a praia foi coberta de pequenos pássaros que no mar buscavam o primeiro alimento do dia. Milhares deles abriam alas na areia para a passagem dos cavaleiros.

Chegaram às margens do rio Pericó às sete e meia. Naquela altura da praia, a barreira de arrecifes tinha uma enorme fenda criada pela força do rio que jogava água doce para o mar alto.

— É mais largo que eu imaginava.

— E está mais forte do que de costume. Deve ter chovido na cabeceira.

— Eu vou primeiro e levo a mochila menor — disse Lia.

— Calma, vamos pensar com calma. A correnteza está forte. Deixe eu entrar primeiro para sentir a correnteza.

Malvagan mergulhou no rio, nadou por alguns metros e fez sinal de positivo com a mão. Ariosto foi na frente, com a mochila maior. Tirou a calça e os sapatos. Enrolou em plástico e colocou na mochila, e Lia fez o mesmo. Os dois nadaram por trinta minutos, e já sem fôlego encontraram a outra margem.

Malvagan acenava e aplaudia.

— Dia 30, às quatro da tarde, estamos de volta.

— E eu espero vocês aqui. Sorte, e vão com Deus.

Sem calças e sapatos, os dois seguiram de mãos dadas pela Praia do Infinito. Malvagan ficou observando até desaparecerem no horizonte.

Caminharam três horas sem parar. Ariosto parou e olhou para os lados. À direita via a areia branca terminando na mata verde tropical; à esquerda, o mar verde e calmo, separado do azul do oceano turbulento por muralhas de arrecifes escuros, que de momento a momento eram cobertos pela espuma branca da onda que arrebentava nas pedras. Olhando para a frente, via a infinita praia sumindo na curvatura do horizonte. Estavam sós. Os únicos seres do planeta, num caminho infinito com destino ao indefinido. Abraçou Lia e a beijou. Caminhavam em silêncio. Preocupados com o que iriam encontrar.

Pararam para beber água e comer sob a sombra de arbustos. Calculavam mais cinco horas de caminhada até a Clareira do Girado. Lia, sentada, olhava a praia indo ao encontro do infinito.

— Somos tão pequenos nesta imensidão!

— E mesmo assim, os únicos seres capazes de entender o universo — respondeu Ariosto. — Li num artigo de jornal um cientista afirmando que há mais estrelas no universo que grãos de areia em todas as praias da Terra. E nós estamos aqui, um cisquinho, girando ao redor deste grão de areia da praia do universo. Isso é que é imensidão.

— Não consigo nem imaginar.

Ariosto pegou uma conchinha com os dedos e a colocou contra o sol.

— O mais lindo, o mais maravilhoso é que o que acontece dentro de uma conchinha como esta, acontece numa grande estrela como o nosso sol. As leis do universo são as mesmas e não mudam com o tamanho das coisas.

— Ariosto, você acredita em Deus?

— Não é uma questão de acreditar ou não acreditar, nem uma pura questão de sentir. É, sim, entender. Entender Deus é ver como ele se manifesta. Na minha opinião, Deus não é um rei barbudo sentado num trono medieval, nem um justiceiro com uma espada na mão, pronto para cortar a cabeça dos infiéis. Deus se revela para os humanos pela ciência. Sua presença em nós se dá na nossa capacidade de entender e produzir ciência, de conhecer o universo, os átomos, as células e o DNA; a química, a matemática, a física e as leis do universo, que unem todas as ciências e todas as coisas. Une um grão de areia a uma estrela, uma flor a uma floresta, uma formiga a um elefante. Quanto mais evoluímos com a ciência, mais nos distanciamos dos animais e mais semelhantes a Deus ficamos. Com a nossa capacidade de produzir ciência, saímos da escuridão do ódio, do mesquinho, do pequeno, do preconceituoso, do intolerante, do racismo e do machismo, para encontrar a luz da razão onde Deus habita.

— Que lindo, Ariosto, onde você leu sobre isso?

— Li num artigo do Globo, e fiz a mesma pergunta para o GEGE. Ele me deu essa resposta. Gostei e decorei.

— Esse GEGE é muito inteligente.

Retomaram a caminhada abraçados. Algo muito forte os unia. Ali naquela praia rumo ao infinito, não queriam mais chegar; queriam continuar andando, os dois, para sempre e juntos.

Entardecia quando passaram pelo Rochedo Cabeludo.

— Veja, Ariosto, é a tal da pedra. Que coisa mais linda! Parece uma taça com jardim em cima.

— É bem mais alta do que eu imaginava.

— Deve ter mais de cinquenta metros de altura.

— E as plantas caem pelos lados como cabelos verdes.

O rochedo escuro subia com a base delgada, que encorpava do meio para cima, lembrando uma taça. No topo, antes de encontrar a vegetação, pássaros fizeram seus ninhos nas fendas das pedras, e ali moravam em bandos enormes. No pé do rochedo, a faixa branca apresentava a pequena praia de não mais de vinte metros de cumprimento. Mais alguns metros adiante, a fenda na mata estava lá, como explicou Malvagan, e a trilha de areia ia direto à Clareira do Girado, um grande círculo da mais macia grama que docemente recebia os pés cansados de Lia e Ariosto.

No lado esquerdo da clareira, árvores frutíferas de várias espécies saciavam a fome com pitangas, cajus, amoras, carambolas, laranjas e jacas. No lado oposto, arbustos com flores coloridas em vermelho, roxo, azul e amarelo. Seguindo em frente, o riacho de água cristalina e fria aplacou a sede de oito horas de caminhada. Banharam-se na doce água do riacho e dormiram na maior cama do mundo, com imenso colchão de grama.

— Acorde, Ariosto. Veja, já são oito horas.

— Nossa, como dormi tanto?

— Estamos atrasados. O plano era sair daqui bem cedo.

— Vamos embora então. Vou encher os cantis e colher mais frutas.

— Rápido!

Caminharam, caminharam e caminharam. Já entardecia. Lia estava exausta, e Ariosto caminhava com dificuldade.

— Vamos parar. Eu não aguento mais — disse Ariosto.

— Será que estamos longe?

— Não tenho ideia, mas não aguento dar mais um passo. Veja! Aqueles arbustos têm boa sombra. Vamos parar ali e passar a noite.

Deitaram na areia, embaixo dos arbustos.

— Como é longe, meu amor! Andamos o dia inteiro praticamente sem parar. E você reparou que até os pássaros desapareceram?

— Até para eles esse lugar é longe demais. Deite aqui e me abrace. Venha, vamos descansar.

Ariosto começou a acariciar os seios de Lia.

— Não acredito que você tenha energia para isso...

— Vontade, sim, energia não.

Dormiram. Passadas algumas horas, a noite de lua cheia facilitava a visão.

— Acorde, Ariosto. Acorde!

— O que foi?

— Shhh...! Escute...

— São cavalos?

— É! Tem alguém cavalgando na praia, e devem ser uns quatro cavalos. Silêncio!

Os dois entraram mais na mata e esconderam-se nos arbustos. Os cavalos passaram correndo pela praia, e pouco adiante pararam subitamente. Um dos cavaleiros falou:

— Veja, as pegadas começaram aqui.

— Eles estão aqui por perto, Nião.

Escondida nos arbustos, Lia segurou firme a mão de Ariosto.

— É o tal do Nião, e ele veio nos matar, Ariosto!

— Calma. Matar por quê? Ele só deve estar nos procurando.

— Olha, eles estão armados.

— Shhh... Escute o que eles falam.

Os cavaleiros seguiram as pegadas na areia e chegaram perto de onde Lia e Ariosto se escondiam.

— Eles estão aí pra dentro, nestes arbustos.

— Escute, faroleiro, é o Nião, que te encontrou no mercado. O coronel Bicas nos mandou para te procurar. Ele tá preocupado com sua demora. Você não precisa se esconder, e daí onde está não tem pra onde correr. Se entrar mais na mata, você encontra o manguezal e os jacarés.

Os quatro cavaleiros vestiam preto e estavam armados. Ariosto e Lia saíram de mãos para cima. Nião riu.

— Ninguém aqui está prendendo você. Pode baixar essas mãos. Mas, espera aí, quem é essa moça?

— Minha esposa.

— Esposa? Está bem, esposa de faroleiro também é bem-vinda. Subam aí nos cavalos, o coronel espera vocês para jantar.

Em pouco mais de quinze minutos chegavam a Goldcity. No portão de pedra e em forma de arco, dois guardas eram iluminados por grande fogueira.

Passada a entrada, Lia e Ariosto encontraram uma rua larga, com casas brancas dos dois lados, e toda iluminada por candeeiros fixados nas paredes das casas. A calçada de pedra branca parecia recém-lavada. O som do cavalgar na rua pavimentada com seixos ecoava pela cidade, que dormia em absoluto silêncio. Na colina no final da rua, o casarão de dois andares e mais de vinte janelas tinha todos os seus cômodos iluminados, e vários cavalos amarrados em pilares de ferro incrustados na calçada lateral da casa.

— Chegamos.

— O que é aqui?

— A casa do coronel.

— Puxa, é um palácio! — admirou-se Lia.

— Entrem. Coronel te espera.

— E vocês não vêm?

— Não fomos convidados. O jantar é só para vocês e para o Comitê de Gerência. Amanhã, para nós, tem trabalho cedo. E amanhã você encontra o Gusmão.

Ariosto e Lia subiram a escada e entraram no salão principal da casa. Uma negra alta e magra os esperava.

— O coronel estava preocupado com a demora de vocês. Sejam bem-vindos a Goldcity. Venham, vou acompanhá-los até o quarto.

No segundo andar, o quarto imenso tinha um varandão que dava para a mata do fundo da casa. O som do riacho correndo sobre pedras, abaixo, completava a sensação de tranquilidade e serenidade.

— Tomem banho, que vou providenciar roupas para vocês.

A mulher saiu num andar esguio e calmo.

— O que é isso, Ariosto? Que lugar é este? Esta é a casa do monstro do Bicas de que todos falam?

— Não sei explicar nada. Estou impressionado. E você reparou na iluminação? São lâmpadas elétricas. De alguma forma eles produzem energia aqui.

A banheira de mármore rosa ocupava a parte central do salão de banho. A água quente jorrava rápida por uma fonte de pedra, e o sabonete de rosas refrescava e perfumava o casal sujo e cansado.

— Que lugar, Ariosto! Esse coronel Bicas gosta mesmo de você. Uns chegam e são logo enforcados na entrada, e nós estamos aqui nesta banheira.

Ariosto riu.

Quando saíram do banho, dois jaquetões brancos e duas calças brancas de algodão cru esperavam estendidos na cama. No chão, sandálias de couro trabalhadas com desenhos de conchas.

— Que sandálias lindas, Ariosto!

— Será que fazem aqui?

Vestiram, calçaram, e, ao abrir a porta do quarto, encontraram uma senhora negra com dois cálices de licor na mão.

— Como foi o banho?

— Ótimo!

— Muito bom.

— Tomem, e vamos à biblioteca, onde estão os outros convidados. Este licor, o coronel é quem produz.

— Me chamo Ariosto, e esta é minha esposa, Lia.

— Eu acho que te conheço... Sua fisionomia.... Você é a Valquíria, da Beira? — disse Lia.

— Me chamo Espácia. Não é meu nome, mas é como gosto de ser chamada. Valquíria da Beira matou seis pessoas, mas aquela que matou não existe mais. Hoje sou Espácia, muito prazer.

— Muito prazer em conhecê-la, Espácia. Eu sou Lia.

Lia e Ariosto bebiam, descendo a escada curva. Na biblioteca encontraram oito pessoas, todas vestidas com a mesma indumentária deles, mas de cores diferentes. Duas mulheres vestiam azul, um senhor de uns 60 anos vestia preto, outro senhor, cinza, dois jovens, marrom, e um casal vestia verde. Todos, sorridentes, vieram cumprimentar. Sabiam de Ariosto, o faroleiro. Perguntavam sobre Lia e das primeiras impressões de Goldcity. A biblioteca tinha pé-direito alto e paredes completas de livros. A escada de madeira escura facilitava alcançar as prateleiras mais altas. Poltronas eram cobertas por couro claro em madeira maciça. À direita, a mesa, talhada com símbolos orientais, estava repleta de papéis e alguns livros abertos. Ariosto reparou no título de um: "A Análise do Caráter".

— É desta mesa que o coronel comanda Goldcity. Muito trabalho para o nosso coronel. Bem, deixe apresentar-me oficialmente. Eu me chamo Teotônio e sou coordenador do Comitê de Gerência de Goldcity.

— É, muito trabalho tem o coronel Bicas, hein, Teotônio? Esta cidade é bem maior do que eu imaginava, e me parece que ele está fazendo um bom trabalho, não é?

— Bom trabalho, não; ótimo trabalho! Não há lugar no mundo melhor que Goldcity, e tudo graças ao coronel. Imagine, esta cidade foi formada pelos piores criminosos de Catalina, assassinos de toda natureza, escroques, canalhas e velhacos. O lixo, o podre, o rejeito social do nosso país veio para cá, e aqui construímos uma cidade perfeita, que trabalha e vive em paz. Tudo graças ao coronel.

Jovens vestindo azul circulavam servindo bebidas e canapés. Várias crianças, também vestindo azul, começaram a ocupar o salão ao lado da biblioteca, formando três fileiras. O comentário geral ia para Lia, sua beleza e sua inteligência. Uma bela mulher catalina.

— Prove desta bebida, Ariosto. Veja que delícia! É maracujá?

— Maracujá e pitanga com rum.

— E essas ostras assadas na manteiga? Que saborosas! Faz tempo que não como algo tão bom.

Espácia chamou todos para o salão.

— Amigos e convidados ilustres, vamos todos ao salão principal ver a apresentação de nossas crianças.

Ao saírem da biblioteca para o salão, Ariosto notou a existência de hierarquia no grupo. O senhor vestido de negro saiu primeiro, mesmo estando mais afastado da porta, em seguida o senhor de cinza, o casal de verde, as mulheres de azul, Espácia, e por fim os rapazes de marrom.

Ao se sentarem, a mesma hierarquia foi seguida. Lia, Ariosto e o senhor de negro se sentaram nas três cadeiras da frente, e os demais, atrás, repetindo a sequência da saída da biblioteca.

Eram trinta crianças, de dez anos de idade para menos. Uma ao piano, outra, com o violino, e as demais no coral.

Espácia apresentou o casal de faroleiros, falou da importância do Farol da Beira, e sobre o Brasil, um grande país amigo de Catalina.

Uma das crianças entregou flores para Lia, e todos aplaudiram. Lia se emocionou. A música começou baixa e lenta. A voz angelical ocupou o salão e os corações de todos.

— Que lindo! Não consigo parar de chorar. Nunca esperava encontrar nada assim aqui. Passei minha vida toda com uma impressão horrível de Goldcity. Veja essas crianças, Ariosto, que lindas!

Piano, violino e vozes em harmonia absoluta.

— O que elas estão cantando?

— É Votti, nossa língua original em Catalina. É lindo. Nossas origens, o que somos. Nosso povo.

— Mas o que estão dizendo?

— É algo como deixar entrar no coração, encontrar o Deus distante em nós, e não pensar duas vezes, não fugir por milhões de quilômetros. Deixar o Deus distante provar que está aqui, no nosso sorriso, no simples das nossas vontades, das nossas necessidades. É deixar entrar no coração, nem que seja na noite escura, nem que seja caro, nem que seja longe, nem que você não o veja, mas o Deus distante está aqui, e não pense duas vezes, deixe entrar.

Lia chorava convulsivamente. Ariosto a abraçou.

— Essas crianças, Ariosto, estão dizendo que nós, os catalinos, podemos ser muito mais do que somos, e a resposta para nós não está a um milhão de quilômetros, mas, simplesmente, dentro de nós. E estão falando logo aqui, Goldcity, a cidade dos desgraçados, dos assassinos, a pior gente que Catalina já produziu!

Lia chorava e chorava. Terminada a apresentação do coral, o jantar foi servido, e longa mesa foi ocupada, deixando apenas a cadeira na cabeceira para o temido coronel Bicas. Na mesa, pratos de camarões, saladas, peixes, arroz, aspargos e ervilhas, regados com coquetel de tangerina. Teotônio ergueu sua taça, e em voz alta e meio embriagada, propôs um brinde ao irmão brasileiro.

— Todos comigo! Todos os membros do Comitê da Gerência de Goldcity, levantem seus copos bem alto, para o nosso irmão brasileiro!

Todos ergueram seus copos e um caloroso brinde foi dado a Ariosto e Lia, que chorava de emoção. Ariosto levantou seu copo e pediu a Teotônio a palavra.

— Fale à vontade, faroleiro Ariosto.

— Teotônio, e demais amigos do Comitê de Gerência de Goldcity. Não queria falar antes da chegada do coronel Bicas, mas peço a palavra mesmo assim.

— O coronel Bicas está descendo! — gritou Teotônio.

Ariosto e Lia olharam para a escada e viram um homem vestindo amarelo, dos seus 80 anos, baixo e magro, descendo com dificuldade. As crianças do coral correram para abraçá-lo. Todos se levantaram para recebê-lo.

— Sentem-se, por favor. Desculpem-me pela demora, mas à noite tenho essa luta com meus remédios, e como não janto, vocês fizeram bem em começar sem mim.

— Entendemos, coronel. Não se preocupe — comentou Teotônio.

— Então este é o faroleiro que iluminou Beira?

— Eu e minha esposa, Lia, somos faroleiros e trabalhamos juntos no farol, coronel.

Bicas cumprimentou Lia e Ariosto com a mão trêmula.

— Você é linda, menina.

— Obrigada, coronel.

— Continue seu discurso, faroleiro. Desculpe-me por interrompê-lo.

— Desculpe-me por tê-lo começado sem a sua presença.

Ariosto discursou sobre o Brasil e a importância de o país aprender com o resto do mundo. Aprender com Catalina e a luta do país pela democracia e desenvolvimento. Aprender com a jovem democracia catalina, que convive respeitosamente com a diversidade. Por fim, falou sobre o pouco que tinha visto de Goldcity, e como foi uma enorme surpresa o que encontrou. Terminado o discurso, Bicas levantou o copo e mais uma vez brindaram aos faroleiros.

No final do jantar, Bicas mostrou a mesa para Ariosto e Lia.

— Escutem, e me corrija se estiver errado, Teotônio. Tudo nesta mesa foi produzido em Goldcity. Todos os alimentos, os pratos, garfos e facas, o piano e o violino. E nesta casa, Teotônio, o que não foi feito por nós?

— Nesta casa, coronel, não são nossos parte da fiação elétrica, as cordas do violino e do piano. As lâmpadas da casa são nossas, e estão durando bem mais que as primeiras que fabricamos. Ah, os livros da biblioteca também não foram produzidos aqui. O resto todo é nosso, e graças ao trabalho do capitão das indústrias, o Mathias.

Teotônio apontou para o senhor de cinza, que foi fortemente aplaudido.

— E graças, também, aos capitães da agricultura e da pesca, Izaías e Abias — completou Bicas.

Os jovens de marrom levantaram-se para ser aplaudidos.

— Nosso objetivo é, em poucos anos, sermos totalmente autônomos, sem precisarmos de Catalina para nada. Nossa parte vulnerável ainda é a saúde. Não conseguimos e não temos o conhecimento científico necessário para produzir os medicamentos de que precisamos. A vida saudável, com alimentação sana e exercícios físicos, limpeza e higiene, reduziram muito as doenças, mas os antibióticos e alguns remédios mais complexos, esses nos fazem falta, não obstante o trabalho maravilhoso do doutor Thompson e da doutora Lobato, Capitães da Saúde, Medicina e Cura Natural.

O casal de verde levantou-se para ser aplaudido. A doutora Lobato completou:

— Temos nosso hospital e fazemos pequenas cirurgias. Nossa farmácia produz e distribui mais de cem tipos de medicamentos naturais. Mas o importante é ter uma vida saudável, por isso o coronel Bicas propôs e este grupo acatou a Lei do Exercício. Todo cidadão de Goldcity que tenha dez anos ou mais é obrigado a fazer uma hora de exercício físico por dia. Impressionante como muitas doenças simplesmente desapareceram com apenas uma hora de exercício físico diário.

— Por fim, como não aplaudir as professoras Maria e Ângela, capitãs de tudo que há de melhor neste mundo, Educação, Cultura, Sexualidade e Psicologia? Elas organizaram essa bela apresentação do coral e estão à frente do que há de melhor em Goldcity, nossa educação, nossa formação permanente, nosso ser cidadão. Todos nesta mesa, com exceção de vocês dois (Bicas apontava para Ariosto e Lia), foram criminosos. E quem melhor que um ex-criminoso para saber a importância da educação, da formação da personalidade, da construção de valores na juventude?

Uma das senhoras de azul levantou-se.

— Desculpe interromper, coronel.

— Fique à vontade, Ângela.

— Em Praia e na Beira fui muito conhecida, fui famosa: era a Ângela Navalhada.

— Ângela Navalhada é você? — perguntou Lia, assombrada.

— Sim, Ângela Navalhada sou eu, ou melhor, hoje simplesmente Ângela. Fui prostituta e dona de bordel. Consumi e vendi drogas, matei e roubei. Sim, matei o tenente Lutero, que não era nenhum santo. Hoje sou Ângela, a professora. Tive minha segunda chance na vida, e nos livros descobri o mundo e a maravilha da educação. Se a Ângela criança tivesse conhecido a Ângela professora, não existiria a Ângela Navalhada. Muitos dizem que o crime vem das condições sociais, da miséria, da falta de oportunidades. Todos aqui são criminosos e sabemos que, na raiz, na essência, na origem, o crime é uma opção. Influenciada por muitas variáveis, mas se resume à decisão tomada muitas vezes na fase mais vulnerável da vida, a juventude. Caminho sem volta para a maioria.

— E graças ao coronel Bicas, hoje temos a lei da educação. Todo jovem até os 16 anos tem de estudar oito horas por dia. Todo cidadão com 16 anos ou mais tem de trabalhar seis horas por dia e ensinar ou estudar por duas horas. A obrigação de ensinar é de todos nós — discursou Ângela, que foi fortemente aplaudida.

Todos voltaram a atenção para a sobremesa que chegava: sorvete de manga e torta de caqui em nata.

— Coronel Bicas, só uma pergunta.

— Pergunte, faroleiro.

— E o senhor de preto, o Teotônio, ele é capitão do quê?

— Responda, Teotônio.

— Com prazer, coronel. Sou Capitão da Ordem, da Religião, da Defesa e Segurança. Sou eu quem não permite que o bandido que existe dentro de nós volte à superfície. Em Goldcity só tem uma lei, e é aquela feita pelo coronel, a aprovada por este Comitê de Gerência, e pela assembleia de cidadãos de Goldcity. Aqui, para quem não cumpre a lei, só tem uma pena: a morte na forca. Não temos prisão em Goldcity.

— Não assuste o casal, Teotônio. Faz tempo que não enforcamos ninguém.

— E o tal enforcamento de pessoa que chega sem autorização? — perguntou Ariosto.

— Como vocês, brasileiros, dizem, foi pra inglês ver. O Pereirinha chegou e está muito vivo, trabalhando nas granjas.

— No começo, enforcamos muito. Era tudo muito difícil. Ou enforcávamos, ou nunca existiria ordem. Não havia prisão nem prisioneiro, pela simples razão de que não havia como alimentar quem não trabalhava. Não tinha comida para todos, muito menos para prisioneiros. Já tem mais de cinco anos que não executamos ninguém. Mas executaremos, se for preciso. A lei, para ser cumprida, tem que ser temida — completou o coronel.

— Hoje estamos mais bondosos. Para coisas menores o coronel estabeleceu as chicotadas, 10, 20 ou 30, de acordo com a gravidade — completou Teotônio.

— É, e chicotadas damos toda semana.

O jantar terminou com Lia e Ariosto em silêncio. Bicas se levantou e agradeceu pela presença de todos.

— Vamos deixar nossos visitantes descansarem. Amanhã levo vocês para conhecerem Goldcity e nos encontramos com o Gusmão. Às sete da manhã espero para o café.

— Acertado, coronel.

Ariosto escutou vozes. Parecia Nião dando ordens a alguém. Acordou de madrugada e saiu à varanda. A noite continuava clara, com a lua sobre as montanhas no horizonte. Na mesa ao lado da cama, duas peras, e água num jarro de barro. O som de vozes recomeçou, Nião falando com Espácia. Falavam baixinho alguma coisa de amor. Escutou gemidos e Espácia dizendo algo sobre a saúde do coronel. A noite estava agradável e fresca.

— O que foi, meu amor, perdeu o sono?

— Escutei vozes e levantei.

— Você estava tendo pesadelos. Eu senti.

Ariosto voltou pra cama e abraçou Lia.

— Vamos dormir. Amanhã o dia vai ser longo. Vou encontrar o Gusmão e voltar logo para a Beira. Quero iniciar nossa vida, nossa família.

Lia beijou as mãos de Ariosto, que a abraçava por trás.

— E este lugar? Que impressionante como construíram isto aqui! Nunca imaginei que poderia ser assim. Desde criança falavam de Goldcity para mim como um inferno, e do cabo Bicas como o diabo em pessoa; e a gente chega aqui e somos recebidos por esse coral, com essas pessoas maravilhosas. A Ângela Navalhada era muito famosa em Praia e na Beira, e agora está aqui ensinando crianças.

— Eu não sei, não sei... Não me sinto bem aqui. Quero voltar pra Beira. Vou sair da Marinha, e talvez vamos morar no Rio de Janeiro. Não sei.

— Eu vou com você pra onde for. Beira, Praia, Rio de Janeiro, não importa. Se estivermos juntos não importa o lugar.

Dormiram.

A luz do sol entrou pela janela e acordou Ariosto. Lia não estava na cama. Tomava banho.

— Venha, Ariosto, a água está uma delícia.

Às sete em ponto desceram para encontrar o coronel, que já estava à mesa tomando café com Nião.

— E os pombinhos, dormiram bem?

— Muito bem, coronel — respondeu Lia.

— Venham, sentem-se para provar do nosso café.

Café, queijos, pão quente, frutas, manteiga e suco de pitanga. Terminado o café, Bicas chamou os dois.

— Vamos subir ao terraço. Quero mostrar Goldcity trabalhando. Venham!

Bicas, com a ajuda de Nião, subiu a escada de ferro na lateral da casa, que levava a uma torre de observação. No patamar superior, mesa, luneta, binóculos, quatro poltronas, mapas, papel e lápis.

A visão de Goldcity era total. Viam-se as escolas, as fábricas, o hospital, e no fundo do horizonte, as granjas e as plantações.

— Veja, Ariosto. Veja, esta é a minha Goldcity. Um tabuleiro de cores.

Nas escolas, todas as crianças e professores vestiam azul. Via-se o movimento de crianças e jovens chegando. Nas indústrias, os trabalhadores e trabalhadoras, vestindo cinza, estavam enfileirados entrando nos galpões. Guardas de preto circulavam pelas ruas. O verde predominava nos arredores do hospital, e no fundo do horizonte os agricultores vestiam marrom nas plantações.

— Veja, Ariosto. Veja, esta é a minha obra! Um lugar perfeito para viver. Aqueles ali que estão de verde, no campo, trabalham com plantas medicinais. Veja! No mar os pescadores vestem marrom, mas note que é mais claro que os da agricultura. Foi minha ideia. Estou pensando em criar uma cor só para os pescadores, e ter um capitão só da pesca e dos assuntos do mar.

Bicas apontava excitado para várias direções. Olhe, Ariosto, use a luneta e veja como tudo funciona. Veja também, senhora Lia. É arte em movimento. É minha Goldcity.

— Que horas são, Nião?

— Está quase na hora, coronel. Só mais alguns minutos.

— Veja, Ariosto! Olhe, Lia! Bicas apontava para a praça.

Quatro cavaleiros e uns cinquenta homens de preto entraram em duas filas na praça central de Goldcity. No centro, hastearam a bandeira de Catalina, e um tiro de canhão foi disparado.

— Que horas são, Nião?

— Oito horas, coronel.

— Em ponto?

— Em ponto.

— Começou oficialmente o dia de trabalho em Goldcity. Vamos descer, que eu tenho, também, minhas obrigações.

Nião carregou o coronel nos braços escada abaixo. Na entrada do casarão, a charrete de quatro lugares aguardava.

— Vamos dar umas voltas?

— Claro, coronel, mas tenho de encontrar o Gusmão, lembra?

— Sim, faroleiro. Onde está esse Gusmão agora, Nião?

— Nas plantações, coronel.

— Então é pra lá que vamos.

Ariosto foi na frente, com Nião, que conduzia a charrete, e Lia foi atrás com o coronel. Quando Lia se sentou, o coronel a abraçou.

— Posso dar uns apertos na sua linda esposa, Ariosto?

— Se ela quiser... É minha esposa, não minha propriedade.

— Desculpa, coronel, sou mulher catalina das antigas, que acredita em fidelidade.

O coronel riu.

— Linda mulher, faroleiro, e espirituosa. Você tem sorte. Se fosse mais moço entrava na disputa. Na minha juventude tive meus encantos.

— O senhor ainda tem seus encantos, coronel, mas eu já fiz compromisso com esse jovem aí da frente.

— Além de linda, é educada e elegante. Você é um homem de sorte, faroleiro.

— Isso eu sei muito bem, coronel.

— Lia, pelo menos posso ir de braços dados com a senhora?

— Será um prazer, coronel.

A charrete cruzou o centro da cidade, e num momento Bicas gritou ao Nião.

— Pare, Nião, pare! Quero mostrar algo para as visitas.

Na praça, árvores foram moldadas formando belíssimas esculturas verdes em forma de pássaros. Caminharam por entre jardins de flores multicores até encontrarem uma estátua de bronze.

— Vejam que homenagem linda das professoras Maria e Ângela, capitãs de Educação, Cultura, Sexualidade e Psicologia.

Era Bicas em bronze, mais magro e alto, apontando o horizonte, com o corpo inclinado para a frente, como se subisse. Na base de mármore branco, a seguinte inscrição:

"Ao Nosso Líder Supremo, Coronel Bicas, o Povo de Goldcity suplica a eterna luz que indica o caminho. Líder, em sua bondade extrema, dê para o seu povo a direção da glória e da paz."

Bicas parou, apoiou-se na base da estátua, e pensativo, ficou. Saiu em silêncio e voltou andando com dificuldade para a charrete. Já estavam longe da praça quando suspirou profundo e falou:

— Não sei o que será de Goldcity quando eu morrer.

— Isso nunca vai acontecer, coronel. Isso nunca vai acontecer! Nunca, coronel, nunca!!! — gritava Nião, quase em lágrimas.

Seguiram por mais dez minutos até a plantação. Ao ver a charrete chegando, veio o capitão Abias correndo, e de longe já falava.

— Bom dia, coronel! Bem-vindo, coronel! Precisa de alguma coisa?

— Chame o Gusmão.

— Ele não está aqui, coronel. Hoje ele trabalha na plantação de arroz, do outro lado da cidade.

— Então diga para ele estar às seis da tarde lá em casa — o faroleiro do Brasil quer falar com ele. E diga a ele que se chegar atrasado leva dez chicotadas.

O coronel chamou Abias mais perto e falou baixinho:

— E como é que ele está?

— Tá melhor, coronel.

— E aquele problema?

— Parece que parou, coronel. Ele tem trabalhado muito e nunca mais faltou.

— Seis horas lá em casa.

— Sim, senhor!

— Vá você também, e leve a esposa.

— Vamos, sim, coronel, e obrigado.

— Toca, Nião. Vamos pro hospital.

— Hospital? O coronel está passando mal?

— Claro que não, Nião, é só pra mostrar para as visitas o nosso hospital.

Saíram em trote rápido. Era um galpão adaptado, com vários quartos e algo chamado de sala de cirurgia. Na entrada, logo no centro da parede, a frase apresentava o conceito da medicina praticada ali: "O importante não é curar, e sim evitar a doença." Tudo muito limpo e organizado, com pessoas vestindo verde circulando pra todo lado. A doutora Lobato os veio receber e apresentou sala por sala.

— Hospital é o último degrau da escada da medicina. Para garantir saúde, temos de mudar hábitos e atuar onde a pessoa passa a maior parte de seu tempo: em casa, no trabalho e na escola. Felizmente a maioria do povo de Goldcity tem hábitos saudáveis, e a medicina natural substitui muito da tradicional. Temos vinte pessoas que estudam oito horas por dia todos os livros de medicina natural que Nião traz de Beira.

Ariosto e Lia foram levados para o laboratório. Quarenta pessoas faziam a produção e vinte faziam pesquisas.

— Hoje estamos trabalhando com leguminosas. No mês passado descobrimos o *bitter melon,* que produz verdadeiro milagre no combate à diabetes.

Seguiram por toda a cidade, com o coronel mostrando toda a sua obra: Goldcity.

Nas oficinas, viram a produção de quase tudo: vassouras, pás, talheres, cadeiras, mesas, e vários utensílios em ferro. Porém o que mais surpreendeu foi o galpão das ideias. Ali, mais de oitenta pessoas se reuniam em grupos de oito em torno de mesas para inventar coisas e resolver problemas. Dali saiu o gerador de energia que iluminava a casa do coronel, a produção das lâmpadas, a rede elétrica, e agora trabalhavam num gerador maior para iluminar toda a cidade.

Por fim, encontrou Teotônio e seu exército de mil soldados muito bem armados. Todos vestiam preto. Eram homens e mulheres que faziam a total e absoluta vigilância da cidade. Tudo era reportado para Teotônio no final do dia: brigas de casais, quem acordou tarde para o trabalho, até que horas as pessoas ficavam acordadas à noite etc.

— Mas não é apenas segurança. Nosso Exército faz construções, como estradas, ruas, redes de esgoto, e atualmente trabalha na nova usina que vai iluminar a cidade — comentou o coronel. — Deixe-me mostrar aos visitantes essa nova construção.

Teotônio atravessou a rua para mostrar um dos recém-construídos templos da religião.

— Temos mais seis como estes na cidade. Construímos, e está para as pessoas usarem como quiserem. Ninguém é dono, nenhuma religião é exclusiva. É um lugar para ficar em paz e conversar com o seu Deus, seja ele qual for. Tem funcionado bem. As pessoas vêm e vão em paz, em pleno respeito pelos outros.

27

A CONVERSA COM GUSMÃO

Gusmão entrou no palácio do coronel Bicas cinco minutos antes das seis horas. Vestia um macacão laranja e tinha as mãos e o rosto sujos de terra. Veio direto da plantação. Ariosto e Lia estavam no quarto e desceram as escadas para encontrar Gusmão conversando alegremente com Espácia. Ao ver Ariosto, correu para dar-lhe um abraço.

— Brasileiro? Você é brasileiro?

— Sou, sim.

— E ela?

— Sou catalina.

Gusmão abraçava Ariosto.

— Quanto tempo não vejo um brasileiro!

— Pois é, Gusmão, vim aqui especialmente para falar com você.

— Vai se lavar, Gusmão, antes do coronel descer — falou Espácia.

— Só um minuto, Ariosto, vou me lavar e já volto.

— Espácia, tenho uma curiosidade. Por que só o Gusmão veste laranja? Não vi mais ninguém de laranja.

— Não é só ele. São quatro pessoas de laranja. São os que estão em observação. Não cometeram crime, mas criaram algum tipo de problema. No caso do Gusmão, é porque ele anda bebendo muito e não trabalha direito. Se não mudar leva 10, 20, ou 30 chicotadas. Só bebida nunca deu forca, mas fale pro seu amigo brasileiro tomar cuidado.

— Até 30 chicotadas?

— É, mas forca, não, fique tranquilo. Na Lei, só quatro coisas levam a pessoa para a forca em Goldcity: matar, atentar contra a vida de alguém, roubar e conspirar contra o coronel. Antigamente enforcavam quem não trabalhava, mas hoje resolvem no chicote.

Gusmão saía do banheiro no exato momento em que o coronel descia a escada, ajudado por Nião, e Abias, que estava de mãos dadas com a esposa.

— Senhor coronel, muito boa noite.

— A que horas ele chegou, Espácia?

— Dez pras seis, coronel.

— Bom.

— O faroleiro quer falar com você.

— Já estávamos conversando, coronel.

— Mas vão continuar depois do jantar. Hoje não sei o que me deu, mas estou morrendo de fome. O que tem, Espácia?

— Moqueca de lagosta, prato brasileiro em homenagem aos convidados.

Após o jantar, Ariosto e Gusmão se sentaram na varanda.

— Gusmão, sua família no Brasil quer notícias suas. Eles falaram com a Marinha e estão desesperados para saber de você.

Com a mão na testa, Gusmão olhava para o chão e enxergava o vazio. Por alguns minutos ficou assim.

— Sabem que estou aqui?

— Eles têm uma suspeita de que você está em Catalina, mas procuram por todas as ilhas. No mês passado, sua filha esteve na Galés. Disseram que te viram por lá.

— Minha filha?

— É.

— Eu não posso voltar. Não quero falar por que, mas não posso voltar.

— Tudo tem conserto, Gusmão. Se sua família está te procurando é por que gosta de você, se preocupa com você.

— Não posso voltar. Agora não. Eu ainda não me sinto forte para enfrentar todos os problemas que deixei no Brasil. Preciso de mais tempo. Você vai falar para eles que estou aqui?

— Só se você me autorizar.

— Não, não autorizo. Só diga que estou bem, muito bem, mas ainda não me sinto forte para voltar. Diga para minha filha que eu a perdoo. Não foi culpa dela. Diga que eu sei.

— Escreva uma carta, que eu entrego pra ela.

— Escrever para minha filha? Você entrega? Ela trabalha no Supermercado do General, no Rio de Janeiro; conhece?

— Supermercado do General... Conheço. E como conheço... Escreva, que eu mando entregar nas mãos dela.

— Vou escrever ainda hoje. Só não diga onde estou. Pode dizer que estou em Catalina, mas não aqui, entende?

— Confie em mim. Só falo Catalina. Mas o que foi que aconteceu, Gusmão? Quem sabe eu possa te ajudar?

Gusmão apontou para uma tira branca costurada na parte superior esquerda do macacão laranja. Estava escrito: ALCOÓLATRA.

— Sou doente. Sou alcoólatra, e há anos luto contra essa doença. Por causa dela acabei com muitas vidas. A minha é a que menos importa, mas minha esposa e minha filha não mereceram, simplesmente não mereceram o que eu fiz...

— Escreva para elas, Gusmão. Eu entrego pessoalmente. E você, não quer ir para Beira comigo? Eu converso com o coronel, ele não vai negar um pedido meu. Vamos embora deste lugar, Gusmão. Eu te ajudo a arrumar emprego na Beira.

— Ainda não, faroleiro. Ainda não dá. Eu vou embora, mas agora ainda não dá, por causa disso aqui. Ainda não estou bem. Gusmão apontava para a cabeça.

— Mas escreva a carta. Você tem que escrever a carta, que eu entrego nas mãos da sua filha, no Supermercado do General, no Rio de Janeiro.

— Quando você volta para a Beira?

— Era para voltar hoje, mas não deu. Amanhã saio de manhã. Mas não vou embora sem levar a sua carta.

— Te entrego ainda hoje. Vou pedir papel e lápis para Espácia. Vou escrever agora mesmo.

Gusmão saiu para escrever a carta e Lia chegou à varanda.

— Ariosto, o coronel te chama.

Ao entrar na sala, Abias e a esposa já se despediam.

— Faroleiro, amanhã à noite o jantar vai ser na casa do Abias. A filha dele é músico, e toca violino muito bem.

— Nós vamos voltar para a Beira amanhã cedo, coronel.

— Negativo, faroleiro. Amanhã, não. Depois de amanhã, posso pensar no seu caso. Entendido?

— Você é quem manda, coronel.

— Isso é verdade, faroleiro. Aqui quem manda sou eu. Vamos pra varanda, quero fumar um charuto. E escute, faroleiro: amanhã de manhã vocês não têm nada pra fazer, então durmam até mais tarde.

O coronel bebia rum e fumava vagarosamente seu charuto. Lia chegou com Espácia.

— Já vou dormir, amor. Você vem?

— Agora não. Vou fumar um charuto com o coronel.

— Boa noite.

— Eu também já vou dormir. O senhor precisa de mais alguma coisa, coronel?

— Nada mais. Pode ir, Espácia. Durmam bem.

O coronel bebeu duas doses de rum, terminou seu charuto e pediu ajuda para se levantar.

— Venha cá, Ariosto, quero te mostrar uma coisa.

Os dois seguiram para o fundo do casarão. Bicas caminhava com dificuldade, apoiado em Ariosto. Do bolso tirou quatro chaves unidas por argola de ferro, e com elas abriu quatro portas.

— Venha, Ariosto, venha conhecer o maior segredo de Goldcity. Só eu, Teotônio, Espácia e Nião sabemos onde fica escondido o segredo de Goldcity. Venha!

Ao abrir a quarta porta, encontraram um quarto enorme e totalmente escuro.

— Feche os olhos, faroleiro.

Ariosto fechou os olhos, já com medo do que iria encontrar. Pensava em pilhas de ossos dos enforcados. O coronel acendeu a luz e Ariosto abriu os olhos lentamente.

— O que é isso, coronel?

— Uma grande fortuna, faroleiro.

O quarto era repleto de prateleiras, todas cheias de barras de ouro até o teto.

— Da última vez que pesamos, tinha mais de quatro toneladas de ouro puro aqui.

— Quanta riqueza, coronel! Nunca vi tanto ouro!

— Os americanos saíram antes da hora. A maior concentração de ouro, fomos nós que descobrimos. Agora, realmente parece que está acabando. Cada dia sai menos. Mas já temos muito, não acha? Eu sei quem você é, faroleiro. Tenho meus espiões. Sei que você é rico empresário no Brasil, e que está aqui por causa da morte de uma moça que se acidentou num bonde. Não é verdade?

— Você está muito bem informado, coronel. Verdade. A morte dela me trouxe para o exterior. Buscar vida nova.

— E sei, também, que você tentou matar um padre.

— Foi um acidente, um mal-entendido.

— Ariosto, talvez você possa ajudar nossa cidade, arranjando um bom lugar para investir essa riqueza. Nós somos um bando de bandidos, de criminosos. Ninguém tem experiência de negócios, e nem sabe como anda o mundo lá fora. Só sei que não quero deixar esse ouro parado nessas prateleiras pra sempre. Preciso de ajuda pra investir essa riqueza.

— Eu ajudo, sim. Claro que ajudo. Deixe-me pensar bem em um plano de investimento, coronel.

— Não pense muito, faroleiro. Não sei quanto tempo mais eu vou viver.

— Talvez, coronel, investir aqui mesmo. Construir um grande porto, comprar máquinas novas para as indústrias, melhorar a produção de energia. Deixe-me pensar.

— Pense num plano, que eu aprovo junto com o meu povo. O ouro não é meu, pertence a toda a Goldcity. Eu sou um velho, com pouco tempo de vida, e não quero ouro nenhum. Minha felicidade é deixar alguma coisa boa feita na vida dos outros.

— Sim, coronel. Vou te ajudar a investir essa riqueza toda.

— Tome aqui. O coronel estendeu a mão e entregou uma barra de ouro.

— O que é isso, coronel?

— Pagamento adiantado. Faroleiro, me apresente um plano e eu o aprovo na assembleia. Vamos fazer toda essa riqueza melhorar a vida dessas pessoas. Pense num bom plano, que você vai ficar ainda mais rico com a gente.

Ariosto ajudou Bicas a chegar ao quarto.

— Boa noite, coronel.

— Boa noite, brasileiro.

Quando chegou ao quarto, Lia já estava dormindo. Queria falar com ela, contar tudo, a proposta do coronel, mas ela dormia profundamente.

Após o banho, Ariosto escutou vozes no jardim. Foi à varanda do quarto. Era Nião visitando Espácia. Os dois estavam sentados, abraçados, e falavam baixinho coisas de amor. Nião e Espácia conversavam, e Ariosto entendia apenas partes das frases:

— Eu não sei dizer as belas palavras... mas sempre penso em você. No fim sempre termino pensando em você... Nunca, nunca mais vou cometer outro erro...

Espácia encostou a cabeça no ombro de Nião e chorou.

— A gente nunca esquece... Sempre vejo os rostos das pessoas que matei... Nião, seu amor é a coisa boa da minha vida... Será que Deus vai nos perdoar? Quando durmo, não penso. Tenho medo do silêncio...

— Eu sempre vou estar com você... Quando a gente congela a gente não morre.

— Nunca soube o nome dela... Quando morreu, olhava pra mim... Ela disse: eu não mereço.

Nos dias seguintes, Ariosto e Lia descansaram. Percorriam a cidade a pé e conversavam com as pessoas. Eram celebridades cumprimentadas por todos. Ariosto saía nas tardes com o coronel Bicas, para conhecer melhor a cidade e identificar problemas que poderiam ser resolvidos com o investimento do ouro.

Bicas ficou entusiasmado com a ideia da construção de um grande porto que uniria Goldcity ao mundo. Ariosto propunha o fim do isolamento de Goldcity e a integração com Catalina.

28

DUAS COLHERES DE PRATA

Amanhecia. Seria mais um belo dia, com o lindo sol iluminando a vida do planeta.

— Acorde, meu amor. Veja que dia lindo!

Ariosto abriu os olhos, levantou-se e foi à varanda.

— Que horas são?

— Não sei, mas é cedo. O sol está acabando de nascer.

Lia o abraçou.

— Amanhã de manhã, vamos embora.

— Pra nossa casinha?

— Pra nossa casinha!

— E o Malvagan? Deve estar preocupado sem notícias nossas. Deve ter ficado um bom tempo esperando por nós lá no rio Pericó.

— Eu sei, mas o coronel simplesmente não nos deixou voltar antes. E tem a história de ajudar a investir essa fortuna em ouro. Você imagina quanto valem quatro toneladas de ouro?

A conversa de Ariosto e Lia foi interrompida por fortes gritos.

— NÃO! NÃO! NÃO! CORONEL, NÃO!!!

— O que foi isso, Ariosto?

— Parecem gritos da Espácia.

— NÃO!! ELE NÃO!! ELE É DOENTE, CORONEL!!!

Gritos e choros corriam no ar do casarão. Lia e Ariosto desceram as escadas correndo e encontraram Espácia ajoelhada aos pés do coronel Bicas.

— Você sabe que não posso fazer nada, Espácia. Ele roubou e vai ser enforcado. É a lei. É LEI!!

— ELE É DOENTE, CORONEL. NÃO! CORONEL, ME ENFORQUE, MAS DEIXE O COITADO VIVER!

— É a Lei, Espácia. É A LEI!!!

O coronel saiu e Espácia continuou ajoelhada. Nião entrou na casa correndo. Espácia viu Nião e gritou:

— ELE VAI SER ENFORCADO! NÃO DEIXA, NIÃO! PELO NOSSO AMOR, NÃO DEIXA, NIÃO!

Nião se ajoelhou para abraçar Espácia, que chorava desesperada.

— O que aconteceu, Nião? — perguntou Ariosto.

— Catarino, irmão de Espácia. Foi pego roubando na fábrica, e vai ser enforcado.

— Quando?

— Agora. Já estão armando a forca na praça.

— Mas não tem julgamento nem nada?

— O povo se reúne na praça, em assembleia, o coronel explica o que ocorreu e pergunta quem é a favor do enforcamento. Como tá na Lei, todos levantam a mão, e a pessoa é enforcada na hora.

Espácia se levantou e falou:

— O brasileiro, Nião! O brasileiro! Ele é visita, e está de branco. O coronel gosta dele. Ele pode pedir pra assembleia perdoar meu irmão. Ele pode, Nião! — dizia Espácia, chorando.

— Isso nunca aconteceu!

— Mas ele pode pedir! Se a assembleia aceitar, o coronel não pode enforcar.

— A assembleia nunca foi contra o coronel.

— Mas tenho que tentar, MERDA!!! É a vida do meu irmão! Ele é doente. Ele não sabe o que faz.

— Eu falo, Espácia. Eu peço pela vida do seu irmão — disse Ariosto.

Lia abraçou Espácia. Nião abraçou Ariosto.

— Obrigada, faroleiro — falou Espácia.

— Nós temos que ir agora! Eles já estão armando a forca! A assembleia vai começar a qualquer momento.

Dia de enforcamento era feriado nacional em Goldcity. Todos paravam e iam para a praça.

— Nião! Você tem que me explicar o que aconteceu pra eu poder defender esse Catarino.

— Ele foi pego roubando na fábrica. Encontraram no bolso dele duas colheres de prata, do faqueiro novo que estão fabricando pro coronel. Catarino é doente. Ele não pensa como a gente. Ele tem 25 anos, mas não cresceu, entende? Mas roubo é roubo! É a Lei! Pelo coronel, eu acho até que teríamos um perdão, mas é esse Teotônio. Para ele a Lei é sagrada. Ele vai fazer de tudo para enforcar o Catarino.

— E eu? Como é que eu faço?

— Vamos falar a verdade com o coronel. Você vai dizer ao coronel que a Espácia te pediu para falar à assembleia e pedir o perdão para o Catarino. Ele gosta de você e da Espácia, e vai permitir que fale. Acho que o coronel não quer esse enforcamento, mas ele não pode quebrar a Lei.

— Mas a assembleia pode?

— A assembleia pode fazer o que quiser. Se a assembleia perdoar o Catarino, acabou, nem o coronel pode mandar enforcar.

Quando chegaram, a praça já estava lotada. Os guardas de Teotônio faziam os últimos acertos no grande palanque onde aconteceria o enforcamento. A forca era de madeira e ficava na parte direita do palanque. A vítima subia numa escada com o laço da forca no pescoço e ficava lá, no último degrau, esperando o resultado. Dado o veredito pela assembleia, Teotônio retirava a escada e o enforcado caía. A morte não era imediata. O enforcado ficava por alguns minutos agonizando. O ambiente era tenso, muito tenso.

Espácia chorava e pedia perdão a todos. Ariosto deu a mão para Lia e disse:

— Vem comigo.

Os dois, de mãos dadas, começaram a circular por entre as pessoas da assembleia. Eram muito cumprimentados. Ariosto e Lia perguntavam pra um e pra outro sobre o enforcamento. Sobre a Lei. Sobre Catarino. As pessoas sabiam que Catarino era uma pessoa especial e tinham simpatia por ele. Gostavam muito de Espácia também. Percebiam que o "crime" era muito pequeno para pagar com a vida, mas estava na Lei, e não havia muito o que fazer. O rapaz seria enforcado. Chegou Nião.

— Ariosto, Ariosto! O coronel já vai abrir a assembleia, e você tem que falar com ele antes.

Ariosto, Lia e Nião correram para o palanque.

— Coronel, preciso falar com você.

— Agora não, faroleiro.

— Coronel, me escute, por favor, eu preciso falar com você!

— O que foi, faroleiro?

— Espácia me pediu para falar à assembleia em favor do irmão dela. Pedir perdão para o irmão e evitar o enforcamento.

— Espácia te pediu?

— Sim, coronel, e Nião também. Querem que eu fale à assembleia.

O coronel coçou a cabeça.

— Eu também não quero o enforcamento desse pobre coitado. Vou perguntar à assembleia se eles querem que você fale. Está bem?

— Obrigado, coronel!

Chegou Catarino, amarrado, com manchas de sangue em seu uniforme cinza, e o rosto roxo e inchado, com sinais de espancamento. Com a chegada dele ao palanque, Espácia entrou em desespero. Ao ver Espácia, Catarino gritava:

— Maninha, maninha!

O coronel foi ao centro do palanque e pediu silêncio à assembleia.

— Está aberta a assembleia que vai decidir sobre o enforcamento do Catarino. Convoco o capitão Teotônio para explicar os fatos e a acusação.

Teotônio chegou ao centro do palanque com as duas colheres de prata levantadas, uma em cada mão.

— Ao sair do turno da noite na produção da fábrica, o Catarino carregava no bolso da calça estas duas colheres de prata, que foram roubadas do novo faqueiro que estamos fabricando para o coronel. O Catarino estava roubando. A Lei é clara: para roubo, a forca!

O povo aplaudiu.

— Você tem alguma coisa a dizer, Catarino?

— Era pra tomar sopinha, coronel! A colherzinha é boa pra tomar sopinha, coronel. Eu ia devolver. Era só pra tomar uma sopinha, coronel. Sopinha fica boa com a colherzinha, coronel.

— Armem a forca! — gritou Teotônio.

— Um momento, capitão Teotônio! Antes do enforcamento tenho mais uma pergunta para fazer à assembleia.

Silêncio absoluto. Uma outra pergunta à assembleia antes do enforcamento, isso era absolutamente novo. Silêncio.

— Cidadãs e cidadãos de Goldcity! Antes do enforcamento tenho o dever de perguntar o seguinte: o senhor Ariosto, faroleiro brasileiro que está nos visitando, gostaria de falar à assembleia e pedir o perdão ao Catarino. Quem é a favor de que o senhor Ariosto fale pelo perdão ao Catarino, levante a mão.

Para surpresa geral, a grande maioria levantou a mão. Espácia gritava de alegria.

— Eles vão perdoar o Catarino! Eles vão perdoar o Catarino!

Teotônio ficou atônito com o resultado da votação e correu para o coronel.

Eu quero falar também, coronel. Eu quero defender a Lei, coronel!

— Amigos da assembleia! Silêncio, por favor! Silêncio! Temos mais um pedido à assembleia. Quem é a favor de que o capitão Teotônio fale pela condenação de Catarino, levante a mão.

A maioria levantou a mão. Espácia chorava.

— Meu Deus! Eu matei, eu roubei! Ele é só um garoto doente, meu Deus! Só um garoto doente!

Lia abraçou Espácia.

— Vai dar tudo certo. Acredite, Espácia. Vamos ter fé. Deus é justo.

Espácia correu em direção ao coronel no palanque. Antes de alcançá-lo, foi barrada pelos guardas de Teotônio.

— Coronel! Coronel! Eu preciso falar com o senhor, coronel!

— Deixem-na passar!

Espácia falou algo e ajoelhou-se aos pés do coronel.

— Isso eu não posso fazer, Espácia.

— É só perguntar à assembleia, coronel. Eu trabalhei para o senhor por mais de dez anos e nunca pedi nada. Só isso que lhe peço, coronel. Só isso!

— Está bem. Agora se levante e se prepare. Eu vou perguntar à assembleia.

— Obrigada, coronel. Obrigada!

— Cidadãos e cidadãs de Goldcity, temos mais uma pergunta à assembleia, essa a pedido da Espácia, que todos conhecem, irmã do Catarino. Espácia pede para ser enforcada no lugar do irmão. Ela diz que não soube educar o garoto, e por isso a culpa do roubo é dela, e quer ser enforcada para poupar Catarino. Quem é a favor do enforcamento da Espácia no lugar do Catarino, levante a mão.

Poucas pessoas levantaram a mão.

— Quem é contra, levante a mão.

Do palco se viu a maioria levantando a mão.

— Eu tentei, Espácia, mas quem está sendo julgado é o seu irmão.

Nião abraçou Espácia, que já não conseguia falar, e desceu com ela do palanque. A assembleia estava alvoroçada. Pelo menos um sentimento bom pairava no ar: as coisas estavam sendo decididas pela vontade da maioria.

— Amigos da assembleia. Como autorizado por vocês, chamo o senhor Ariosto para falar em defesa de Catarino, e contra o enforcamento.

Ariosto abraçou Lia.

— Quanta responsabilidade! É muita responsabilidade. Dependendo do que falar, salvo ou não a vida de uma pessoa.

— Fale do coração. Fale do que vem do seu coração.

Antes de subir ao palanque, Ariosto recebeu outro abraço, agora de Nião.

— Obrigado! Independentemente do que eles decidirem, obrigado! Pelo menos tentamos. Talvez a partir de hoje Goldcity comece a mudar.

Ariosto subiu e viu a multidão se estendendo pela praça e ocupando as ruas laterais. Todos, em total silêncio, olhavam para ele, esperavam as palavras, queriam os argumentos. Ariosto reparou nos olhares, via nos rostos a vontade de mudar, a vontade de dar um grande passo adiante. Respirou fundo, olhou para Lia, Nião, Espácia, e Catarino, que já estava com a corda no pescoço no topo da escada, esperando o veredito.

— Amigas e amigos de Goldcity. Antes de eu vir pra cá, me falaram de Goldcity, a cidade dos assassinos, dos ladrões, comandada por um louco cabo Bicas. Falavam que eu não podia passar a noite aqui, que tinha de entrar e sair com a luz do dia, pois à noite os animais que habitam Goldcity saem das cavernas para matar e roubar. Hoje estou aqui, na frente de vocês, e digo o que encontrei em Goldcity: crianças cantando em coro, com a mais linda música ao violino e ao piano que já ouvi; fábricas com jovens cientistas e suas incríveis invenções; campos de muitas plantações verdes, onde o alimento é produzido em abundância; escolas com crianças felizes, que não temem o futuro, por estarem protegidas pelo amor; encontrei hospital que produz saúde, e não só a cura; vi esse grande espelho chamado espelho da vida, onde todos vocês podem olhar e dizer com orgulho: isso tudo fui eu que construí. Eu construí. Olhem para esse grande espelho da vida e digam: até ontem eu destruía, hoje eu construo. Hoje eu faço da minha vida uma ferramenta para construir a saúde, a educação, e a felicidade. Ha pouco falei com alguns de vocês aí, na praça, e todos acreditavam que Catarino não deveria morrer. Sabem que ele cometeu um crime pequeno, sabem que ele não entende tudo o que faz, mas ele vai morrer porque está na Lei. Senti que vocês não querem, mas ele vai morrer por que está na Lei. Peço para todos vocês, peço que olhem para o espelho da vida e perguntem: o que é a Lei? Sabe o que ele vai responder? Ele vai responder: A LEI SÃO VOCÊS! A Lei são vocês! A Lei são vocês!

Ariosto apontava para todos os lados e repetia:

— A Lei são vocês! A Lei é o que a maioria diz ser correto, honesto, justo, lícito e verdadeiro. A Lei é um contrato de convivência entre pessoas em sociedade. O que eu proponho a vocês, aqui e agora, não é apenas o perdão ao Catarino, não é quebrar uma Lei; é, sim, criar uma Lei, uma nova Lei, um novo contrato entre as pessoas de Goldcity, que deverá ser debatido, dialogado, acertado, e por fim acordado e escrito.

Até essa nova Lei ser escrita, não haverá mais enforcamentos em Goldcity. É isso que eu proponho!

Silêncio. Silêncio, e do nada uma explosão de aplausos e assovios. Aplausos e mais aplausos.

— Obrigado, faroleiro. Silêncio, por favor! SILÊNCIO! — ordenou Bicas. — Agora vamos escutar as palavras do capitão Teotônio.

— Escutem bem, todos. Vocês me conhecem, e eu não cheguei aqui ontem. Meu trabalho é garantir a ordem e fazer cumprir a Lei, e isso eu faço muito bem. Quando começamos em Goldcity, há mais de vinte anos, muitos achavam que nossa cidade não duraria um ano. Como um bando de assassinos e bandidos poderiam viver juntos, construir uma cidade e prosperar? Hoje estamos aqui, com nossa bela Goldcity, onde muitos constituíram família e têm filhos. Hoje temos hospital, escola, diversão e muita comida plantada por nossas mãos. O que nos trouxe até aqui? A Lei. A Lei e seus castigos. A Lei que é cumprida por medo da morte, por medo da surra, por medo das consequências. Sem a Lei, nossa cidade não existiria. Não tem meio ladrão, não tem meio assassino, não tem meia culpa. Catarino roubou duas colheres de prata. A Lei foi quebrada e a pena tem que ser aplicada. Se não enforcarmos Catarino hoje, o que será o amanhã? Será uma cidade sem lei, sem ordem, sem futuro. Hoje, passados vinte anos de existência de Goldcity, estamos aqui para decidir como será nossa cidade nos próximos vinte anos. Vocês que me conhecem, acreditem em mim: se não enforcarmos Catarino não haverá Goldcity amanhã, porque sem a lei não há ordem, e sem ordem não há futuro. Essa é minha opinião, e é também a opinião do coronel.

Muitos aplausos foram ouvidos.

Catarino, no topo da escada, com a corda envolta do pescoço, dizia: — Só pra tomar a sopinha. Eu ia devolver. — O rosto dele era a imagem do pavor. Olhava para baixo e repetia: — Maninha, me perdoa, era só pra tomar sopinha.

— Cidadãos e cidadãs de Goldcity, chegou a hora de votar e terminar logo essa história. A minha pergunta para vocês é simples. Quem concorda com o capitão Teotônio e quer o cumprimento da Lei e o enforcamento do Catarino, levante a mão.

Ariosto olhou para baixo e lentamente foi levantando os olhos. Muitos estavam com a mão levantada, mas não parecia ser a maioria dos presentes. No rosto de Teotônio, viu que o resultado não agradava. Talvez Catarino tivesse uma chance. Voltou a olhar para o chão.

— Cidadãos e cidadãs de Goldcity, agora a segunda proposta. Quem concorda com o faroleiro Ariosto e quer que uma nova lei seja criada e o enforcamento do Catarino seja cancelado, levante a mão.

Ariosto ainda olhava para o chão quando ouviu os gritos de alegria de Espácia e Nião.

— Ganhamos. Ganhamos!!!

Levantou imediatamente a cabeça e viu uma nítida maioria de mãos erguidas. Lia chorava de emoção e Espácia gritava:

— GANHAMOS!!! Graças a Deus! Obrigada, meu Deus! Obrigada, meus amigos de Goldcity! Ganhamos! Ganhamos, Nião!!!

Nião aplaudia em alegria. Teotônio, no palanque, correu para falar com o coronel.

— Cidadãos e cidadãs de Goldcity! Silêncio! O capitão Teotônio veio até mim para dizer que, na opinião dele, deu empate na votação.

— Nãooo!!! — gritou Espácia.

— Nós ganhamos, não foi empate! Nós ganhamos!!! — protestava Nião.

Vozes de desaprovação corriam pela assembleia.

— Silêncio! — gritava Teotônio. — A assembleia teve votação empatada. Sem decisão da assembleia, quem decide é o coronel.

Vaias, assovios e sinais de protesto.

— Silêncio! Silêncio! — pedia o coronel. Vamos ter outra votação para ver se temos um desempate. Silêncio!

— Preciso falar com a assembleia! — gritava Teotônio, em nítido desespero. Amigos, não podemos perder tudo o que construímos! Nossa cidade depende da Lei. Olhem pra vocês. Olhem como construímos tantas coisas em paz e em ordem. Votem com o coronel. Votem com Lei!

— Amigas e amigos de Goldcity!

— O que é isso, faroleiro?

— Se o Teotônio falou, eu também tenho o direito de dizer algumas palavras.

— Calado, forasteiro, ou quem vai pra forca hoje é você! — gritou Teotônio.

— Calado você, Teotônio! — gritou o coronel. Quem manda aqui sou eu! Pode falar, faroleiro, mas seja rápido.

— Amigas e amigos de Goldcity, olhem para os lados, vejam vocês. Vejam o que construíram. Vocês estão aqui porque tiveram uma segunda chance. Vocês são a prova de que o perdão pode construir algo bom. Chegou a hora de uma nova lei para a construção do futuro de Goldcity.

— Vamos imediatamente à votação. Quem concorda com a proposta do capitão Teotônio, levante a mão.

Ariosto fechou os olhos. Espácia gritou.

— Viva! Viva!!!

Um "Ooooohhh" correu pela assembleia. Ariosto abriu os olhos para ver que só os soldados de Teotônio votaram com ele.

— Agora, quem concorda com a proposta do faroleiro, levante a mão.

A imensa maioria da assembleia levantou a mão. Quase uma unanimidade. Ariosto percebeu que aquela votação não era por Catarino, nem por ele, e nem por uma nova Lei. Era a assembleia dizendo: quem manda em Goldcity não é o coronel nem o Teotônio, quem manda em Goldcity é a vontade da maioria.

— Coronel, você não pode deixar isso acontecer, coronel!

— Teotônio, escute, já aconteceu. Goldcity mudou. Ou aceitamos, ou quem vai para a forca somos nós.

Teotônio chamou seus guardas e gritou:

— Prendam o faroleiro por conspiração contra o coronel!

Gritos de protesto vieram da assembleia.

— Não! Não, Teotônio traidor! A assembleia decidiu, soltem o Catarino! Respeitem a assembleia!

A multidão tentava subir no palanque. A mando de Teotônio, Ariosto foi agarrado pelos guardas. Nião chamava o povo para subir no palanque. Pessoas jogaram pedras nos guardas. Uma pedra acertou a cabeça de Teotônio. Dois tiros foram dados. A multidão avançava sobre o palanque. Nião entrou em luta corporal com um guarda. Mais tiros para o ar. Pedras choviam no palanque. Mais tiros. Teotônio gritou.

— Atirem para matar! É uma ordem! Quem subir no palanque, morre. Vamos enforcar esse brasileiro agora!

Ariosto conseguiu se desvencilhar e lutava com os guardas. A multidão avançava. Balançavam o palanque com a intenção de derrubá-lo. Mais tiros. Alguém foi baleado no estômago e caiu. O coronel começou a gritar com os guardas.

— É uma ordem do seu coronel! Parem de atirar! É uma ordem do seu coronel! Ponham suas armas no chão! Ordem do coronel!!!

Os guardas obedeceram. A multidão parou. Silêncio. Todos aguardavam as novas ordens do coronel.

— Soltem o faroleiro e prendam o capitão Teotônio! É uma ordem do coronel!

A multidão gritava de alegria. Teotônio sacou o revólver e tentou atirar no coronel, mas foi impedido pelos guardas. Nessa confusão toda, ninguém se lembrou do Catarino, que estava se equilibrando no topo da escada.

Teotônio saiu da praça preso e Catarino foi retirado da forca. Estava todo urinado. O coronel Bicas convocou os capitães para reunião imediata sobre a nova Lei. O palanque e a forca foram desarmados. Em casa, o coronel chamou Ariosto, Lia, Espácia e Nião para conversarem.

— Hoje foi o começo de uma nova Goldcity. Vamos fazer uma nova lei, e a assembleia vai decidir sobre como será daqui pra frente. Parabéns para vocês. Eu não queria que fosse assim, mas quem sabe se no final nossa cidade sairá melhor? Ariosto e Lia, está na hora de vocês voltarem para Beira, e acho melhor, também, que o Catarino vá com vocês. Teotônio está preso, mas mesmo assim eu não consigo garantir a segurança de vocês aqui.

— Vamos embora agora mesmo, coronel.

— O Catarino também? — perguntou Espácia.

— Sim, o Catarino vai com eles, mas não para sempre. Quando tivermos a nova Lei e resolvida a situação do Teotônio, ele pode voltar. Você tem com quem deixá-lo na Beira ou na Praia?

— Tenho uma tia na Beira, coronel.

— Então está decidido.

— Quantos foram baleados na praça, Nião?

— Quatro, coronel. A Lucia, o Ariquemes, a Vera e o Batista. O Batista recebeu um tiro no estômago e está no hospital, e os outros estão bem, com ferimentos leves.

— Que desgraça! E com está a cidade? Tudo tranquilo?

— As pessoas já saíram da praça e voltaram pro trabalho. Já desarmaram o palanque e a forca, coronel.

— Nião, prepare os cavalos, você vai levar Ariosto, Lia e Catarino para a Beira agora.

— Sim, coronel. Já vou arrumar os cavalos.

— Você vai, leva eles e volta rápido. Vou precisar de você aqui. Vou te nomear Capitão da Ordem no lugar do Teotônio.

— Volto rápido, coronel!

— Então vá arrumar os cavalos. Você, Espácia, avise seu irmão de que ele vai viajar agora. Vocês, faroleiros, vão arrumar suas coisas. Quero vocês fora daqui antes do meio-dia.

Ariosto e Lia estavam subindo a escada para ir para o quarto quando o coronel os chamou.

— Venham cá. Não tive como falar na frente dos outros, mas agora, só entre nós: muito obrigado!

— Obrigado por quê?

— Por tudo, por tudo. Goldcity agradece. Muita coisa boa vai nascer a partir do que aconteceu hoje. Novos tempos. Quando a poeira baixar e as coisas ficarem calmas, ainda tenho que falar com você sobre o que fazer com esse ouro todo. Pense num plano, para eu apresentar à assembleia.

29

O RETORNO E A PEDRA CONSELHEIRA

Ao meio-dia em ponto, os quatro cavaleiros cruzaram o portão de Goldcity em galope rápido rumo à Praia do Infinito.

Nas primeiras duas horas o galope foi substituído por um trote veloz. A tensão ia diminuindo quanto mais distante ficavam de Goldcity. No final da tarde, os cavalos, cansados, andavam lentamente quando Ariosto avistou a pedra cabeluda e a entrada para a Clareira do Girado.

— Pare, Nião. Vamos parar.

— Oh-Ooou. Parar e descansar?

— É. Vamos parar na Clareira do Girado.

— Bom lugar. Tem água e frutas para os cavalos.

— E pra nós também — completou Lia.

— Catarino não falava. Parecia estar em transe, ou em trauma.

— Será que ele está bem? — perguntou Lia para Nião.

— Ele fica assim quando está assustado.

— Poderíamos ter morrido todos naquela praça.

— Você teve muita coragem, Ariosto. Seu nome vai ser lembrado por muitos anos em Goldcity. Mas você falou uma verdade. Se o coronel ficasse do lado do Teotônio, eles iam te enforcar junto com o Catarino, e explodiria a revolta da assembleia. Muita gente ia morrer.

— O coronel foi inteligente. Tomou a decisão certa. Ficar contra a assembleia criaria uma guerra em Goldcity.

— Nosso coronel é inteligente, ele sabe bem para onde o vento sopra.

Ariosto olhou para o lado e viu Lia tremendo.

— O que foi, meu amor? Tá passando mal?

— Não, não. Estou bem. Só nervosismo. Você passou muito perto da morte, e eu também. Eu não ia deixar você ser enforcado. Eu morreria junto! — Lia tremia.

— Vamos tomar água. Ou melhor, vamos tomar banho no riacho. A água é fresca e vai nos acalmar.

Entraram na clareira e Catarino começou a comer caju. Nião foi tratar os cavalos. Lia e Ariosto mergulharam no riacho. Passada meia hora, Nião chegou ao riacho.

— Ariosto, Lia, está na hora de continuar viagem.

Ariosto saiu da água e foi falar com Nião.

— Amigo Nião, nós decidimos ficar aqui na clareira por alguns dias.

— Vocês vão ficar aqui?

— Só por dois dias. Você pode seguir com o Catarino. A gente quer descansar, e este lugar é um paraíso.

— Vou deixar dois cavalos para vocês.

— Não. Não precisa. Daqui até a Beira seguimos a pé. Só vou precisar de um favor seu.

— Diga lá, que eu resolvo.

— Chegando à Beira, quero que você dê um recado para o Malvagan, que trabalha no farol.

— E qual é o recado?

— Diga a ele que em três dias, no final do dia, chegamos ao Rio Pericó. Eu preciso que ele me espere lá com cavalos, roupas e comida.

— Recado dado. Não tem dificuldade. Eu conheço esse Malvagan.

— Nião, só uma pergunta. Você acha que os guardas do Teotônio podem vir atrás da gente, para alguma vingança?

— Não. Ninguém vem atrás de vocês. O Teotônio tentou matar o coronel e só não foi enforcado ali naquela hora graças a você. Foi por sua causa que a assembleia votou contra a forca. E você ouviu o coronel falando: quem será capitão da segurança serei eu, por isso tenho que levar o Catarino e voltar logo.

— E como é que você vai fazer para atravessar o rio com o Catarino?

— A Espácia me falou que ele sabe nadar, mas mesmo assim estou levando uma corda e uma boia. Eu amarro a corda na boia e no meu corpo. Ele atravessa comigo dentro da boia.

— Boa sorte, amigo Nião.

— Boa sorte, Ariosto, e muito obrigado por salvar o Catarino.

Os dois se abraçaram.

— Diga ao coronel que eu vou fazer o plano de investimentos que ele pediu.

Nião e Catarino já estavam montados nos cavalos. Nião fez o sinal de positivo com o polegar esquerdo e começou a sair da clareira, mas de repente parou e retornou.

— Ariosto, você acredita em magia, coisas fora do natural?

— Mais ou menos, por quê?

— Amanhã, nade até a prainha do Rochedo Cabeludo. Do lado direito da praia tem uma pedra grande, preta e furada. No buraco da pedra, grite pedindo um bom conselho. Ponha o ouvido colado na pedra e escute. Se ela gostar de você ela te responderá. É a Pedra Conselheira.

— Vou, sim. Por que não? O que a gente mais precisa na vida é de bons conselhos.

Quando Lia saiu do riacho, Nião e Catarino já tinham partido.

— Eles já foram?

— Acabaram de sair.

— Agora estamos sós?

— Sós.

— Você falou com ele do recado ao Malvagan?

— Tudo acertado.

— E os soldados do Teotônio?

— Sem perigo. Estamos seguros aqui. Pode parar de ter medo.

Lia beijou Ariosto.

— Venha, Ariosto. Quero te mostrar o que eu encontrei. Olhe ali, alguém construiu uma choupana. Podemos correr até lá se começar a chover. Vai ser a nossa casa por dois dias.

Na praia, sentados, viam o sol cair no mar.

— Que coisa, hein, Ariosto? Que aventura, que experiência! Tem horas que me dá a impressão de que não foi verdade, que não aconteceu com a gente.

— Tenho a mesma sensação. Foi tudo tão rápido!

— Que lugar é aquele? Aquela gente?

— Não sei. Ainda não entendi nada. Estou ainda meio no ar. Parece que foi um sonho e um pesadelo ao mesmo tempo.

— Pelo menos estamos bem, nada de ruim aconteceu com a gente.

— E salvamos a vida do Catarino.

— Isso foi bom. E graças a Deus tudo terminou bem.

— É. Graças a Deus.

— Já está escurecendo. Vamos dormir.

— A gente merece uma boa noite de sono. Vamos.

— Temos a maior cama do mundo.

— O gramado do Girado?

— É. Não é?

— E cobertor de estrelas.

— Romântico.

Noite com estrelas e dia nascendo ensolarado. Ariosto contou para Lia da Pedra Conselheira.

— E você acreditou?

— Vamos lá ver?

— Eu vou ver a prainha. Não acredito nessas coisas.

— Nem eu, mas não custa nada entrar na brincadeira.

Não mais de 100 metros de água calma, transparente e azul separa a Praia do Infinito do Rochedo Cabeludo, que ficava antes dos arrecifes. O mar ao redor do rochedo lembrava uma piscina, de tão tranquilo. Lia e Ariosto nadaram lentamente, apreciando a beleza da água e do rochedo, que, quanto mais próximo, mais magnífico parecia. O mar terminava em ondas pequenas na prainha, e o rochedo erguia-se gigante e assustador. Os sons dos pássaros e insetos eram quebrados pelo barulho ocasional das ondas.

— Escute, Ariosto, é o som da solidão humana. Só nós estamos sós; os insetos e pássaros estão com muita companhia.

— Veja ali. Aquela deve ser a Pedra Conselheira. É preta e grande, como Nião falou.

— Você vai lá pedir conselho?

— Eu vou! Você não?

— Vamos lá — Lia riu e foi.

Ariosto se aproximou da pedra e encontrou o buraco na parte lateral. Chegou a boca ao orifício e gritou:

— Pedra Conselheira, me dê um bom conselho! E imediatamente colou o ouvido na rocha para escutar.

— Lia, ela falou comigo!

— Você está de brincadeira. A pedra falou com você? Te deu um conselho?

— É! É, falou!

Ariosto parecia assustado.

— E o que ela falou, Ariosto? — Lia ria.

— Sério! Sério, ela falou, e disse: *não atravesse o rio.*

— Não atravesse o rio? Que diabo de conselho é esse?

— Não sei, mas foi o que eu escutei. Vou tentar de novo. PEDRA CONSELHEIRA, ME DÊ UM BOM CONSELHO!

— O que ela falou?

— Agora, nada. Não escutei nada. Mas da primeira vez eu escutei: *não atravesse o rio.* Juro que escutei!

— Ariosto, você está me assustando.

— Juro pelo que é mais sagrado! Eu escutei, não atravesse o rio. Tente você!

Lia aproximou-se e gritou: — PEDRA CONSELHEIRA, ME DÊ UM BOM CONSELHO!

Colou o ouvido na rocha, e Ariosto notou uma transformação na fisionomia de Lia. Ela se afastou da pedra em silêncio.

— Vamos embora deste lugar, Ariosto! Vamos embora, agora! Este lugar me assusta, me assusta...!

Lia mergulhou e saiu, nadando ligeiro. Ariosto foi logo atrás. Em pouco tempo atravessaram para a Praia do Infinito.

— O que foi, Lia? O que está acontecendo? O que houve?

— Nada. Nada, Ariosto.

Lia correu para a clareira. Ariosto correu atrás.

— Lia, o que foi?

— Preciso ficar só, Ariosto.

— Está bem. Está bem.

Lia foi em direção ao riacho e Ariosto deitou na grama. Passada uma hora, Lia voltou e sentou-se ao lado dele.

— Preciso falar com você.

— Fale. Eu não vou a lugar algum.

— Eu entendi essa pedra conselheira. Você grita e a sua voz produz eco, e desse eco você escuta o que você quer escutar. Eu escutei a pedra falar: *conte os seus segredos.* Isso escutei bem claro, conte os seus segredos. Você escutou 'não atravesse o rio', não foi?

— Foi.

— Porque, desde que começamos essa viagem a Goldcity, você estava preocupado com a travessia do rio Pericó, não é?

— Verdade. Esse rio é muito perigoso.

— Pois é. Com o eco você escutou o que estava na sua mente, sua preocupação. E eu também. Sempre esteve na minha mente, desde que começamos esta viagem, te contar duas coisas. Uma tem a ver com nós dois, outra é uma coisa minha, que nunca contei a ninguém. São os meus segredos, que a pedra me aconselhou a te contar.

— O que é? Estou curioso. Segredos? São coisas boas?

— Um sim, outro não. Vou começar pelo ruim. Tenho dois segredos. O primeiro foi algo que aconteceu comigo quando era criança. Me marcou muito, mas hoje já superei. A cicatriz é grande, mas há muito está fechada. Te conto porque resolvi contar somente para alguém que amo de verdade. Quando eu era menina, meu tio, irmão mais novo do meu pai, me molestou sexualmente. Eu tinha apenas doze anos. Nunca contei para ninguém. Meus pais adoravam aquele monstro, e meu pai devia dinheiro e favores. Nunca acreditariam em mim. Meus pais trabalhavam à noite. Eu e minha irmã ficávamos sozinhas em casa. Ele vinha bêbado da rua e entrava no meu quarto. Eu fechava meus olhos, pensava numa coisa bem linda e dizia a mim mesma que aquilo não estava acontecendo, que não era nada, que não era comigo. Só parou porque o desgraçado morreu num acidente. Pronto, falei! Ha muitos anos carrego esse segredo nos ombros. Já superei, mas precisava falar.

Ariosto a abraçou carinhosamente.

— Que coisa horrível, Lia! Foi ótimo você me contar. Quero partilhar tudo com você, e te ajudar em tudo, meu amor.

Lia beijou Ariosto

— Foi bom falar. Te contar. Me sinto livre e leve. Ufa...! Que peso saiu de mim!

— Que bom que você falou, e que foi para mim, seu amor de verdade.

— Mas tem mais uma coisa que tenho que te contar. Só estou te contando, não estou te obrigando a nada. Só escute. Olha, já tem mais de sessenta dias que eu não tenho o meu período.

— Seu período?

— É, meu ciclo.

— Seu ciclo? Como assim?

— Eu acho que estou grávida, seu tonto.

— Grávida? Você está grávida?

— Não fiz nenhum teste, mas sinto meu corpo mudando. Coisas diferentes acontecendo. Não sei explicar.

— Você está grávida há mais de sessenta dias e só me conta agora?

— Por que ficou nervoso?

— Você não podia nunca vir nesta viagem e fazer tudo o que fez! Caminhar por dois dias, andar horas a cavalo. E aquela coisa toda do enforcamento! Você colocou o bebê em risco!

— Calma, Ariosto! Gravidez não é doença, e parece até que você não ficou feliz.

— Não diga isso, Lia. É o mais lindo da vida. Estar com você e ter um filho. É o mais lindo da vida. O que eu estou dizendo é que você não tomou cuidado. Não podia ter vindo nesta viagem, na loucura de Goldcity. Mas está bem. Já estamos aqui. E você, está bem? Se sente bem? Já nota o bebê?

Ariosto abraçava e alisava a barriga de Lia.

— Ainda não dá para sentir o bebê. Me sinto muito bem e percebo que meu corpo está mudando, só isso.

— Mudando como?

— Os seios, parece que cresceram, e o corpo está diferente, só isso.

— Bem, nós temos que mudar nossos planos.

— Mudar os planos?

— É, vamos embora amanhã.

— Mas o Malvagan só vai estar no rio Pericó nos esperando depois de amanhã à tarde.

— Eu sei. Mas com você grávida não quero correr mais risco. A gente sai amanhã e vai devagar, parando e descansando sempre. Sem muito esforço. Entendeu?

— Ariosto, eu estou bem. Posso caminhar tranquilamente. Me sinto bem.

— Por favor, Lia, é só o que eu te peço. Vamos sair amanhã e ir com calma. É meu filho também, eu tenho direito de dar opinião.

— Claro que é seu filho, e você tem razão. Vamos amanhã com calma.

Lia ficou emocionada com a preocupação do Ariosto pai.

No dia seguinte, como decidido, saíram. Lia não carregava nada. Ariosto levava as duas mochilas, muita água e frutas. A cada hora de caminhada, uma parada de descanso com muita água para a hidratação.

Naquele dia caminharam por cinco horas. No dia seguinte seriam apenas mais três horas até o rio Pericó. Ariosto era só preocupação com Lia. À noite, com as roupas e panos que tinha, preparou a cama de areia embaixo de arbustos, para dar muita sombra ao amanhecer. Dormiram o sono profundo gerado pelo cansaço. O dia amanheceu cinzento, com nuvens escuras no horizonte.

— Sem sol vai ser mais fácil a caminhada.

— Só espero que não chova.

— Vista a minha camisa. Não quero você gripada.

— Que exagero!

Quando chegaram ao rio Pericó, a chuva já começava.

— Vamos esperar a chuva passar.

— É pior, Ariosto. Pode chover por dias nesta época do ano em Catalina.

Ariosto percebeu movimento do outro lado do rio.

— Veja, o Malvagan chegou!

— Com essa chuva eu não consigo enxergar bem.

— Chegou, e tem alguém com ele.

Ariosto acenava com os dois braços.

— Malvagan! Malvagan, aqui! Ooooouuu! — gritava.

— Ele veio com o Marcones.

— Ariostooooo! Eeiiii!

— Oooii, Marcones!

— Atravessem logo que a chuva tá aumentando!

— Já vamos!

— Você vai primeiro, Lia. Eu levo as mochilas.

Lia mergulhou e Ariosto foi logo atrás. No momento em que entraram nas águas do rio, o que era chuva fina virou uma forte tempestade. Nada se via. Água em cachoeira caía do céu no rio Pericó. Ariosto atravessou sem ver nada. Nadava rumo ao vazio. Que água é esta? Dilúvio?

Nadou e nadou. Lia seguia na frente, com braçadas firmes e em bom ritmo. Ariosto nadava mais lento, devido às mochilas, que estavam pesadas. Aos poucos foi perdendo contato visual com Lia. Sentiu medo ao perceber como o céu estava escuro.

— O dia virou noite — pensava.

A explosão de um raio caindo na mata marcou o início do desespero de Ariosto. A correnteza forte jogava contra, mas os braços tinham a vontade de atravessar. Não via nada à sua frente. Nada via, e nadava.

A chuva jogava toda a água do rio com força ao mar. Pensava que não conseguiria, pensava em Lia.

Desespero. Uma cilada da natureza. Sentiu que ia morrer ali. Limpava a água do rosto. Pensava estar em outro lugar. Queria estar em outro lugar, com Lia. Não ia conseguir, nem ele, nem Lia. E a pedra falou: *não atravesse o rio.*

Será que existe o paraíso? Será que vamos todos acabar lá? Nadava. Nadava. Será que chegou minha hora? Sinto que não vou conseguir, pensava.

O rio jorrava violento toda a água da chuva, toda a água do céu. Como tantas vezes antes, um conselho bom foi dado e ele não escutou.

Porra, nade! Nade! A outra margem está logo ali, pensava. A chuva dizia *é impossível* e a vontade de viver dizia *você consegue.* E agora com filho, Lia, família. Não, não estava na hora de acabar. Nadava. As mochilas pesavam. Não tinha como se desfazer delas. Estavam amarradas no corpo. A água movia e dizia que estava tudo acabado. Deixe tudo lá atrás. Seus mortos não vão te salvar agora. Está tudo acabado.

— LIA! LIA?! — gritava. Não via nada. Será que ela vai conseguir? — Lia, nade, Lia! Nade com toda a sua força, meu amor! — gritava sem mesmo ver Lia.

A chuva aumentava. Raios corriam o céu. O rio puxava forte para o mar. Por cinquenta minutos nadou até encontrar o outro lado. Sem fôlego, se sentou na areia. Sentiu que ia desmaiar. Chegou Marcones.

— Meu Deus, que chuva! Que tempestade! Cadê Lia?

— Ela não atravessou?

— Ainda não.

Ariosto se levantou. Olhava o rio e buscava Lia nadando.

— Lia!!!! LIA!!!!!!

Malvagan chegou.

— Cadê Lia?

— Ela ainda não chegou. Ainda não atravessou! — respondeu Marcones.

— LIA!!!! LIA!!!!

— Vamos correr a margem do rio. Ela pode ter atravessado em outro ponto.

Saíram os três correndo.

— LIA!!! LIA!!!

A chuva diminuía e a visibilidade aumentava. Quando a chuva parou, já tinham corrido toda a margem do rio. Lia não atravessou. Não conseguiu. Ariosto estava desesperado, devastado.

— LIA!!! LIA!!!!!

— Veja, Ariosto! Olhe lá! Malvagan apontou para o mar.

— Tô vendo!

— Lá longe, parece ser alguém agarrado a uma madeira!

— Já está escurecendo. Para mim parecem galhos de árvore, não uma pessoa — disse Marcones.

— Não, não são galhos de árvore, é ela! É ela, Ariosto! — disse Malvagan.

— Ela está indo rápido para o alto-mar!

— É a corrente Catalina. Passa bem aqui nesta praia.

— É uma corrente do mar. É muito forte — completou Marcones.

— E onde ela vai parar?

— Bem lá na frente, tá vendo? Bem no fim do horizonte, na Ilha do Algodoal. Não adianta tentar ir a nado atrás dela. Ela é esperta, conhece o mar de Catalina e sabe que essa corrente vai até Algodoal. Subam nos cavalos, nossa chance de salvar Lia é conseguir um barco e ir até o Algodoal.

— Vamos então, Malvagan.

Saíram os três num galope veloz, em disparada. Em menos de duas horas estavam no cais. Anoiteceu e chovia forte novamente. Os barcos já estavam todos atracados e amarrados aos cais para se defender da tempestade.

— Como achar alguém no cais nessa chuva? — perguntou Ariosto.

— O Lico! Ele costuma dormir no barco — lembrou-se Marcones.

— Como se chama o barco dele?

— É o "Ouro Puro". Todo pintado de amarelo.

Corriam pelo cais. Marcones foi para um lado, Ariosto e Malvagan para outro. Em minutos Ariosto escutou gritos:

— Aqui!! Aqui! Achei o "Ouro Puro".

— Lico! Acorda, Lico!!! — gritou Marcones.

Uma luz se acendeu na cabine do pequeno barco amarelo.

— Quem está aí?

— Marcones, e o Malvagan.

A porta da cabine do barco se abriu.

— Marcones? Malvagan? Que diabo vocês estão fazendo aqui debaixo dessa chuva?

— É uma urgência! Precisamos da sua ajuda para salvar uma vida.

— Saiam da chuva! Entrem aqui.

Marcones explicou a situação.

— Precisamos ir à Ilha do Algodoal agora. É urgente! Ela está viva lá! — falava Ariosto, nervoso.

— Calma, rapaz! Entendo a emergência, mas sair nesta tempestade!... Você nem imagina como deve estar o mar lá fora. Estou falando de ondas de dez metros! Não sei nem se a gente chega no Algodoal nessa chuva.

— Lico, você é nossa única esperança! A moça deve estar lá, precisando de ajuda. Ela caiu na correnteza e só pode ter saído no Algodoal. Nós temos que ir lá agora, e a chuva tá diminuindo.

— Diminuindo nada! Tá é aumentando! Não dá, Marcones! É muito risco! O Ouro Puro é meu ganha-pão. Sustento minha família com ele. Não posso perder meu barco. Não dá!

— Escuta, Lico. Eu tenho muito dinheiro. Te dou um barco novo se alguma coisa acontecer.

— Quem é você?

— Ele é o faroleiro que veio do Rio de Janeiro — explicou Malvagan.

— E tem dinheiro onde?

— Tenho negócios no Brasil.

— Que tipo de negócio?

— Comércios, supermercados, barcos e casas alugadas.

— Se você é rico no Brasil, o que tá fazendo aqui em Catalina?

— Trabalho no Farol de Catalina.

— E quanto você ganha por mês lá?

— Que merda de interrogatório é esse? Minha esposa deve estar morrendo a essa hora, e você aqui me perguntando essas coisas!

— Calma, Ariosto! O Lico só quer a garantia do barco.

Ariosto se lembrou de uma coisa.

— Marcones, me passe a mochila. Rápido, a mochila!

Marcones carregava uma das mochilas. Ariosto a abriu e tirou a barra de ouro que recebera do coronel Bicas.

— Você quer a garantia do barco? Que tal ouro puro como garantia para o "Ouro Puro"?

A barra de ouro cintilava com a luz da cabine, e os olhos de Lico brilharam. Ele pegou a barra de ouro.

— Rapaz, você deve ser rico mesmo! Ficar andando por aí com esse ouro todo...

— São cinco quilos de ouro puro. É quanto pretendo te pagar pela viagem.

— Então vamos levantar a âncora e salvar a vida da moça. Liquinho, acorda, menino! Acorda!

— O que foi, pai?

— Pega isso aqui, corre, vai pra casa e entrega pra sua mãe.

Lico passou a barra de ouro ao menino.

— Você vai pro mar, pai?

— Vou, e você não vai comigo. Entregue isso pra sua mãe e diga a ela que se eu não voltar é porque o barco afundou. Diga que eu não quero ela viúva pra sempre, e que se eu não voltar ela tem que seguir a vida.

— O barco não vai afundar, pai! Eu quero ir com o senhor!

O menino chorava.

— Vai, Liquinho! Não me desobedeça! Vai, agora!

O menino, chorando, saiu correndo na chuva.

— Brasileiro, eu também tenho os meus. Com esse ouro posso dar um futuro melhor a eles.

Na escura noite, no escuro mar, o que brilhava era só a pequena luz amarela que vinha da cabine do "Ouro Puro". Os quatro estavam em silêncio. Já com as primeiras ondas veio a impressão de que não conseguiriam. Paredões de água surgiam do nada na frente do barco, que subia para logo cair num abismo, numa montanha-russa gigante de água. A chuva aumentava. Ariosto viu o brilho da luz do Farol de Catalina, que os guiava mar adentro.

— Nosso farol, Ariosto!

— É, Marcones!

— O Dino está lá com o GEGE. Estão nos esperando.

— E nós aqui!

— Vai dar tudo certo. O Lico é o melhor barqueiro de Catalina, e a Lia está viva lá na ilha.

— Que Deus te escute, meu amigo!

— Vai dar tudo certo.

O mar crescia em violência, com ondas gigantes. Uma após a outra era vencida com a experiência do Lico.

O que seria uma travessia de duas horas durou seis. Quando chegaram à ilha, já amanhecia. A chuva parava e raios do sol da esperança rompiam as nuvens da tempestade. As ondas perdiam força e o mar gentil voltava.

— Chegamos, faroleiro. Agora é encontrar a moça viva.

— Obrigado, Lico. Muito obrigado!

O barco parou a vinte metros da praia.

— Não dá para chegar mais perto — informou Lico.

Ariosto mergulhou e seguiu nadando até a ilha. Marcones e Malvagan foram atrás. O sol nascia limpo. A chuva parou e o azul do céu predominava. Ariosto foi o primeiro a chegar à praia. Os pés afundavam na areia mole, dificultando o caminhar.

— LIA!!! LIA!!!!!

— Liaaa, Liaaaaa... — o grito voltava das pedras na forma de eco.

— LIA!!!!

— Liaaaaaaaa... (eco).

— ARIOSTO!!!!!

— Ariostoooooooo... (eco).

— A voz veio dali, Ariosto! — apontou Marcones.

— LIA!!!!

— Liaaaaa... (eco).

— Lá, Ariosto! Ela está lá!

Correram os três. Lia, sentada na areia e encostada nas pedras, tinha cortes nos braços e uma perna quebrada.

— Lia, Lia, Lia, meu amor!... Meu amor! Você está bem?!

Ela, fraca, respondia.

— Estou bem, meu amor... Estou bem. Estou bem...

Quando voltaram pra Beira, o mar estava plano, sem uma onda, sem uma marola. Plano e reto, em calmaria que vem após a tempestade.

30

TRINTA DIAS DEPOIS

— Lia?

— Aqui, meu amor. Na varanda.

Lia estava sentada no sofá da varanda. A perna engessada repousava sobre a cadeira almofadada, xícara de café nas mãos. A bengala, encostada na parede, a cada dia que passava era menos usada.

— Como foi lá?

— Já somos ex-faroleiros. GEGE e Tida vêm aqui hoje à noite para nos trazer medalhas por bons serviços prestados à Marinha. Amanhã tiramos esse gesso, e depois de amanhã... Tcham, tcham, tcham, tcham...: Rio de Janeiro!

— É tão bonito assim como falam?

— Muito mais do que falam. É a cidade mais linda do mundo. E o nosso bebezinho? Como amanheceu?

— Está todo animadinho de morar no Rio de Janeiro.

— Que bom! E amanhã, depois que tirarmos esse gesso, vamos fazer um teste da perna dançando no Antologia.

Num largo sorriso, Lia mostrava que era feliz. Ariosto a abraçou.

— Depois de tudo que passamos, nós merecemos dançar muito no Antologia.

— E as passagens? Você ia comprar hoje, não?

— Tudo resolvido, minha lindinha. Passagens compradas.

— E esta casa?

— Vou seguir a sua opinião. Nada de vender. Vai ser nossa segunda morada. Agora você e eu somos cidadãos de dois países.

— Ah! Ariosto, deixaram um envelope pra você hoje de manhã. Está na mesa da cozinha.

Era uma carta do coronel Bicas.

Prezado Faroleiro Ariosto,

Soube da sua difícil travessia do Rio Pericó. Soube também que tudo acabou bem.

Muita coisa mudou em Goldcity após sua partida. O Capitão Teotônio foi, por decisão unânime da assembleia, enforcado. Os enforcamentos estão suspensos até a aprovação da nova Lei. Agora a assembleia se reúne uma vez por semana e decide sobre tudo.

Na última reunião falei sobre você e o plano para investir o nosso ouro. Aprovação total, sem um voto contra. Estamos te oferecendo o salário de dez quilos de ouro por mês para nos ajudar.

Preciso do seu trabalho também para marcar e me acompanhar numa reunião com o presidente Sarmento. Quero falar com ele sobre o futuro de Goldcity. A assembleia não quer mais esse isolamento. Querem a união com Catalina.

Coronel Bicas

(Com a autorização da assembleia)

— O que é, meu amor? Que carta é essa?

— Carta do coronel Bicas. Parece que vamos voltar a Catalina com mais frequência do que eu imaginava.

31

A PARTIDA

— Você não carrega nada. Fique aí sentada.

— Gravidez não é doença, Ariosto.

— Sh!... Não, não, não! Nada de fazer força. Contratei ajuda para você não precisar mexer com nada.

Eram dois carros. Um só para as malas.

Saíram olhando para trás, para a bela casa na praia. A tristeza era amenizada porque sabiam que voltariam.

— Vamos voltar muito aqui, não se preocupe. Você sempre vai poder voltar à sua Catalina.

— Estou feliz onde nós três estivermos. — Lia alisava a barriga de gestante.

Atravessavam a cidade e estavam a poucos quilômetros do cais quando os carros pararam no sinal vermelho.

Lia olhava para os lados, e com os olhos dizia adeus a Catalina. Ou melhor: até breve. O sinal abriu e os carros começaram a andar. Num relance, entre as pessoas no movimento do centro da cidade, Lia viu um rosto conhecido.

— Será ele? — pensou em voz alta.

— Quem? — perguntou Ariosto.

— Veja ali, Ariosto, sentado na calçada. Não é o Catarino?

— Parece que é. Pare o carro. Pare o carro!

Ariosto e Lia desceram para encontrar Catarino maltrapilho, vestido de farrapos, sentado e comendo algo de uma latinha. Estava sujo e malcheiroso.

— Catarino?

— Ué, ué? Os faroleiros da forca... São vocês?

— Somos nós, Catarino. E você, rapaz, como está? Está morando com seu tio? — perguntou Ariosto.

— Não. Meu tio não me quer. Não me quer na casa.

— E você está morando onde? — perguntou Lia.

— Eu moro aí nos cantinhos. Eu durmo aí nos cantinhos, moça. Eu cato as latinhas e as garrafinhas e troco por comida.

— Será que Espácia sabe da situação dele?

— Acho que não. Ela gosta tanto do irmão!

— Não podemos deixá-lo aqui — falou Lia.

Ariosto falou algo ao ouvido dela.

— Claro que sim. *"Fazer o bem, não importa a quem."* Não é assim que você fala?

Ariosto deu um beijo em Lia e estendeu a mão ao Catarino, que estava sentado.

— Catarino.

— Sim, senhor?

— Você não quer vir comigo e conhecer o Rio de Janeiro?

— Rio de Janeiro, no Brasil?

— Sim, Rio de Janeiro, no Brasil!

— Tô dentro!

FIM

Sumário